질환과 질병을 치료하는

약초처방
약이처방

질환과 질병을 치료하는
약초처방 약이처방

초판인쇄 | 2023년 11월 6일
초판발행 | 2023년 11월 10일

지 은 이 | 조경남
펴 낸 이 | 고명흠
펴 낸 곳 | 푸른행복

출판등록 | 2010년 1월 22일 제312-2010-000007호
주　　소 | 서울시 서대문구 세검정로1길 93
　　　　　벽산아파트 상가 A동 304호
전　　화 | (02)356-8402 / FAX (02)356-8404
E-MAIL | bhappylove@daum.net
홈페이지 | www.munyei.com

ISBN 979-11-5637-474-9 (13510)

※ 이 책의 내용을 저작권자의 허락없이 복제, 복사, 인용, 무단전재하는 행위는
   법으로 금지되어 있습니다.
※ 잘못된 책은 바꾸어 드리겠습니다.

질환과 질병을 치료하는

약초處방 藥草
약이處방 藥餌

조경남 지음

푸른행복

추천사[1]

우리는 세상에 태어난 이상 행복하게 살아갈 권리가 있습니다. 행복한 삶을 위해서는 건강해야 합니다. 건강하지 않고서 행복할 수 있을까요? 최근 건강에 대한 정보가 방송과 SNS에 넘쳐나는 것은 건강에 대한 욕구가 매우 높다는 것을 반영하는 것이겠지요. 하지만 소비자는 모든 것을 다 알지 못하며, 더욱이 방송이나 SNS의 건강 정보는 때로 과장되기도 하고, 심지어 오류도 있습니다.

저는 이 책을 읽은 후에 이런 생각이 들었습니다. '이 책은 건강 정보를 소비하는 이들에게 안성맞춤이겠구나!' 이 책은 선조들의 건강 지침과 오늘날 새롭게 밝혀진 약리학적 결과를 조화시켰을 뿐 아니라 매우 실용적인 정보를 전달하고 있습니다. 만성질환과 난치성질환을 겪는 이들은 이 책을 읽고 실천할 필요가 있습니다.

건강은 비법의 기적으로 만들어지지 않습니다. 무엇보다도 잘못된 식생활을 개선해야 합니다. 그러면서 약초를 활용한다면 질병을 치료하는 데 분명 도움이 될 것입니다. 이 책에서 조언하는 대로 실천해보시기 바랍니다. 어느덧 건강해져 있는 몸을 발견하게 될 것입니다.

류종훈 교수(약학박사/경희대학교 한약학과)

추천사[2]

 평균 연령 100세가 넘는 중국의 장수 마을을 방문한 적이 있습니다. 그들의 건강 비결은 대단하지 않았습니다. 적게 먹고 몸을 많이 움직이는 것이 비결이었죠. 대부분의 병은 운동과 식생활 개선을 통해 자연치유력을 도와주면 저절로 치료됩니다. 암에 걸려도 운동을 하고 식생활만 개선한다면 완치에 가까운 결과를 얻을 수 있습니다.

 약은 건강을 도와주는 보조적인 방편으로 최소량만 복용해야 합니다. 대부분의 의사들이 적절한 식사와 규칙적인 운동, 충분한 수면을 강조하는 동시에 약에 대한 의존도를 낮추라고 조언하는 것도 같은 맥락입니다. 운동과 식생활 개선으로 고치지 못하는 병은 약으로도 고칠 수 없다는 것이 30년 넘는 내 의약(醫藥) 인생의 경험이자 결론입니다. 그렇기 때문에 이 책을 추천할 수밖에 없습니다. 약이 되는 음식의 활용법을 명료하게 전달하고 있어 건강을 되찾고자 하는 이들에게 큰 도움이 되리라 생각합니다.

이성영 박사(약학/중의학 전공)

머리말

 필자도 아픈 적이 있었기 때문에 질병으로 고통받는 이들의 아픔을 이해할 수 있습니다. 제발 모든 이들이 아프지 않고 살았으면 좋겠습니다. 하지만 현실은 그렇지 못합니다. 그래서 저는 펜을 들어 글을 씁니다.

 '약이(藥餌)'
 약이 되는 음식이라는 뜻입니다. 척박한 땅에 씨앗을 뿌리면 식물이 건강하게 자랄 수 없습니다. 씨앗의 문제가 아니죠. 땅의 문제입니다. 약이(藥餌)는 척박해진 땅을 기름진 땅으로 바꿔주는 것과 같습니다.
 아픈 사람의 몸은 이미 척박해져 있습니다. 이러한 몸 상태에서는 좋은 약초를 복용해도 효과가 나타나지 않습니다.
 약초의 효과를 얻으려면 먼저 몸을 바꿔야 합니다. 약이 되는 음식, 약이(藥餌)를 활용해서 먼저 몸을 바꿔보기 바랍니다. 그러면 비로소 약초의 효과를 볼 수 있습니다.

저자 씀

일러두기

▶ '약이(藥餌)'는 약이 되는 음식이다. 《동의보감》이 편찬되기 이전부터 질병을 예방하고 치료하기 위해 사용되었던 용어이다.

▶ 약이가 일반적인 음식과 차별되는 것은 음식이면서도 뚜렷한 약효를 지니고 있다는 점이다.

▶ 약초로 분류되는 것도 약이에 일부 포함시켰다. 예를 들어 구기자, 산약(마의 뿌리)은 음식보다는 약초로 많이 활용되지만 음식으로 섭취하는 것이 가능하므로 약이에 포함시킨다.

▶ 약이의 효능 중에서 두 가지를 선택하여 약이를 활용하는 실제적인 방법을 예시하였으며, 약이와 함께 활용하면 도움이 되는 약초 처방을 추천하였다.

▶ 〈약이처방〉에서 설명하는 약이와 함께 〈약초처방〉에서 소개하는 처방을 활용하면 건강을 증진하고 질병을 치료하는 데 큰 도움이 된다.

▶ 〈약초처방〉에 수록된 처방들은 효과가 매우 좋고 활용도가 높다. 대부분 식품으로 사용되는 한약재 위주로 처방을 구성하였지만, 일부 한약재(예, 반하)는 식품이 아닌 전문의약품이다. 이러한 한약재는 교육을 위해 포함시킬 수밖에 없었다.

▶ 전문의약품으로 분류된 한약재는 한약국 등에서 구매해야 하며 전문가의 조언에 따라 사용해야 한다.

차례 Contents

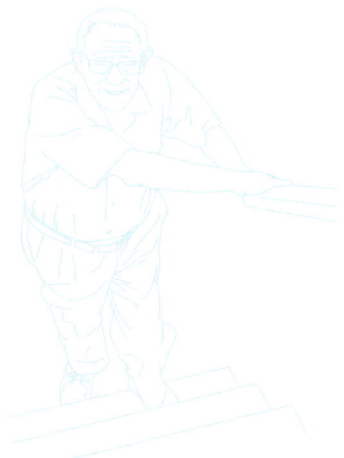

추천사 • 4

머리말 • 6

일러두기 • 7

약 이 처 방　　　　　　　　15

기침·가래를 멎게 하는 **약이**

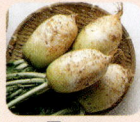
무 • 24

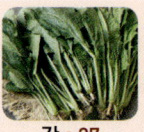
갓 • 27

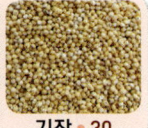
기장 • 30

간기능에 좋은 **약이**

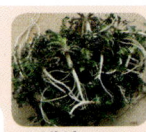
냉이 • 34

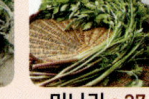
미나리 • 37

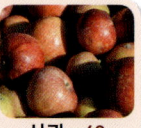
사과 • 40

소화를
돕는 **약이**

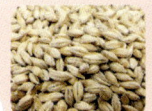
보리 • 44

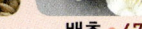
배추 • 47

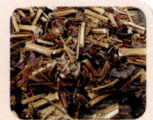
차즈기 • 50

배변을
돕는 **약이**

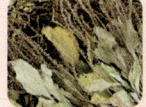
질경이 • 54

백자인 • 57

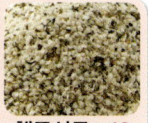
햄프시드 • 60

근육을
이완시키는 **약이**

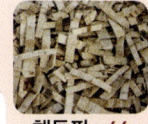
해동피 • 64

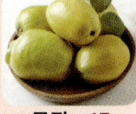
모과 • 67

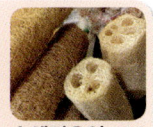
수세미오이 • 70

근육을
강화하는 **약이**

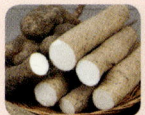
마 • 74

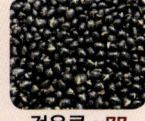
검은콩 • 77

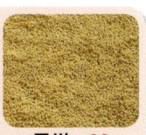
좁쌀 • 80

뭉친 조직을
풀어주는 **약이**

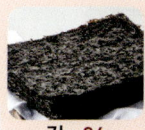
김 • 84

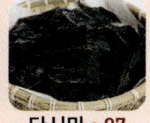
다시마 • 87

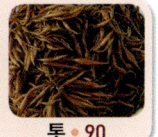
톳 • 90

조직을
단단하게 하는 **약이**

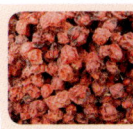
오미자 • 94

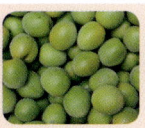
매실 • 97

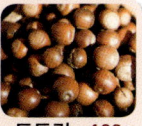
도토리 • 100

염증을 치료하는 **약이**

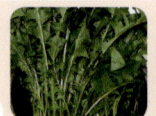 민들레 • 104
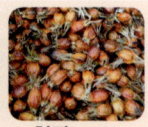 치자 • 107
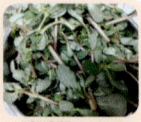 쇠비름 • 110

체액을 보충하는 **약이**

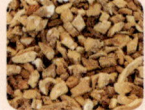 둥굴레 • 114
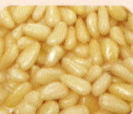 잣 • 117
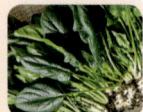 시금치 • 120

수분 배출을 돕는 **약이**

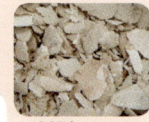 복령 • 124
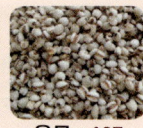 율무 • 127
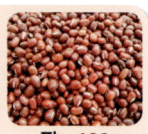 팥 • 130

혈액을 보충하는 **약이**

 검은깨 • 134
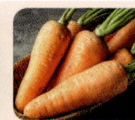 당근 • 137
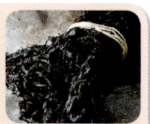 미역 • 140

혈액순환을 촉진하는 **약이**

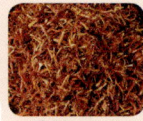 홍화 • 144
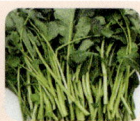 유채 • 147
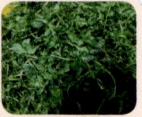 별꽃 • 150

속을 따뜻하게 하는 **약이**

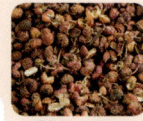 천초 • 154
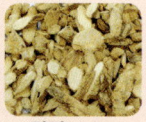 건강 • 157
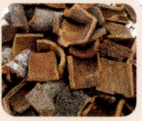 계피 • 160

기력을 더해주는 **약이**

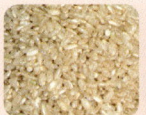 현미 • 164

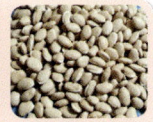 통밀 • 167 까치콩 • 170

양기를 더해주는 **약이**

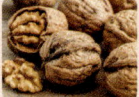 호두 • 174 부추 • 177

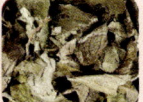 두충잎 • 180

막힌 기(氣)를 풀어주는 **약이**

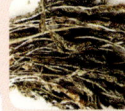 무잎 • 184 순무 • 187

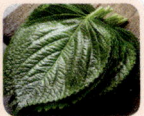 깻잎 • 190

마음을 안정시키는 **약이**

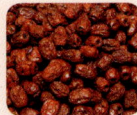 대추 • 194

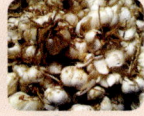 백합 • 197

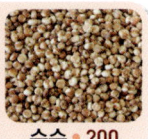 수수 • 200

약 초 처 방　　　　　　　　　　　203

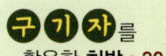
구기자를 활용한 **처방** • 204

함께 사용하면 좋은 약초 ▶

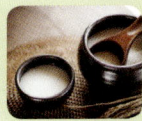 술 • 207

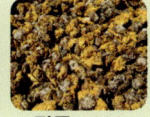 감국 • 211

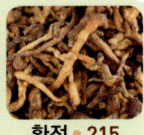 황정 • 215

당귀를 활용한 처방 • 220

함께 사용하면 좋은 약초 ▶ 황기 • 223 | 녹용 • 227 | 천궁 • 231

두충을 활용한 처방 • 236

함께 사용하면 좋은 약초 ▶ 우슬 • 239 | 독활 • 243 | 산수유 • 247

맥문동을 활용한 처방 • 252

함께 사용하면 좋은 약초 ▶ 사삼 • 255 | 천문동 • 259 | 오미자 • 263

백작약을 활용한 처방 • 268

함께 사용하면 좋은 약초 ▶ 감초 • 271 | 계피 • 275 | 숙지황 • 279

백출을 활용한 처방 • 284

함께 사용하면 좋은 약초 ▶ 진피 • 287 | 산약 • 291 | 지실 • 295

산사를 활용한 처방 • 300

함께 사용하면 좋은 약초 ▶ 구기자 • 303 | 지실 • 307 | 반하 • 311

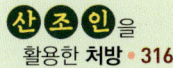 **산조인**을 활용한 **처방** • 316

함께 사용하면 좋은 약초 ▶ 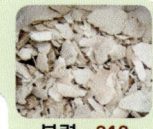 **복령** • 319

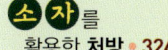 **소자**를 활용한 **처방** • 324

함께 사용하면 좋은 약초 ▶ 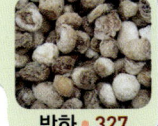 **반하** • 327

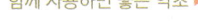 **숙지황**을 활용한 **처방** • 332

함께 사용하면 좋은 약초 ▶ 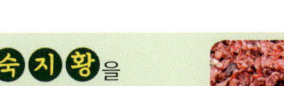 **산수유** • 335   **인삼** • 339   **당귀** • 343

 시호를 활용한 **처방** • 348

함께 사용하면 좋은 약초 ▶ 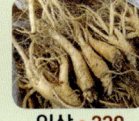 **백작약** • 351

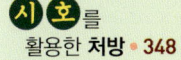 **연자육**을 활용한 **처방** • 356

함께 사용하면 좋은 약초 ▶ 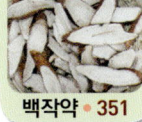 **산약** • 359

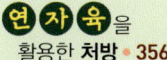 **인삼**을 활용한 **처방** • 364

함께 사용하면 좋은 약초 ▶ 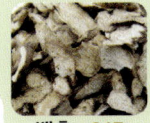 **백출** • 367   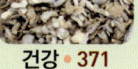 **건강** • 371   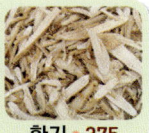 **황기** • 375

천마를 활용한 **처방** • 380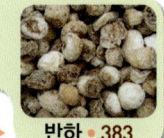

함께 사용하면 좋은 약초 ▶ **반하** • 383

토사자를 활용한 **처방** • 388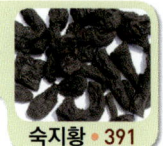

함께 사용하면 좋은 약초 ▶ **숙지황** • 391

찾아보기 • 396

약이 처방

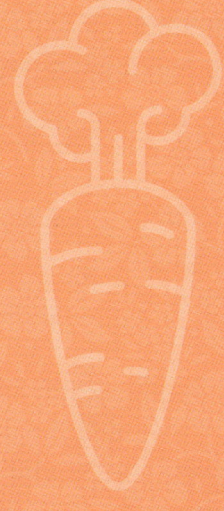

🌿 약이 藥餌

약이(藥餌)는 '약이 되는 음식', '약으로 쓰이는 음식', '주로 병든 후에 질병을 치료하기 위해 쓰이는 음식'을 뜻한다. 그리고 약이요법(藥餌療法)은 질병의 종류와 상태에 맞춰 약효를 나타내는 음식을 적절하게 처방하여 질병 치료를 돕는 치료법이다. 한편 식이(食餌)는 '사람이나 동물이 일상적으로 먹는 음식'을 뜻하며, 식이요법(食餌療法)은 먹는 음식을 조절하여 건강을 증진하고 질병을 예방하는 양생법이다. 따라서 이미 질병에 걸렸다면 약이(藥餌)를 알아야 한다.

이 책에서는 54종의 약이(藥餌)를 소개하고 있으며, 모두 효능별로 분류되어 있다. 더불어 질병을 치료하는 데 핵심적인 역할을 담당하는 약초처방을 함께 수록하였다. 이 책에 실린 약이와 약초처방을 함께 사용하면 만성질환과 난치병을 치료하는 데 큰 도움이 될 것이다.

《동의보감》의 <집례(集例)>에 이런 말이 나온다. "의사들은 약이(藥餌)와 침구(鍼灸)로 병을 치료한다." 병을 치료할 때 '약이 되는 음식' 그리고 '침과 뜸'을 사용하라는 뜻이다.

병을 예방하려면 식이(食餌)를 알아야 하고, 병을 치료하려면 약이(藥餌)를 중시해야 합니다.

🌿 파이토케미컬 Phytochemical

약이(藥餌)가 '약으로 쓰이는 음식'일 수 있는 것은 그들 속에 치료의 힘이 있기 때문이다. 치료의 힘이 어디에서 나오는가?

그 해석은 다양할 수 있다. 필자는 사람이 이해할 수 있는 범주 안에서 해석하는 것이 옳다고 생각한다. 이러한 관점에서 필자는 파이토케미컬(phytochemical)이라는 용어를 소개한다.

'파이토케미컬'은 식물성을 뜻하는 '파이토(phyto)'와 화학이라는 뜻의 '케미컬(chemical)'이 합해진 말이다. 그 의미는 식물이 만들어낸 화학물질, 즉 식물성 화학물질이다. 식물의 입장에서 이 물질은 강한 햇빛과 미생물, 곤충, 동물들로부터 자신을 보호하는 역할을 한다. 또한 식물의 꽃, 잎, 줄기, 뿌리가 지니고 있는 독특한 맛과 향, 색깔을 부여해 식물 고유의 개성을 나타내기도 한다.

그렇다면 파이토케미컬이 사람에게는 어떤 영향을 줄까? 이 물질이 인체 내로 흡수되면 항산화 작용, 면역력 증강, 해독작용 강화, 호르몬 조절, 항암작용, 노화 지연 등 인간의 질병을 치료하는 데에 결정적인 역할을 수행한다. 놀랍지 않은가! 그렇다. 이 책에 수록된 54종의 약이(藥餌)에는 다양한 파이토케미컬이 함유되어 있다. 따라서 만성질환과 난치병을 치료하려면 약이(藥餌)와 그 안에 함유된 파이토케미컬을 현명하게 활용해야 한다. 대표적인 파이토케미컬은 다음과 같다.

카로티노이드

빨간색, 노란색, 오렌지색을 띠는 과일과 채소에 많이 함유되어 있는 파이토케미컬이다. 대표적인 효능은 시각 기능 유지 및 황반 퇴화 지연, 산화 방지를 통한 노화 지연 및 항암 효과 등이다.

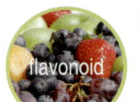
플라보노이드
딸기, 자두, 블루베리, 포도, 체리, 녹차 등에 풍부하게 들어 있는 파이토케미컬이다. 매우 강력한 항산화제로, 우리 몸의 세포를 공격해 산화시키는 활성산소를 제거하는 작용을 한다.

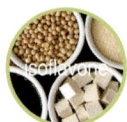
이소플라본
콩류에 많이 함유되어 있는 파이토케미컬이다. 식물성 에스트로겐으로 불리기도 하며 항산화 물질이다. 에스트로겐은 여성호르몬 중에서 가장 중요한 역할을 하는 호르몬이며, 이소플라본은 체내에서 에스트로겐 역할을 한다.

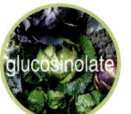
글루코시놀레이트
십자화과 채소인 브로콜리, 양배추, 케일, 콜리플라워, 방울양배추에 다량 함유되어 있는 파이토케미컬이다. 이 물질은 DNA를 공격하는 활성산소를 줄이는 작용으로 우리 몸의 천연 산화방지제 역할을 한다.

식이섬유 食餌纖維

이 책에 수록된 약이(藥餌)는 모두 식물성이다. 따라서 이들은 공통적으로 식이섬유를 함유한다. 시간 여행을 떠나보자. 사람의 소화효소는 식이섬유를 소화할 수 없다. 그래서 식이섬유는 식물의 열매, 씨앗, 잎, 줄기의 형태를 만드는 것 외에는 쓸모없는 천덕꾸러기에 불과했다. 옛날에는 정말 그렇게 생각했었다.

이후 연구가 거듭되면서 식이섬유는 체내에 들어와 위장 속을 통과할 때 마치 스펀지가 물을 빨아들이듯 체내에 쌓인 발암물

질이나 고혈압, 동맥경
화의 원인이 되는 물질
을 함께 흡수해 몸 밖
으로 배설하는 역할을
한다는 것을 알게 되었
다. 그뿐 아니라 식이
섬유는 혈당의 상승을
지연시켜 당뇨 증세를

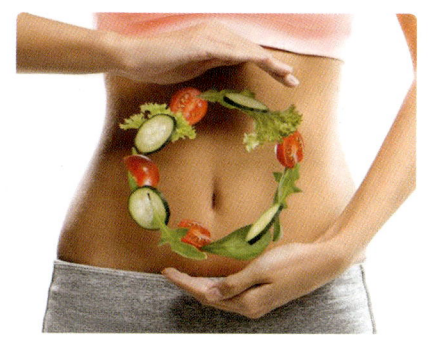

개선하고 혈청 콜레스테롤 수치를 떨어뜨린다는 것을 발견하게
된다. 식이섬유가 천덕꾸러기 신세를 벗어나게 된 것이다.

 여기서 끝이 아니다. 최근에는 식이섬유가 장내 미생물의 먹
이가 된다는 사실이 밝혀졌다. 식이섬유는 장내 미생물의 분포
를 변화시켜 몸에 유익한 장내 미생물을 증식시킨다. 이 점이 매
우 중요하다. 장내 미생물이 사람의 건강에 미치는 영향을 모두
알게 된다면 여러분은 분명 식이섬유의 중요성에 동의할 것이
다. 간단히 비유하면 장내 미생물은 우리 몸의 협력업체이다. 우
리는 그들에게 식이섬유를 충분하게 공급하기만 하면 된다. 그
러면 그들은 우리의 건강을 유지하고 질병을 치료하는 데 필요
한 수많은 물질을 만들어낼 것이다. 필자가 질병을 치료할 때 약
이(藥餌), 특히 식이섬유를 중시하는 이유가 여기에 있다.

마이크로바이옴 Microbiome

 마이크로바이옴은 몸 안에 사는 미생물(microbe)과 생태계
(biome)가 합쳐진 말이다. 우리 몸 구석구석에 미생물이 생태계
를 이루며 살고 있다는 뜻이다. 놀랄 일은 아니다. 우리도 지구
상에 펼쳐진 생태계의 일원이지 않은가! 미생물도 우리 몸에 펼

쳐진 생태계의 일원이 다. 공기오염과 산림훼손 등으로 무너진 지구의 생태계를 보라. 그 속에서 살아가는 우리는 생태계의 중요성을 몸으로 느낄 수 있다.

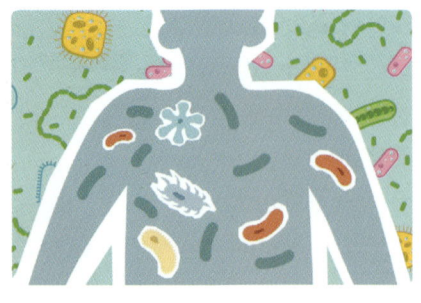

미생물의 생태계도 마찬가지이다. 우리가 먹고 마시는 생활방식, 그것이 잘못되면 우리 몸에서 살아가는 미생물의 생태계는 무너진다. 그리고 참혹한 결과를 몸으로 느낄 수 있다. 소화불량, 설사, 고지혈증, 고혈압, 당뇨병, 정신질환, 암…. 모두 미생물의 생태계가 무너졌기 때문에 생긴 질병들이다. 물론 질병의 종류는 이것보다 많고 다양하다.

앞에서 필자는 식이섬유를 강조했다. 식이섬유가 장내 미생물의 먹이가 되기 때문이다. 미생물의 생태계를 복원하려면 미생물의 먹을거리를 충분하게 공급해야 한다. 약이(藥餌)에는 약효를 내는 파이토케미컬만 있는 것이 아니다. 미생물의 먹을거리, 즉 식이섬유가 풍부하게 들어 있다. 그렇다. 필자가 약이를 강조하는 이유는 이것이다. 약이에는 면역력과 해독력을 강화하고 손상된 세포를 복원하는 파이토케미컬이라는 천연 치료제가 함유되어 있다. 또한 생태계가 복원되면 알아서 질병을 치료해주는 미생물, 그리고 그들의 먹을거리(식이섬유)도 충분하게 들어 있다.

식이섬유를 적게 섭취하면 식이섬유를 먹고 사는 장내 미생물이 먼저 줄어든다. 이어 연쇄적으로 이 미생물들이 식이섬유를 분해해서 섭취하고 남긴 식이섬유 찌꺼기를 먹고 사는 다른 미생물도 함께 줄어들어 장내 미생물의 다양성이 감소한다. 게다가 장내 미생물의 대사산물은 장 세포의 에너지원이기도 하다. 그래서 장내 미생물의 다양성이 감소하면 장 세포의 성장과 활동도 위축된다.

저작 詛嚼

'식사(食事)'의 한자를 분석해보자.

食 밥, 먹다, 깨물다, 새김질하다   **事** 일, 전념하다

'식사(食事)'란 깨무는 일, 깨무는 일에 전념하는 것, 새김질에 전념하는 것이다. 단순히 음식을 삼켜서 위장으로 보내는 것이 아니라 잘 '씹는' 일이 식사의 본래 의미이다. 우리나라 사람들은 성격이 급하기도 하고 일이 바쁘기도 해서 식사 시간이 매우 짧다. 급한 사람은 5분이면 식사를 끝내기도 하는데, 이것은 식사(食事)가 아니라 음식을 삼키는 '탄식(呑食)'이다.

약이(藥餌)의 도움으로 질병을 치료하려면 잘 씹어야 한다. 앞에서 약이에는 질병 치료에 필요한 파이토케미컬이 함유되어 있다고 강조했다. 그리고 장내 미생물 또한 질병 치료에 필요한 수많은 물질을 만든다고 하였다. 마지막으로 장내 미생물의 먹잇감은 식이섬유라고 하였다. 이제 결론을 내리자. 약이(藥餌)를 섭취할 때 잘 씹지 않으면 섬유질은 완벽하게 분해되지 않고, 장내 미생물은 그것을 먹잇감으로 이용할 수 없다. 따라서 잘 씹지 않고 음식을 삼키면 장내 미생물의 생태계는 무너진다. 그리고 질병이 시작된다.

한 가지 생각할 문제가 또 있다. 약이(藥餌)에 함유된 파이토케

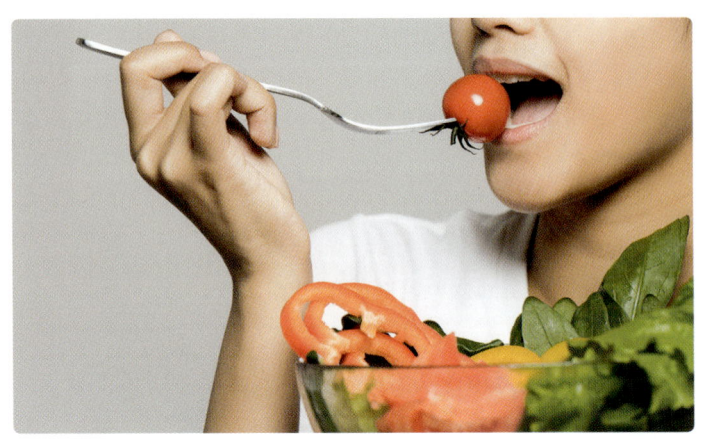

미컬은 장내 미생물에 의해 분해되어 몸으로 흡수된다. 무슨 말인가? 파이토케미컬이 함유된 약이를 섭취했다고 해서 안심할 일이 아니라는 말이다. 파이토케미컬이 풍부한 약이를 섭취한다고 해도 잘 씹지 않으면 장내 미생물은 그들을 분해할 수 없다. 그러면 아무리 좋은 파이토케미컬이 들어와도 그것은 결국 몸으로 흡수되지 않는다. 약이(藥餌)를 섭취하는 것에 관심을 갖는 것 이상으로 그것을 잘 씹어야 한다는 것을 잊어서는 안 된다.

만일 식사 시간이 제한된다면 음식을 통째로 삼키지 말고 적게 먹고 천천히 씹어야 한다. 음식에서 얻는 유익은 먹은 음식의 양에 달려 있다기보다는 오히려 철저히 소화된 음식에 달려 있으며, 입맛의 만족은 삼킨 음식의 양에 달려 있지 않고 음식이 입에 머무르는 시간의 길이에 달려 있다.

기침 · 가래를 멎게 하는 藥餌

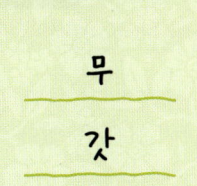

무

갓

기장

무

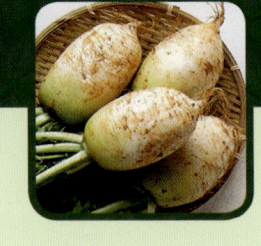

식물 이름 십자화과의 한해살이식물 또는 두해살이식물 무
약용 부위 뿌리
맛과 성질 맛은 달면서 맵고 성질은 서늘하다.

폐위(肺痿)로 피를 뱉어내는 것, 기침을 하며 노곤하고 마르는 것을 치료하는데, 양고기와 붕어와 같이 끓여 먹으면 신묘한 효험이 있다. 총체적으로 비장(脾臟)을 조리하고 폐장(肺臟)을 자윤(滋潤)하는 약이다. [의학입문]

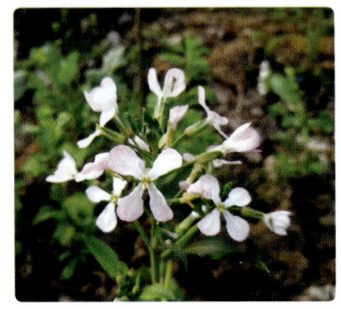

무 꽃

음식을 소화시키고 담벽(痰癖)을 없애주며, 소갈(消渴)을 멎게 하고 뼈마디를 부드럽게 해준다. 그리고 오장(五臟)의 나쁜 기운을 씻어내고, 폐위(肺痿)로 피를 토하는 것과 허로(虛勞)로 여윈 것, 기침하는 것을 치료한다. 보리나 밀로 만든 국수의 독을 제압하기 때문에 내복(萊菔)이라고 한다. [동의보감]

무의 효능

- 가래로 기침이 나고 목이 쉰 것을 치료한다.
- 기운(氣運)을 내려주고 속을 편안하게 한다.
- 적체(積滯)를 삭이고 소화불량을 치료한다.

약이처방(藥餌處方)

▶ 아침 식사와 점심 식사를 규칙적으로 하고, 저녁 식사는 가급적 과일이나 뿌리채소만 먹는다(육체노동자 제외).

▶ 주식(主食)과 부식(副食) 모두 섬유질이 많은 음식이므로 소가 여물을 먹는 것처럼 천천히 오래 씹어

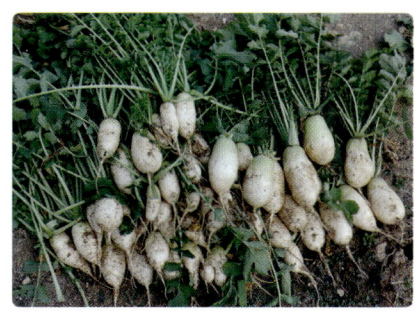

수확한 무

야 한다. 그래야만 장내 미생물이 섬유질을 그들의 먹이로 이용할 수 있다. 장내 미생물이 풍부해야 몸이 건강해진다는 것을 잊어서는 안 된다. 따라서 조금 적게 먹더라도 잘 씹어서 먹는 습관을 들여야 한다.

▶ 음료는 식후 2시간 이후부터 다음 식사 30분 전까지 마신다. 식사를 하는 도중에 음료를 마시면 위장에 부담이 된다. 국물이 많은 음식도 결국 위장병의 원인이 된다.

▶ 몸이 좋지 않다면 전문가의 조언에 따라 전문 처방(소자강기탕, 평위산, 인삼양위탕)을 복용한다.

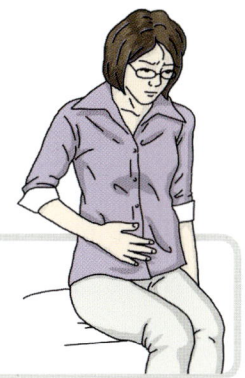

무의 적응증

기침, 가래, 성대부종, 고혈압, 역류성 식도염, 암 예방, 주독(酒毒), 담석증, 비만, 요로결석, 소화불량

기침, 가래

주식 현미 70%, 검은콩 20%, 기장 10%

부식 섬유질이 많은 채소와 과일, 견과류(예 무, 배, 갓, 땅콩, 배추, 마늘, 생강, 도라지, 더덕, 수세미오이, 귤껍질, 비파, 대추 등)

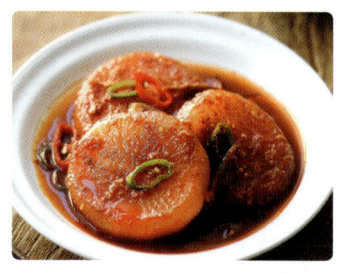

음료 호두 10g, 은행 5g, 오미자 5g에 물 1.5L를 붓고 1.5시간 달여서 1L를 취한 후에 하루 동안 음료수 대용으로 마신다.

처방 소자강기탕 328쪽

소화불량

주식 현미 70%, 까치콩 15%, 보리 15%(좁쌀, 수수, 율무, 메밀 등을 넣어도 좋다.)

부식 섬유질이 많은 채소와 과일, 견과류(예 무 뿌리, 배추, 무잎, 순무, 깻잎, 마늘, 생강, 계피, 당근, 감, 귤껍질, 매실 등)

음료 백출 20g, 진피 10g에 물 1.5L를 붓고 1.5시간 달여서 1L를 취한 후에 하루 동안 음료수 대용으로 마신다.

처방 평위산, 인삼양위탕, 삼출건비탕 296쪽, 비화음 368쪽, 대화중음 308쪽, 정전가미이진탕 312쪽, 반하백출천마탕 384쪽

갓

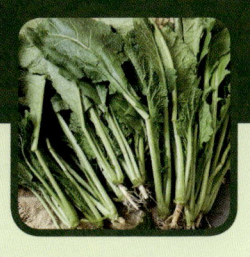

식물 이름 십자화과의 한해살이식물 또는 두해살이식물 갓
약용 부위 어린줄기와 잎
맛과 성질 맛은 맵고 성질은 따뜻하다.

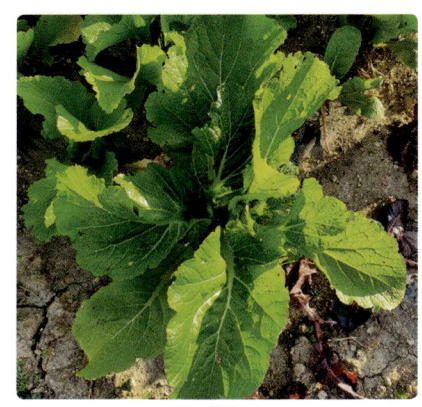

갓 지상부

 신(腎)에 있는 사기(邪氣)를 없애고 구규(九竅)를 잘 통하게 하며, 귀와 눈을 밝게 하고 기침과 기운이 치미는 것을 멎게 하며, 속을 따뜻하게 하고 두면풍(頭面風)을 없애준다. 생김새가 배추 같으며 털이 있고 맛은 몹시 매우면서 알알한데, 잎이 큰 것이 좋다. 삶아 먹으면 기(氣)를 동하게 하는데, 다른 여러 가지 채소보다 훨씬 세다. [동의보감]

갓의 효능

- 폐(肺)를 따뜻하게 하고 막힌 담(痰)을 터주어서 기(氣)를 돌게 한다.
- 한담(寒痰)으로 숨을 헐떡이며 기침하는 것을 치료한다.
- 맺힌 것을 흩어주고 경락(經絡)을 통하게 하여 통증을 멎게 한다.

🌿 약이처방(藥餌處方)

▶ 아침 식사와 점심 식사를 규칙적으로 하고, 저녁 식사는 가급적 과일이나 뿌리채소만 먹는다(육체노동자 제외).

▶ 주식(主食)과 부식(副食) 모두 섬유질이 많은 음식이므로 소가 여물을 먹는 것처럼 천천히 오래 씹어야 한다. 그래야만 장내 미생물이 섬유질을 그들의 먹이로 이용할 수 있다. 장내 미생물이 풍부해야 몸이 건강해진다는 것을 잊어서는 안 된다. 따라서 조금 적게 먹더라도 잘 씹어서 먹는 습관을 들여야 한다.

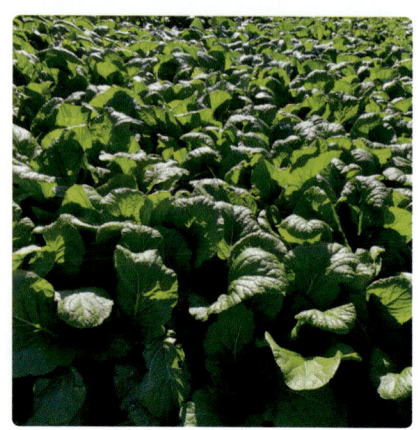

갓 재배지

▶ 음료는 식후 2시간 이후부터 다음 식사 30분 전까지 마신다. 식사를 하는 도중에 음료를 마시면 위장에 부담이 된다. 국물이 많은 음식도 결국 위장병의 원인이 된다.

▶ 몸이 좋지 않다면 전문가의 조언에 따라 전문 처방(삼소음, 정원음, 소자강기탕)을 복용한다.

갓의 적응증

기관지염, 가래, 기침, 천식, 복부팽만, 소화불량, 요로결석

기관지염

주식 현미 70%, 검은콩 20%, 기장 10%

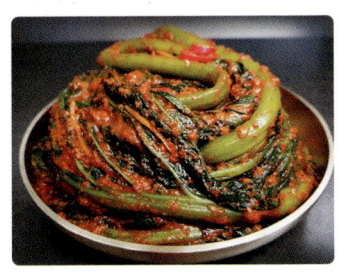

부식 섬유질이 많은 채소와 과일, 견과류(예 무, 배, 갓, 땅콩, 배추, 마늘, 생강, 도라지, 더덕, 수세미오이, 귤껍질, 비파, 대추 등)

음료 생강 20g, 진피 10g에 물 1.5L를 붓고 1.5시간 달여서 1L를 취한 후에 하루 동안 음료수 대용으로 마신다.

처방 삼소음, 소자강기탕 328쪽, 생맥산 264쪽

천식

주식 현미 70%, 검은콩 20%, 기장 10%

부식 섬유질이 많은 채소와 과일, 견과류(예 호두, 무, 갓, 땅콩, 마늘, 생강, 더덕, 도라지, 수세미오이, 배, 감, 비파 등)

음료 숙지황 20g, 당귀 10g, 감초 5g에 물 1.5L를 붓고 1.5시간 달여서 1L를 취한 후에 하루 동안 음료수 대용으로 마신다.

처방 정원음 344쪽, 소자강기탕 328쪽

기장

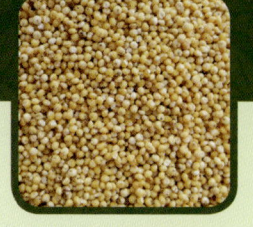

식물 이름 벼과의 한해살이식물 기장
약용 부위 씨앗
맛과 성질 맛은 달고 성질은 서늘하다.

폐(肺)를 길러주는 곡식이다. 폐에 병이 들면 먹어야 하는 것으로, 기운을 더해주고 중초(中焦)를 안정시키며 부족한 것을 보해주니, 혈맥(血脈)을 기르는 데 적합하다. 기침,

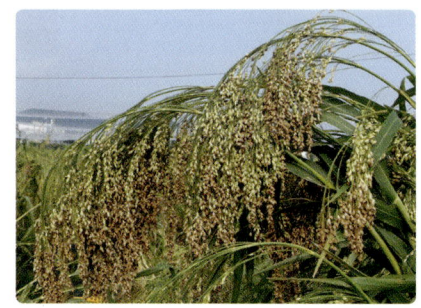

기장 이삭

딸꾹질, 곽란(霍亂)을 주치하는데, 설사와 이질을 멎게 하며 열을 없애주고, 갈증을 멎게 하며 기운을 내려준다. [의학입문]

기(氣)를 돕고 중초(中焦)를 보(補)해주지만 오랫동안 먹어서는 안 되는데, 열이 많이 나게 하고 답답하게 만들기 때문이다. [동의보감]

기장의 효능

- 기(氣)를 더해주고 위장을 튼튼하게 한다.
- 해수병(咳嗽病)을 치료한다.
- 답답하고 열이 나며 갈증이 나는 것을 없앤다.

약이처방(藥餌處方)

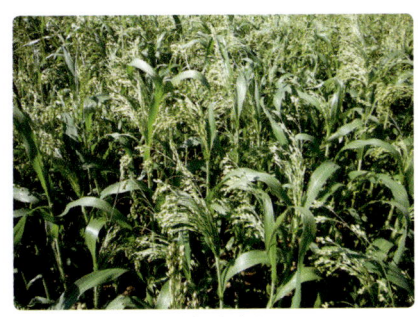

기장 지상부

- 아침 식사와 점심 식사를 규칙적으로 하고, 저녁 식사는 가급적 과일이나 뿌리채소만 먹는다(육체노동자 제외).
- 주식(主食)과 부식(副食) 모두 섬유질이 많은 음식이므로 소가 여물을 먹는 것처럼 천천히 오래 씹어야 한다. 그래야만 장내 미생물이 섬유질을 그들의 먹이로 이용할 수 있다. 장내 미생물이 풍부해야 몸이 건강해진다는 것을 잊어서는 안 된다. 따라서 조금 적게 먹더라도 잘 씹어서 먹는 습관을 들여야 한다.
- 음료는 식후 2시간 이후부터 다음 식사 30분 전까지 마신다. 식사를 하는 도중에 음료를 마시면 위장에 부담이 된다. 국물이 많은 음식도 결국 위장병의 원인이 된다.
- 몸이 좋지 않다면 전문가의 조언에 따라 전문 처방(소자강기탕, 보중익기탕, 경옥고, 공진단)을 복용한다.

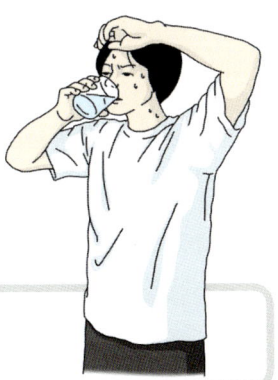

기장의 적응증

갈증, 구토, 딸꾹질, 기침, 가래, 체력저하, 소화불량, 설사

기침, 가래

주식 현미 70%, 검은콩 20%, 기장 10%

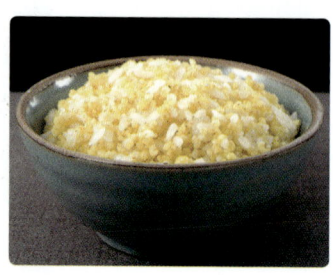

부식 섬유질이 많은 채소와 과일, 견과류(예 무, 배, 잣, 땅콩, 배추, 마늘, 생강, 도라지, 더덕, 수세미오이, 귤껍질, 비파, 대추 등)

음료 호두 10g, 은행 5g, 오미자 5g에 물 1.5L를 붓고 1.5시간 달여서 1L를 취한 후에 하루 동안 음료수 대용으로 마신다.

처방 소자강기탕 328쪽, 생맥산 264쪽

체력저하

주식 현미 70%, 검은콩 15%, 기장 15%(보리, 좁쌀, 메밀, 동부콩 등을 넣어도 좋다.)

부식 섬유질이 많은 채소와 과일, 견과류(예 콩나물, 호박, 브로콜리, 보리새싹, 버섯, 당근, 토마토, 사과 등)

음료 인삼 10g, 황기 15g, 구기자 15g에 물 1.5L를 붓고 1.5시간 달여서 1L를 취한 후에 하루 동안 음료수 대용으로 마신다.

처방 보중익기탕 376쪽, 경옥고 340쪽, 공진단 228쪽

간기능에 좋은 藥餌

냉이

미나리

사과

냉이

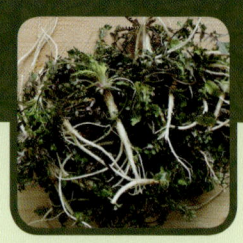

식물 이름 십자화과의 두해살이식물 냉이
약용 부위 전초
맛과 성질 맛은 달고 성질은 서늘하다.

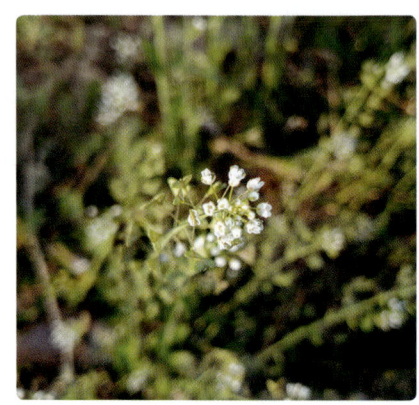

냉이 꽃

간기(肝氣)를 잘 통하게 하고 중초(中焦)를 편하게 하며 오장(五臟)을 편하게 해준다. 밭이나 들에 나는데 겨울에도 죽지 않는다. 냉이로 죽을 쑤어 먹으면 그 기운이 피를 간으로 이끌어가서 눈을 밝아지게 한다. [동의보감]

적백리(赤白痢)에 주로 쓴다. 뿌리와 잎을 따서 불에 태워 가루 내어 미음에 타서 마시면 극히 효험이 있다. [동의보감]

냉이의 효능

▶ 오장(五臟)을 소통시키고 간열(肝熱)을 내린다.
▶ 혈분(血分)의 열(熱)을 식혀 출혈을 멎게 한다.
▶ 소변출혈, 자궁출혈, 객혈(喀血)을 멎게 한다.

약이처방(藥餌處方)

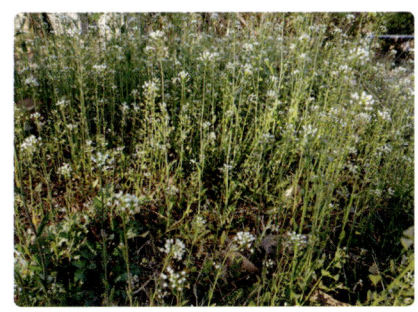
냉이 무리

- 아침 식사와 점심 식사를 규칙적으로 하고, 저녁 식사는 가급적 과일이나 뿌리채소만 먹는다(육체노동자 제외).
- 주식(主食)과 부식(副食) 모두 섬유질이 많은 음식이므로 소가 여물을 먹는 것처럼 천천히 오래 씹어야 한다. 그래야만 장내 미생물이 섬유질을 그들의 먹이로 이용할 수 있다. 장내 미생물이 풍부해야 몸이 건강해진다는 것을 잊어서는 안 된다. 따라서 조금 적게 먹더라도 잘 씹어서 먹는 습관을 들여야 한다.
- 음료는 식후 2시간 이후부터 다음 식사 30분 전까지 마신다. 식사를 하는 도중에 음료를 마시면 위장에 부담이 된다. 국물이 많은 음식도 결국 위장병의 원인이 된다.
- 몸이 좋지 않다면 전문가의 조언에 따라 전문 처방(세간명목탕, 산사천마환)을 복용한다.

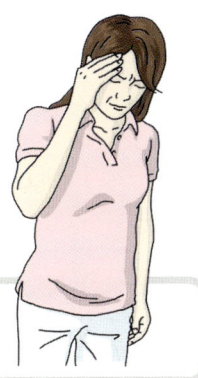

냉이의 적응증

안구충혈, 녹내장, 객혈, 고혈압, 암 예방, 설사, 만성피로, 자궁출혈, 소변출혈

안구충혈, 녹내장

- **주식** 현미 70%, 검은콩 20%, 녹두 10%

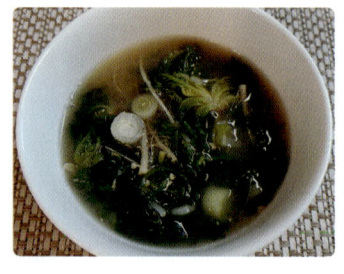

- **부식** 섬유질이 많은 채소와 과일, 견과류(예 냉이, 유채, 셀러리, 오이, 당근, 늙은 호박, 김, 귤 등)

- **음료** 결명자 20g, 질경이 씨앗 20g에 물 1.5L를 붓고 1.5시간 달여서 1L를 취한 후에 하루 동안 음료수 대용으로 마신다.

- **처방** 세간명목탕

고혈압

- **주식** 현미 70%, 보리 20%, 검은콩 5%, 좁쌀 5%(메밀, 녹두를 넣어도 좋다.)

- **부식** 섬유질이 많은 채소와 과일, 견과류(예 미역, 다시마, 냉이, 고구마, 숙주나물, 시금치, 미나리, 셀러리, 쑥갓, 죽순, 부추, 양파, 당근, 오이, 호박, 가지, 토마토, 사과, 표고, 목이, 블루베리, 브로콜리 등)

- **음료** 구기자 20g, 산사 10g, 단삼 5g에 물 1.5L를 붓고 1.5시간 달여서 1L를 취한 후에 하루 동안 음료수 대용으로 마신다.

- **처방** 산사천마환 304쪽

미나리

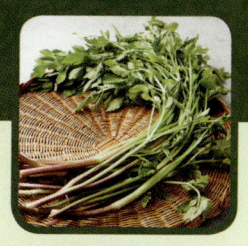

식물 이름 산형과의 여러해살이식물 미나리
약용 부위 잎과 줄기
맛과 성질 맛은 달면서 맵고 성질은 서늘하다.

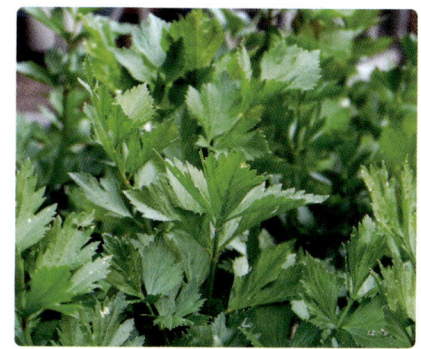
미나리 잎

기운(氣運)을 더해주고 혈맥(血脈)을 보전하며, 정신을 길러주고 근력을 튼튼하게 하며, 사람을 살찌고 튼튼하게 하며 잘 먹도록 한다. 5가지 황달과 여자의 적대하(赤帶下), 붕루(崩漏)를 치료하고 석약(石藥)의 독을 없애준다. [의학입문]

술을 마신 뒤에 생긴 열독(熱毒)을 치료하고 대소장의 기능을 원활하게 해주며 여자의 붕루(崩漏), 대하(帶下)와 어린이가 갑자기 열이 나는 것을 치료한다. [동의보감]

미나리의 효능

- 번열(煩熱)과 갈증(渴症)을 없애주고 황달(黃疸)을 치료한다.
- 대하(帶下)와 붕루(崩漏) 등 부인병을 치료한다.
- 기혈(氣血)을 더해주고 정신을 길러준다.

약이처방(藥餌處方)

- 아침 식사와 점심 식사를 규칙적으로 하고, 저녁 식사는 가급적 과일이나 뿌리채소만 먹는다(육체노동자 제외).
- 주식(主食)과 부식(副食) 모두 섬유질이 많은 음식이므로 소가 여물을 먹는 것처럼 천천히 오래 씹어야 한다. 그래야만 장내 미생물이 섬유질을 그들의 먹이로 이용할 수 있다. 장내 미생물이 풍부해야 몸이 건강해진다는 것을 잊어서는 안 된다. 따라서 조금 적게 먹더라도 잘 씹어서 먹는 습관을 들여야 한다.

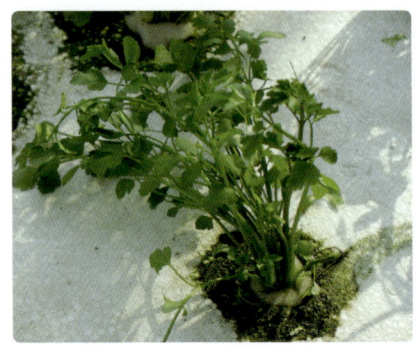
미나리 지상부

- 음료는 식후 2시간 이후부터 다음 식사 30분 전까지 마신다. 식사를 하는 도중에 음료를 마시면 위장에 부담이 된다. 국물이 많은 음식도 결국 위장병의 원인이 된다.
- 몸이 좋지 않다면 전문가의 조언에 따라 전문 처방(시호청간탕, 연령고본단)을 복용한다.

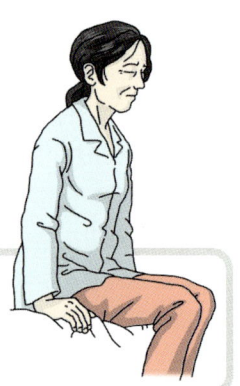

미나리의 적응증

치매 예방, 눈충혈, 만성피로, 간 해독, 신경쇠약, 불면증, 고혈압, 당뇨병, 대변출혈, 방광염, 소변출혈, 월경과다

만성피로, 간 해독

- 주식 현미 70%, 검은콩 15%, 기장 15%(보리, 좁쌀, 메밀, 동부콩 등을 넣어도 좋다.)

- 부식 섬유질이 많은 채소와 과일, 견과류(예 미나리, 콩나물, 호박, 브로콜리, 보리새싹, 버섯, 당근, 토마토, 사과 등)

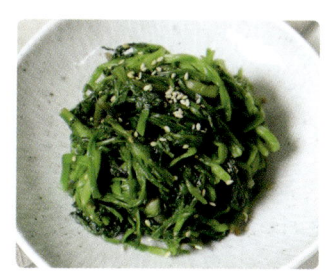

- 음료 구기자 20g, 인진 20g에 물 1.5L를 붓고 1.5시간 달여서 1L를 취한 후에 하루 동안 음료수 대용으로 마신다.

- 처방 시호청간탕

치매 예방

- 주식 현미 70%, 검은콩 20%, 마 10%

- 부식 섬유질이 많은 채소와 과일, 견과류(예 양배추, 미나리, 쑥갓, 검은깨, 들깨, 블루베리, 브로콜리, 강황, 호박, 당근, 감자, 김, 미역, 표고, 시금치, 케일, 가지, 깻잎 등)

- 음료 산조인 20g, 천마 10g에 물 1.5L를 붓고 1.5시간 달여서 1L를 취한 후에 하루 동안 음료수 대용으로 마신다.

- 처방 연령고본단 248쪽, 이정환 216쪽, 반하백출천마탕 384쪽

사과

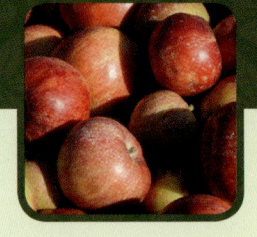

식물 이름 장미과의 낙엽활엽소교목 사과나무
약용 부위 열매
맛과 성질 맛은 달고 성질은 서늘하다.

사과는 자연이 준 완전한 과일 중 하나이다. "하루에 사과 한 개는 의사를 멀리하게 해준다(An apple a day keeps the doctor away)."라는 영어 속담이 있을 정도로 사과는 우리 몸에 이로운 과일이다. 《동의보감》에 사과에 관한 기록이 없으므로 대신 재래종인 능금에 대한 설명을 덧붙인다. '소갈증(消渴證)을 멎게 하고 곽란(霍亂)으로 배가 아픈 것을 치료하며, 담(痰)을 삭이고 이질(痢疾)을 멎게 한다.'

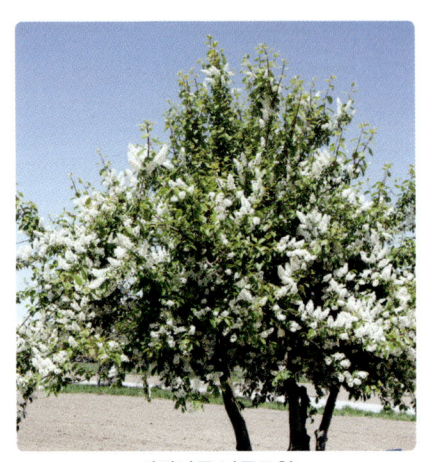
사과나무 나무모양

사과의 효능

- 심장을 보(補)하고 기운을 더해준다.
- 갈증을 멎게 하고 숙취를 해소한다.
- 진액(津液)을 생성하고 폐(肺)를 부드럽게 한다.

약이처방(藥餌處方)

▶ 아침 식사와 점심 식사를 규칙적으로 하고, 저녁 식사는 가급적 과일이나 뿌리채소만 먹는다(육체노동자 제외).

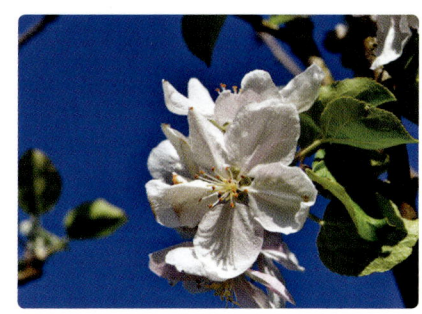
사과나무 꽃

▶ 주식(主食)과 부식(副食) 모두 섬유질이 많은 음식이므로 소가 여물을 먹는 것처럼 천천히 오래 씹어야 한다. 그래야만 장내 미생물이 섬유질을 그들의 먹이로 이용할 수 있다. 장내 미생물이 풍부해야 몸이 건강해진다는 것을 잊어서는 안 된다. 따라서 조금 적게 먹더라도 잘 씹어서 먹는 습관을 들여야 한다.

▶ 음료는 식후 2시간 이후부터 다음 식사 30분 전까지 마신다. 식사를 하는 도중에 음료를 마시면 위장에 부담이 된다. 국물이 많은 음식도 결국 위장병의 원인이 된다.

▶ 몸이 좋지 않다면 전문가의 조언에 따라 전문 처방(보중익기탕, 경옥고, 공진단, 인진호탕)을 복용한다.

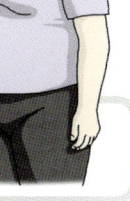

사과의 적응증

고혈압, 고지혈증, 만성피로, 골다공증, 비만, 당뇨병, 담석증, 변비

만성피로

주식 현미 70%, 검은콩 15%, 기장 15%(보리, 좁쌀, 메밀, 동부콩 등을 넣어도 좋다.)

부식 섬유질이 많은 채소와 과일, 견과류(예 콩나물, 호박, 브로콜리, 보리새싹, 버섯, 당근, 토마토, 사과 등)

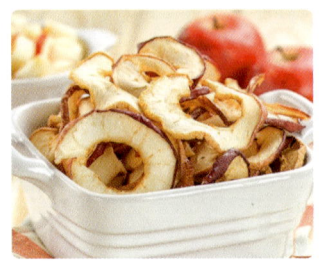

음료 구기자 20g, 인삼 10g, 황기 10g에 물 1.5L를 붓고 1.5시간 달여서 1L를 취한 후에 하루 동안 음료수 대용으로 마신다.

처방 보중익기탕 376쪽, 경옥고 340쪽, 공진단 228쪽

담석증

주식 현미 70%, 검은콩 30%

부식 섬유질이 많은 채소와 과일, 견과류(예 사과, 고구마, 양파, 매실, 메밀, 미역, 사철쑥 등)

음료 엉겅퀴 10g, 민들레 10g에 물 1.5L를 붓고 1.5시간 달여서 1L를 취한 후에 하루 동안 음료수 대용으로 마신다.

처방 인진호탕

소화를 돕는 藥餌

보리

배추

차즈기

보리

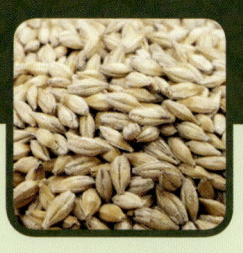

식물 이름 벼과의 두해살이식물 보리
약용 부위 씨앗
맛과 성질 맛은 달고 성질은 서늘하다.

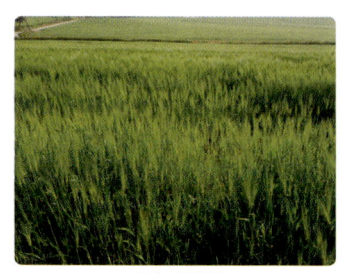

보리 재배지

소갈(消渴)을 주치하고 열을 없애주며, 중초(中焦)를 고르게 하고 기운을 더해주며, 허약하고 열악한 것을 보해주며 혈맥을 튼튼하게 하고, 오장을 실하게 하며 살찌게 하고 안색이 좋도록 하며, 음식을 삭여 배가 불러 오르는 것을 치료하고 설사를 멎게 한다. [의학입문]

기(氣)를 돕고 중초(中焦)를 조화시키며, 설사를 멎게 하고 허(虛)한 것을 보해주며, 오장(五臟)을 실하게 해주어 오랫동안 먹으면 살이 찌고 건강해지며 몸이 윤택해진다. 오랫동안 먹으면 머리털이 희어지지 않고 풍(風)이 생기지 않는다. 그러나 갑자기 많이 먹으면 다리가 약간 약해지는데, 그것은 기(氣)를 내리기 때문이다. 잘 익혀 먹으면 사람에게 이롭지만 약간만 설어도 성질이 차지므로 사람을 상하게 한다. [동의보감]

보리의 효능

- 기운(氣運)을 더해준다.
- 소화를 돕고 설사를 멎게 한다.

- 혈맥(血脈)을 튼튼하게 하고 오장(五臟)을 실(實)하게 한다.
- 소갈증(消渴症)을 치료한다.

약이처방(藥餌處方)

- 아침 식사와 점심 식사를 규칙적으로 하고, 저녁 식사는 가급적 과일이나 뿌리채소만 먹는다(육체노동자 제외).
- 주식(主食)과 부식(副食) 모두 섬유질이 많은 음식이므로 소가 여물을 먹는 것처럼 천천히 오래 씹어야 한다. 그래야만 장내 미생물이 섬유질을 그들의 먹이로 이용할 수 있다. 장내 미생물이 풍부해야 몸이 건강해진다는 것을 잊어서는 안 된다. 따라서 조금 적게 먹더라도 잘 씹어서 먹는 습관을 들여야 한다.
- 음료는 식후 2시간 이후부터 다음 식사 30분 전까지 마신다. 식사를 하는 도중에 음료를 마시면 위장에 부담이 된다. 국물이 많은 음식도 결국 위장병의 원인이 된다.
- 몸이 좋지 않다면 전문가의 조언에 따라 전문 처방(평위산, 인삼양위탕, 산사천마환)을 복용한다.

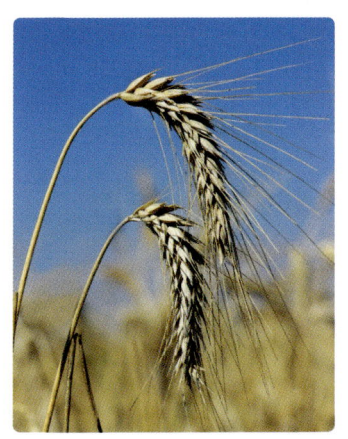

보리 이삭

보리의 적응증

만성피로, 고지혈증, 당뇨병, 소화불량, 설사, 암 예방

소화불량

주식 현미 70%, 까치콩 15%, 보리 15%(좁쌀, 수수, 율무, 메밀 등을 넣어도 좋다.)

부식 섬유질이 많은 채소와 과일, 견과류(예 무, 배추, 무잎, 순무, 깻잎, 마늘, 생강, 당근, 감, 귤껍질, 매실 등)

음료 백출 20g, 진피 10g에 물 1.5L를 붓고 1.5시간 달여서 1L를 취한 후에 하루 동안 음료수 대용으로 마신다.

처방 평위산, 인삼양위탕, 삼출건비탕 296쪽, 비화음 368쪽, 대화중음 308쪽, 정전가미이진탕 312쪽, 반하백출천마탕 384쪽

고지혈증, 당뇨병

주식 현미 70%, 보리 20%, 검은콩 5%, 좁쌀 5%(메밀, 녹두를 넣어도 좋다.)

부식 섬유질이 많은 채소와 과일, 견과류(예 미역, 다시마, 냉이, 고구마, 숙주나물, 시금치, 미나리, 셀러리, 쑥갓, 죽순, 부추, 양파, 당근, 오이, 호박, 가지, 토마토, 사과, 표고, 목이, 블루베리, 브로콜리 등)

음료 구기자 20g, 산사 10g, 단삼 5g에 물 1.5L를 붓고 1.5시간 달여서 1L를 취한 후에 하루 동안 음료수 대용으로 마신다.

처방 산사천마환 304쪽, 이정환 216쪽

배추

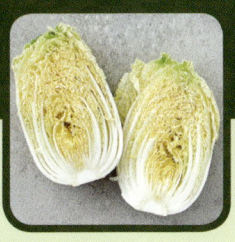

식물 이름 십자화과의 두해살이식물 배추
약용 부위 전초
맛과 성질 맛은 달고 성질은 서늘하다.

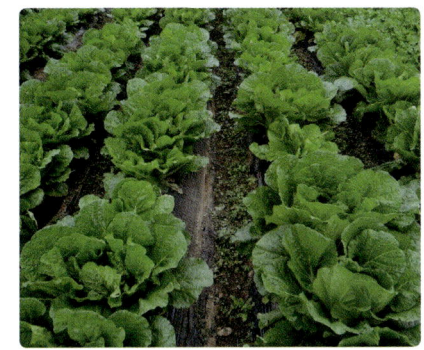
배추 재배지

장위(腸胃)를 잘 통하게 하고 술을 먹고 난 뒤의 갈증을 풀어주며, 음식을 삭이고 기운(氣運)을 내려주며, 장기(瘴氣)를 치료하고 열이 나는 기침을 멎게 하며, 가슴 속의 번열(煩熱)을 없애주고 생선의 비린내를 없애주는데, 양고기와 같이 먹으면 맛이 아주 좋다. 속이 허한 사람이 먹으면 냉병(冷病)이 생기는데, 생강을 써야만 풀어줄 수 있다. 속에 열(熱)이 있는 사람은 늘 먹을 수 있다. [의학입문]

채소 가운데서 배추를 가장 많이 먹는다. 그러나 많이 먹으면 냉병(冷病)이 생기는데, 그것은 생강만이 풀어줄 수 있다. 장위(腸胃)를 잘 통하게 해준다. 국을 끓이거나 김치나 겉절이를 만들어 늘 먹는다. [동의보감]

배추의 효능

- 장위(腸胃)를 통하게 하며 숙식(宿食)을 없앤다.
- 폐열(肺熱)로 인한 기침을 멎게 한다.
- 열(熱)을 풀어 갑갑한 것을 없애준다.

약이처방(藥餌處方)

- 아침 식사와 점심 식사를 규칙적으로 하고, 저녁 식사는 가급적 과일이나 뿌리채소만 먹는다(육체노동자 제외).
- 주식(主食)과 부식(副食) 모두 섬유질이 많은 음식이므로 소가 여물을 먹는 것처럼 천천히 오래 씹어야 한다. 그래야만 장내 미생물이 섬유질을 그들의 먹이로 이용할 수 있다. 장내 미생물이 풍부해야 몸이 건강해진다는 것을 잊어서는 안 된다. 따라서 조금 적게 먹더라도 잘 씹어서 먹는 습관을 들여야 한다.
- 음료는 식후 2시간 이후부터 다음 식사 30분 전까지 마신다. 식사를 하는 도중에 음료를 마시면 위장에 부담이 된다. 국물이 많은 음식도 결국 위장병의 원인이 된다.
- 몸이 좋지 않다면 전문가의 조언에 따라 전문 처방(평위산, 인삼양위탕, 치자시탕)을 복용한다.

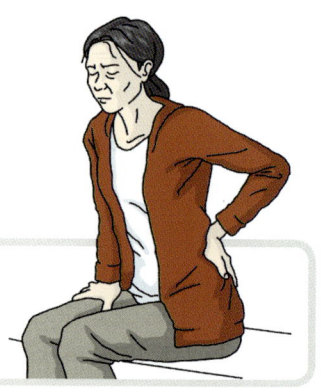

배추의 적응증

번갈(煩渴), 인후염, 편도염, 위염, 위궤양, 기침, 주독(酒毒), 변비, 대장암, 소화불량

소화불량

주식 현미 70%, 까치콩 15%, 보리 15%(좁쌀, 수수, 율무, 메밀 등을 넣어도 좋다.)

부식 섬유질이 많은 채소와 과일, 견과류(예 무, 배추, 무잎, 순무, 깻잎, 마늘, 생강, 계피, 당근, 감, 귤껍질, 매실 등)

음료 백출 20g, 진피 10g, 까치콩 10g에 물 1.5L를 붓고 1.5시간 달여서 1L를 취한 후에 하루 동안 음료수 대용으로 마신다.

처방 평위산, 인삼양위탕, 삼출건비탕 296쪽, 비화음 368쪽, 대화중음 308쪽, 정전가미이진탕 312쪽, 반하백출천마탕 384쪽

번갈

주식 현미 70%, 메주콩 30%

부식 섬유질이 많은 채소와 과일, 견과류(예 배추, 콩나물, 사과, 배, 당근, 미나리, 셀러리 등)

음료 맥문동 20g, 치자 10g, 대나무 잎 10g에 물 1.5L를 붓고 1.5시간 달여서 1L를 취한 후에 하루 동안 음료수 대용으로 마신다.

처방 치자시탕

차즈기

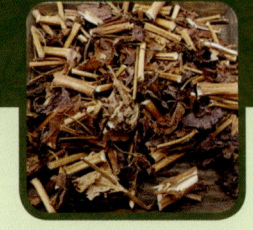

식물 이름 꿀풀과의 한해살이식물 차즈기
약용 부위 잎
맛과 성질 맛은 맵고 성질은 따뜻하다.

기(氣)를 내리고 체한 것을 내려주며, 위장을 통하게 하고 흉격(胸膈)을 넓혀준다. 대장과 소장을 통하게 하는 효능이 가장 빠르다. 게를 먹다 독이 오르면 이것을 달여서 탕액으로 마신다. [의학입문]

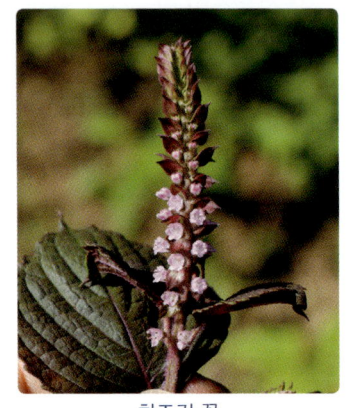

차즈기 꽃

잎의 뒷면이 자줏빛을 띠고 주름이 있으며 냄새가 아주 향기로운 것을 약으로 쓴다. 자줏빛이 나지 않고 향기롭지 못한 것은 들차즈기인데 약으로 쓰지 못한다. 잎의 뒷면과 앞면이 모두 자줏빛인 것이 더욱 좋다. 잎은 날것으로 먹을 수 있고 여러 가지 생선이나 고기와 같이 국을 끓여 먹으면 좋다. [동의보감]

차즈기의 효능

- 기(氣)를 돌게 하여 위(胃)를 편하게 해준다.
- 풍한(風寒)으로 인한 감기와 기침을 하면서 구역질이 나는 것을 치료한다.
- 임신 중의 구토를 멎게 한다.
- 생선과 게에 의한 식중독을 치료한다.

약이처방(藥餌處方)

▶ 아침 식사와 점심 식사를 규칙적으로 하고, 저녁 식사는 가급적 과일이나 뿌리채소만 먹는다(육체노동자 제외).

▶ 주식(主食)과 부식(副食) 모두 섬유질이 많은 음식이므로 소가 여물을 먹는 것처럼 천천히 오래 씹어야 한다. 그래야만 장내

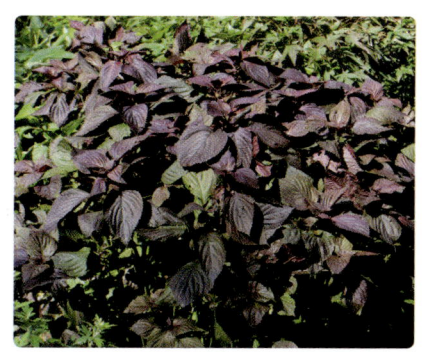
차즈기 지상부

미생물이 섬유질을 그들의 먹이로 이용할 수 있다. 장내 미생물이 풍부해야 몸이 건강해진다는 것을 잊어서는 안 된다. 따라서 조금 적게 먹더라도 잘 씹어서 먹는 습관을 들여야 한다.

▶ 음료는 식후 2시간 이후부터 다음 식사 30분 전까지 마신다. 식사를 하는 도중에 음료를 마시면 위장에 부담이 된다. 국물이 많은 음식도 결국 위장병의 원인이 된다.

▶ 몸이 좋지 않다면 전문가의 조언에 따라 전문 처방(삼소음, 평위산, 인삼양위탕)을 복용한다.

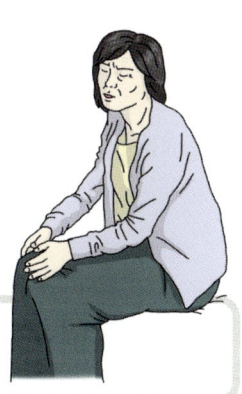

차즈기의 적응증

식중독, 기관지염, 감기, 딸꾹질, 위염, 위궤양, 신경성 소화불량, 유산 예방

기관지염, 감기

주식 현미 70%, 검은콩 20%, 기장 10%

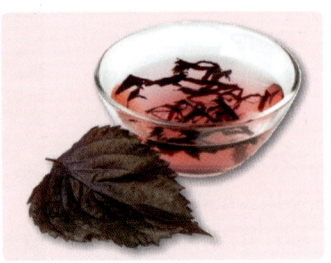

부식 섬유질이 많은 채소와 과일, 견과류(예 무, 배, 갓, 땅콩, 배추, 마늘, 생강, 도라지, 더덕, 수세미오이, 귤껍질, 비파, 대추 등)

음료 생강 20g, 진피 10g, 차즈기 잎 5g에 물 1.5L를 붓고 1.5시간 달여서 1L를 취한 후에 하루 동안 음료수 대용으로 마신다.

처방 삼소음, 생맥산 264쪽

신경성 소화불량

주식 현미 70%, 보리 20%, 좁쌀 10%

부식 섬유질이 많은 채소와 과일, 견과류(예 무, 배추, 무잎, 순무, 깻잎, 당근, 귤껍질, 매실, 사과, 토마토 등)

음료 백출 20g, 진피 10g, 차즈기 잎 5g에 물 1.5L를 붓고 1.5시간 달여서 1L를 취한 후에 하루 동안 음료수 대용으로 마신다.

처방 평위산, 인삼양위탕

배변을 돕는 藥餌

질경이

백자인

햄프시드

질경이

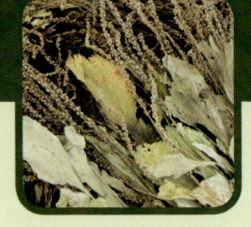

식물 이름 질경이과의 여러해살이식물 질경이
약용 부위 전초
맛과 성질 맛은 달고 성질은 차갑다.

오림(五淋)과 융폐(癃閉)로 소변이 나오지 않는 경우에 통용한다. 뿌리와 잎을 채취하여 짓찧어 즙을 낸 다음 1잔에 꿀 1숟가락을 넣고 타서 먹는다.

[동의보감]

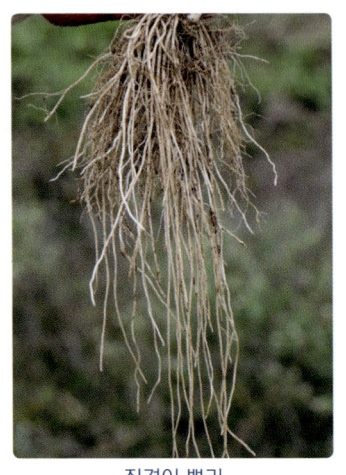

간(肝)을 자양(滋養)한다. 연한 잎을 따서 국을 끓여 먹어도 좋다. 황달을 치료하는 데 잘 듣는다. 짓찧어 즙을 내어 먹는다. [동의보감]

질경이 뿌리

질경이의 효능

- 열(熱)을 내려 소변과 대변을 잘 나오게 한다.
- 서사(暑邪)와 습사(濕邪)로 생긴 설사와 이질을 멎게 한다.
- 담열(痰熱)로 인한 해수(咳嗽)를 치료한다.

약이처방(藥餌處方)

- 아침 식사와 점심 식사를 규칙적으로 하고, 저녁 식사는 가급적 과일이나

뿌리채소만 먹는다(육체 노동자 제외).

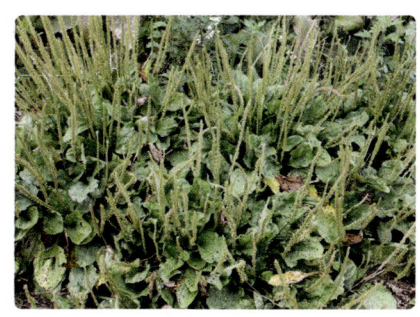
질경이 지상부

▶ 주식(主食)과 부식(副食) 모두 섬유질이 많은 음식이므로 소가 여물을 먹는 것처럼 천천히 오래 씹어야 한다. 그래야만 장내 미생물이 섬유질을 그들의 먹이로 이용할 수 있다. 장내 미생물이 풍부해야 몸이 건강해진다는 것을 잊어서는 안 된다. 따라서 조금 적게 먹더라도 잘 씹어서 먹는 습관을 들여야 한다.

▶ 음료는 식후 2시간 이후부터 다음 식사 30분 전까지 마신다. 식사를 하는 도중에 음료를 마시면 위장에 부담이 된다. 국물이 많은 음식도 결국 위장병의 원인이 된다.

▶ 몸이 좋지 않다면 전문가의 조언에 따라 전문 처방(윤혈음, 연령고본단)을 복용한다.

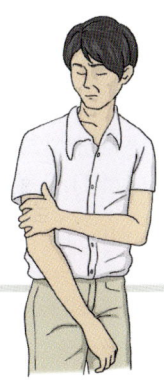

질경이의 적응증

고혈압, 기침, 변비, 신장염, 설사, 요로결석, 전립선질환, 방광염, 요도염

변비

주식 현미 70%, 검은콩 30%

부식 섬유질이 많은 채소와 과일, 견과류(예 질경이, 검은깨, 잣, 호두, 미역, 고구마, 콩나물, 양배추, 배추, 시금치, 아욱, 죽순, 부추, 당근, 호박, 사과, 무화과, 블루베리 등)

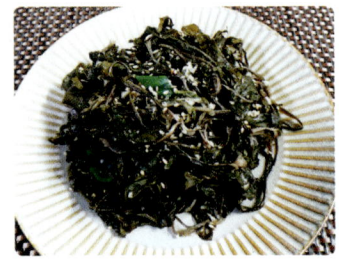

음료 당귀 30g, 우슬 10g에 물 1.5L를 붓고 1.5시간 달여서 1L를 취한 후에 하루 동안 음료수 대용으로 마신다.

처방 윤혈음, 삼출건비탕 296쪽

전립선질환

주식 현미 70%, 검은콩 30%(완두콩과 마를 넣어도 좋다.)

부식 섬유질이 많은 채소와 과일, 견과류(예 토마토, 올리브유, 마늘, 브로콜리, 표고, 질경이, 미역, 다시마, 김, 파래, 아몬드, 땅콩, 잣, 호두, 검은깨 등)

음료 질경이 씨앗 20g, 숙지황 20g에 물 1.5L를 붓고 1.5시간 달여서 1L를 취한 후에 하루 동안 음료수 대용으로 마신다.

처방 연령고본단 248쪽, 쌍보환 392쪽

백자인

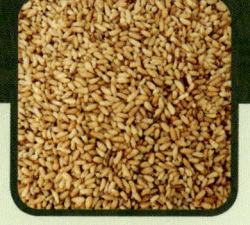

식물 이름 측백나무과의 상록교목 측백나무
약용 부위 씨앗
맛과 성질 맛은 달고 성질은 평(平)하다.

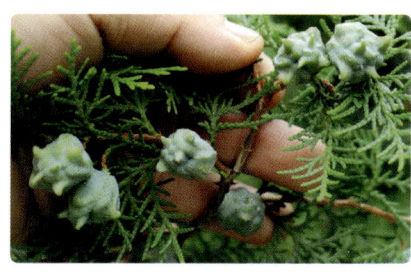
측백나무 열매

신장(腎臟)을 자양(滋養)하고 발기(勃起)시키며 허리가 깊숙하게 아픈 것을 다스린다. 심신(心神)을 길러주고 심혈(心血)을 자윤(滋潤)하며 땀을 멎게 하고 놀란 것을 진정시킨다. 오래 복용하면 살이 윤택해지고 총명해지며 허기지지 않고 수명이 늘어난다. [의학입문]

오장(五臟)을 편안하게 하고 기운을 도우며, 풍증(風證)을 치료하고 피부를 윤택하게 하며, 풍비(風痺)와 습비(濕痺)를 치료하고 허손(虛損)으로 겨우 호흡하는 것을 치료하며, 발기(勃起)가 잘되게 하고 수명을 연장시킨다. [동의보감]

백자인의 효능

- 심기(心氣)를 길러주고 정신을 안정시킨다.
- 허약한 데다 열(熱)이 있어 잠이 오지 않는 것을 치료한다.
- 심계(心悸)와 정충(怔忡), 자면서 나는 식은땀을 치료한다.
- 장(腸)이 건조하여 생긴 변비를 치료한다.

약이처방(藥餌處方)

▶ 아침 식사와 점심 식사를 규칙적으로 하고, 저녁 식사는 가급적 과일이나 뿌리채소만 먹는다(육체노동자 제외).

▶ 주식(主食)과 부식(副食) 모두 섬유질이 많은 음식이므로 소가 여물을 먹는 것처럼 천천히 오래 씹어

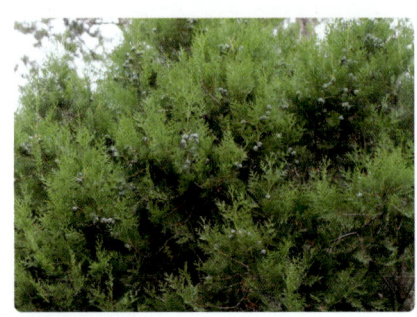

측백나무 나무모양

야 한다. 그래야만 장내 미생물이 섬유질을 그들의 먹이로 이용할 수 있다. 장내 미생물이 풍부해야 몸이 건강해진다는 것을 잊어서는 안 된다. 따라서 조금 적게 먹더라도 잘 씹어서 먹는 습관을 들여야 한다.

▶ 음료는 식후 2시간 이후부터 다음 식사 30분 전까지 마신다. 식사를 하는 도중에 음료를 마시면 위장에 부담이 된다. 국물이 많은 음식도 결국 위장병의 원인이 된다.

▶ 몸이 좋지 않다면 전문가의 조언에 따라 전문 처방(귀비탕)을 복용한다.

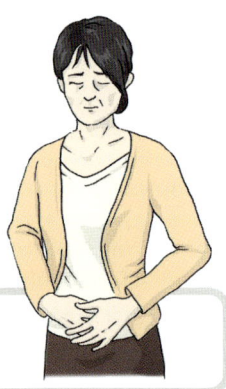

백자인의 적응증

탈모, 불면증, 노안(老眼), 신경쇠약, 건망증, 가슴 두근거림, 잘 놀람, 변비

신경쇠약

주식 현미 70%, 검은콩 20%, 수수 10%

부식 섬유질이 많은 채소와 과일, 견과류(예 미나리, 연꽃 씨앗, 사과, 대추, 용안육, 감자, 시금치, 김, 미역, 호두, 측백나무 씨앗, 오미자 등)

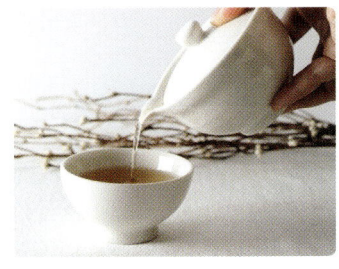

음료 복령 20g, 맥문동 20g에 물 1.5L를 붓고 1.5시간 달여서 1L를 취한 후에 하루 동안 음료수 대용으로 마신다.

처방 귀비탕 320쪽, 이정환 216쪽

불면증

주식 현미 70%, 검은콩 20%, 수수 10%

부식 섬유질이 많은 채소와 과일, 견과류(예 마, 양배추, 미나리, 쑥갓, 죽순, 참나리 뿌리, 연꽃 씨앗, 측백나무 씨앗, 대추, 오디, 블루베리 등)

음료 용안육 20g, 대추 10g, 복령 10g에 물 1.5L를 붓고 1.5시간 달여서 1L를 취한 후에 하루 동안 음료수 대용으로 마신다.

처방 귀비탕 320쪽

햄프시드

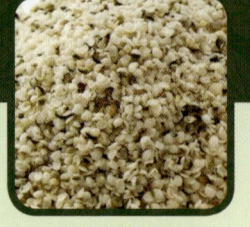

식물 이름 삼과의 한해살이식물 삼
약용 부위 씨앗
맛과 성질 맛은 달고 성질은 평(平)하다.

허로(虛勞)를 보(補)하고 오장(五臟)을 윤택하게 하며 풍기(風氣)를 몰아낸다. 대장에 풍열(風熱)이 맺혀 대변이 잘 나오지 않는 것을 치료하고 소변을 잘 나오게 하여 열림(熱淋)을 낫게 하며, 대소변을 잘 나오게 해준다. 많이 먹지 말아

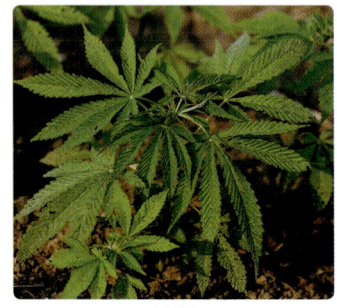

삼 잎

야 하는데, 정기(精氣)를 빠져나가게 하여 양기(陽氣)를 약하게 하기 때문이다. [동의보감]

배고프지 않게 한다. 삼씨 2되, 콩 1되를 고소한 냄새가 나도록 볶아서 가루 낸 다음 꿀로 반죽하여 환을 만들어 하루에 두 번 먹으면 배고프지 않게 해준다. [동의보감]

🌿 햄프시드의 효능

- 장(腸)을 미끄럽게 하여 변을 통하게 한다.
- 진액(津液)이 부족하고 장(腸)이 건조하여 생긴 변비를 치료한다.
- 마른 것을 촉촉하게 하고 소변이 나오지 않는 것을 통하게 한다.
- 풍(風)으로 저린 것, 이질, 월경부조(月經不調), 가렵고 헌 데[疥瘡]에 쓴다.

약이처방(藥餌處方)

▶ 아침 식사와 점심 식사를 규칙적으로 하고, 저녁 식사는 가급적 과일이나 뿌리채소만 먹는다(육체노동자 제외).

▶ 주식(主食)과 부식(副食) 모두 섬유질이 많은 음식이므로 소가 여물을 먹는 것처럼 천천히 오래 씹어야 한다. 그래야만 장내 미생물이 섬유질을 그들의 먹이로 이용할 수 있다. 장내 미생물이 풍부해야 몸이 건강해진다는 것을 잊어서는 안 된다. 따라서 조금 적게 먹더라도 잘 씹어서 먹는 습관을 들여야 한다.

▶ 음료는 식후 2시간 이후부터 다음 식사 30분 전까지 마신다. 식사를 하는 도중에 음료를 마시면 위장에 부담이 된다. 국물이 많은 음식도 결국 위장병의 원인이 된다.

▶ 몸이 좋지 않다면 전문가의 조언에 따라 전문 처방(윤혈음, 산사천마환)을 복용한다.

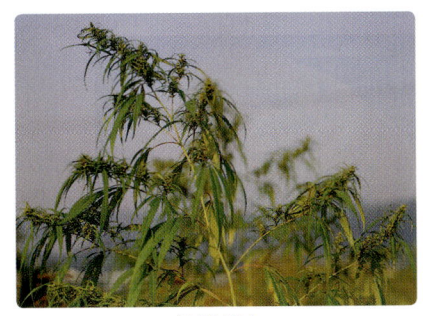
삼 지상부

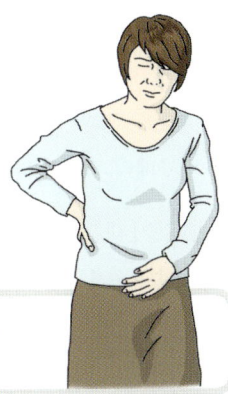

햄프시드의 적응증

탈모, 피부염, 고지혈증, 고혈압, 만성기관지염, 변비, 월경불순

변비

주식 현미 70%, 검은콩 30%

부식 섬유질이 많은 채소와 과일, 견과류(예 검은깨, 햄프시드, 잣, 호두, 미역, 고구마, 콩나물, 양배추, 배추, 시금치, 아욱, 죽순, 부추, 당근, 호박, 질경이, 사과, 무화과, 블루베리 등)

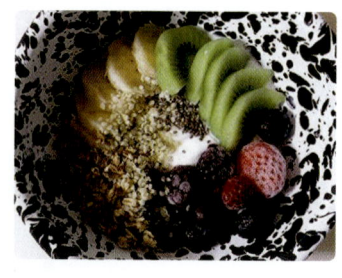

음료 당귀 30g, 우슬 10g에 물 1.5L를 붓고 1.5시간 달여서 1L를 취한 후에 하루 동안 음료수 대용으로 마신다.

처방 윤혈음, 삼출건비탕 296쪽

고지혈증, 고혈압

주식 현미 70%, 보리 20%, 검은콩 5%, 좁쌀 5%(메밀, 녹두를 넣어도 좋다.)

부식 섬유질이 많은 채소와 과일, 견과류(예 햄프시드, 미역, 다시마, 냉이, 고구마, 숙주나물, 시금치, 미나리, 셀러리, 쑥갓, 죽순, 부추, 양파, 당근, 오이, 호박, 가지, 토마토, 사과, 표고, 목이, 블루베리, 브로콜리 등)

음료 구기자 20g, 산사 10g, 단삼 5g에 물 1.5L를 붓고 1.5시간 달여서 1L를 취한 후에 하루 동안 음료수 대용으로 마신다.

처방 산사천마환 304쪽

근육을 이완시키는 藥餌

해동피

모과

수세미오이

해동피

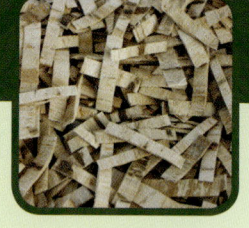

식물 이름 두릅나무과의 낙엽활엽교목 음나무
약용 부위 나무껍질
맛과 성질 맛은 쓰면서 맵고 성질은 평(平)하다.

허리와 무릎, 다리가 저리고 아픈 것을 주치한다. 물에 담가두었다가 눈을 씻으면 군살이나 충혈된 것을 없애준다. 가려움증과 버짐, 충치나 치통에는 달여서 복용하거나 입에 머금는다. 아울러 곽란(霍亂)과 오래된 이질을 치료한다. [의학입문]

해동피의 효능
- 풍습(風濕)을 몰아내고 근육을 펴지게 하며 경락(經絡)을 돌게 한다.
- 풍습(風濕)으로 인해 마비된 것을 치료한다.
- 허리나 다리의 근골(筋骨)이 아픈 것을 치료한다.

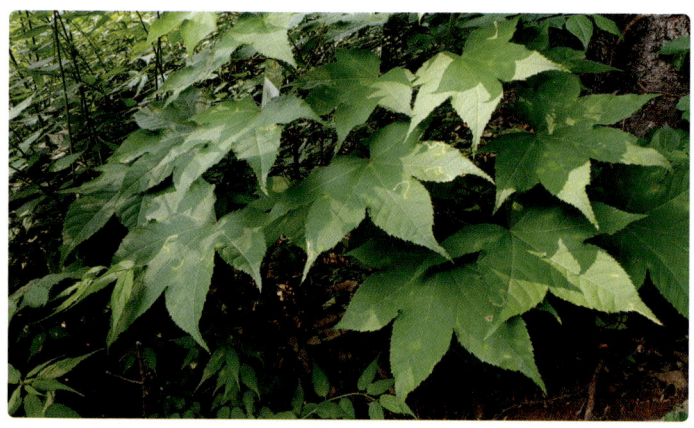

음나무 잎

약이처방(藥餌處方)

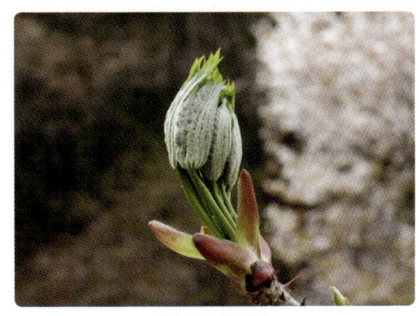

음나무 어린순

- 아침 식사와 점심 식사를 규칙적으로 하고, 저녁 식사는 가급적 과일이나 뿌리채소만 먹는다(육체노동자 제외).
- 주식(主食)과 부식(副食) 모두 섬유질이 많은 음식이므로 소가 여물을 먹는 것처럼 천천히 오래 씹어야 한다. 그래야만 장내 미생물이 섬유질을 그들의 먹이로 이용할 수 있다. 장내 미생물이 풍부해야 몸이 건강해진다는 것을 잊어서는 안 된다. 따라서 조금 적게 먹더라도 잘 씹어서 먹는 습관을 들여야 한다.
- 음료는 식후 2시간 이후부터 다음 식사 30분 전까지 마신다. 식사를 하는 도중에 음료를 마시면 위장에 부담이 된다. 국물이 많은 음식도 결국 위장병의 원인이 된다.
- 몸이 좋지 않다면 전문가의 조언에 따라 전문 처방(갈근탕, 독활기생탕)을 복용한다.

해동피의 적응증

어깨 통증, 오십견, 회전근개 파열, 류머티즘, 뒷목 뻣뻣함, 척주관협착증, 좌골신경통, 관절염

어깨 통증, 오십견

주식 현미 70%, 검은콩 20%, 율무 10%

부식 섬유질이 많은 채소와 과일, 견과류(예 모과, 양배추, 시금치, 브로콜리, 김, 미역, 다시마, 토마토, 상추 등)

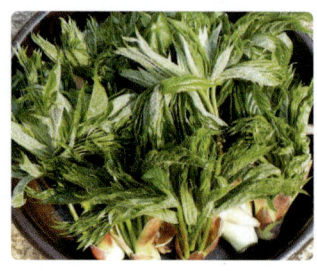

음료 칡뿌리 20g과 음나무 껍질 20g에 물 1.5L를 붓고 1.5시간 달여서 1L를 취한 후에 하루 동안 음료수 대용으로 마신다.

처방 갈근탕

척주관협착증, 좌골신경통

주식 현미 70%, 검은콩 30%(좁쌀, 율무, 작두콩, 밤, 마를 넣어도 좋다.)

부식 섬유질이 많은 채소와 과일, 견과류(예 감자, 양배추, 시금치, 부추, 잣, 표고 등)

음료 모과 20g, 오가피 20g, 음나무 껍질 10g에 물 1.5L를 붓고 1.5시간 달여서 1L를 취한 후에 하루 동안 음료수 대용으로 마신다.

처방 독활기생탕 244쪽, 쌍보환 392쪽

모과

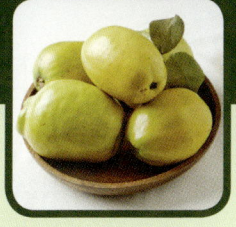

식물 이름 장미과의 낙엽활엽교목 모과나무
약용 부위 열매
맛과 성질 맛은 시고 성질은 따뜻하다.

간(肝)으로 들어가기 때문에 근육을 좋게 하여 근골을 강하게 해준다. 모든 근육병을 다 치료한다. 물에 달여 먹거나 환을 만들어 먹거나 다 좋다.

[동의보감]

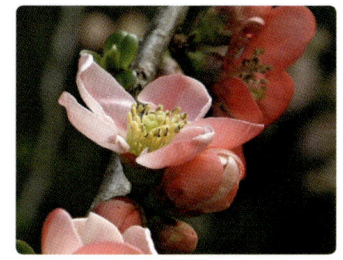

모과나무 꽃

담(痰)을 삭이고 가래침을 멎게 한다. 모과를 달인 물은 담을 치료하고 비위(脾胃)를 보익(補益)해준다. 모과를 푹 쪄서 살만 취하여 채에 걸러서 찌꺼기는 제거하고 여기에 졸인 꿀과 생강즙, 죽력을 적당히 넣고 저어서 달인 다음 매번 큰 숟가락으로 한 숟가락씩 떠서 먹는데 하루에 서너 차례 먹는다. [동의보감]

모과의 효능

▶ 간기(肝氣)를 정상으로 돌려 근육을 펴지게 한다.
▶ 습(濕)으로 인해 저리고 땅기는 것, 허리나 무릎의 관절이 시큰거리고 무거우며 아픈 것을 치료한다.
▶ 위(胃)를 편하게 하여 습기(濕氣)를 운화(運化)시킨다.
▶ 습(濕)으로 인해 토하고 설사하며 근육이 뒤틀리는 것과 각기(脚氣)를 치료한다.

약이처방(藥餌處方)

▶ 아침 식사와 점심 식사를 규칙적으로 하고, 저녁 식사는 가급적 과일이나 뿌리채소만 먹는다(육체노동자 제외).

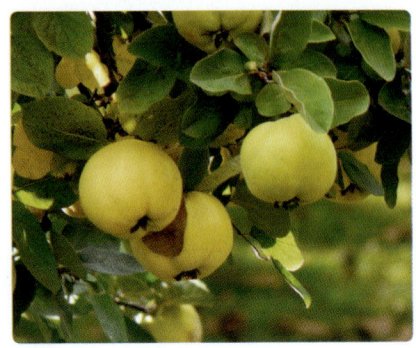
모과나무 열매

▶ 주식(主食)과 부식(副食) 모두 섬유질이 많은 음식이므로 소가 여물을 먹는 것처럼 천천히 오래 씹어야 한다. 그래야만 장내 미생물이 섬유질을 그들의 먹이로 이용할 수 있다. 장내 미생물이 풍부해야 몸이 건강해진다는 것을 잊어서는 안 된다. 따라서 조금 적게 먹더라도 잘 씹어서 먹는 습관을 들여야 한다.

▶ 음료는 식후 2시간 이후부터 다음 식사 30분 전까지 마신다. 식사를 하는 도중에 음료를 마시면 위장에 부담이 된다. 국물이 많은 음식도 결국 위장병의 원인이 된다.

▶ 몸이 좋지 않다면 전문가의 조언에 따라 전문 처방(독활기생탕, 곽향정기산)을 복용한다.

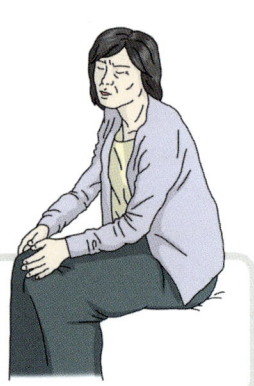

모과의 적응증

복부팽만, 하지관절 부종, 여름철 설사, 장염, 척주관협착증, 좌골신경통, 류머티즘

척주관협착증, 좌골신경통

주식 현미 70%, 검은콩 30%(좁쌀, 율무, 작두콩, 밤, 마를 넣어도 좋다.)

부식 섬유질이 많은 채소와 과일, 견과류(예 감자, 양배추, 시금치, 부추, 잣, 표고 등)

음료 모과 20g, 오가피 20g, 음나무 껍질 10g에 물 1.5L를 붓고 1.5시간 달여서 1L를 취한 후에 하루 동안 음료수 대용으로 마신다.

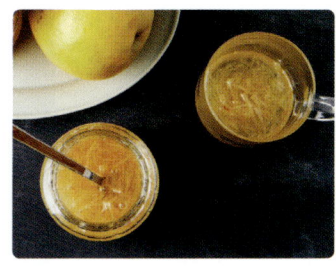

처방 독활기생탕 244쪽, 쌍보환 392쪽

여름철 설사, 장염

주식 현미 70%, 까치콩 20%, 좁쌀 10%

부식 섬유질이 많은 채소와 과일, 견과류(예 매실, 쇠비름, 석류, 도토리 등)

음료 곽향 10g, 진피 10g, 모과 5g에 물 1.5L를 붓고 1.5시간 달여서 1L를 취한 후에 하루 동안 음료수 대용으로 마신다.

처방 곽향정기산

수세미오이

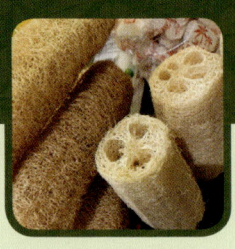

식물 이름 박과의 덩굴성 한해살이식물 수세미오이
약용 부위 열매의 유관속(維管束)
맛과 성질 맛은 달고 성질은 평(平)하다.

수세미오이의 유관속(維管束)은 경락(經絡)을 통하게 하며 피를 돌게 하고 풍(風)을 몰아내며, 저리고 아프며 굳은 것, 가슴과 옆구리가 불러 오르고 아픈 것, 젖이 나오지 않는

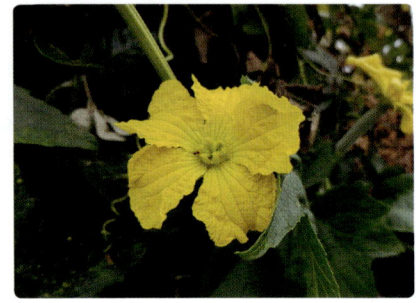

수세미오이 꽃

것에 사용한다. 수세미오이의 잎은 출혈을 멎게 하며 열을 내려 독(毒)을 풀어주고, 담을 삭여 기침을 멎게 해준다. 수세미오이의 씨앗은 열을 내려서 기침과 가래를 치료한다. 수세미오이의 덩굴은 경락(經絡)을 통하게 하며 기침을 멎게 하고 담을 삭여준다.

수세미오이의 효능

- 경락(經絡)을 통하게 하고 피를 돌게 한다.
- 풍(風)을 몰아내고 저리고 아프며 굳은 것을 낫게 한다.
- 열(熱)을 내리고 담(痰)을 삭이며 가래가 끓어 숨이 차고 기침이 나는 것을 치료한다.
- 젖이 나오지 않는 데에 쓴다.

약이처방(藥餌處方)

▶ 아침 식사와 점심 식사를 규칙적으로 하고, 저녁 식사는 가급적 과일이나 뿌리채소만 먹는다(육체노동자 제외).

▶ 주식(主食)과 부식(副食) 모두 섬유질이 많은 음식이므로 소가 여물을 먹는 것처럼 천천히 오래 씹어야 한다. 그래야만 장내

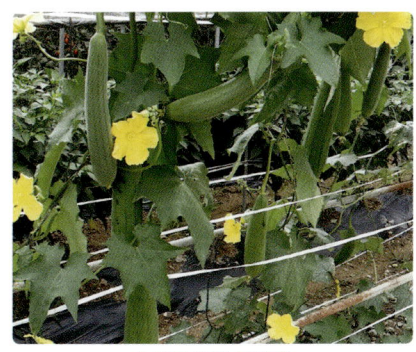
수세미오이 재배지

미생물이 섬유질을 그들의 먹이로 이용할 수 있다. 장내 미생물이 풍부해야 몸이 건강해진다는 것을 잊어서는 안 된다. 따라서 조금 적게 먹더라도 잘 씹어서 먹는 습관을 들여야 한다.

▶ 음료는 식후 2시간 이후부터 다음 식사 30분 전까지 마신다. 식사를 하는 도중에 음료를 마시면 위장에 부담이 된다. 국물이 많은 음식도 결국 위장병의 원인이 된다.

▶ 몸이 좋지 않다면 전문가의 조언에 따라 전문 처방(대방풍탕, 독활기생탕, 육미지황환)을 복용한다.

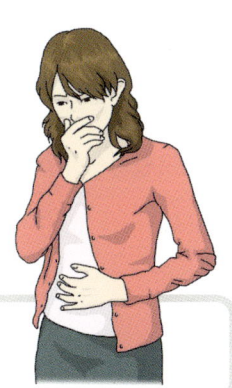

수세미오이의 적응증

신경성 두통, 기관지염, 신경통, 근육통, 관절염, 좌골신경통, 월경불순, 치질

관절염

주식 현미 70%, 검은콩 30%(좁쌀, 율무, 마, 작두콩을 넣어도 좋다.)

부식 섬유질이 많은 채소와 과일, 견과류(예 검은깨, 잣, 호두, 감자, 양배추, 시금치, 부추, 모과, 밤, 표고, 수세미오이 등)

음료 두충 10g, 우슬 10g, 방풍 10g에 물 1.5L를 붓고 1.5시간 달여서 1L를 취한 후에 하루 동안 음료수 대용으로 마신다.

처방 대방풍탕 240쪽, 독활기생탕 244쪽, 육미지황환 336쪽, 쌍보환 392쪽

좌골신경통

주식 현미 70%, 검은콩 30%(좁쌀, 율무, 작두콩, 밤, 마를 넣어도 좋다.)

부식 섬유질이 많은 채소와 과일, 견과류(예 감자, 양배추, 시금치, 부추, 잣, 표고, 수세미오이 등)

음료 모과 20g, 오가피 20g, 음나무 껍질 10g에 물 1.5L를 붓고 1.5시간 달여서 1L를 취한 후에 하루 동안 음료수 대용으로 마신다.

처방 독활기생탕 244쪽, 쌍보환 392쪽

근육을 강화하는 藥餌

마

검은콩

좁쌀

마

식물 이름 마과의 덩굴성 여러해살이식물 참마 또는 마
약용 부위 뿌리
맛과 성질 맛은 달고 성질은 평(平)하다.

비위(脾胃)가 허하고 중기(中氣)가 부족하여 오래도록 설사하는 경우에는 반드시 써야 한다. 폐(肺)의 진액(津液)을 보(補)하고 피모(皮毛)가 건조한 것을 윤택하게 하며, 신(腎)의 양기(陽氣)를 보(補)하

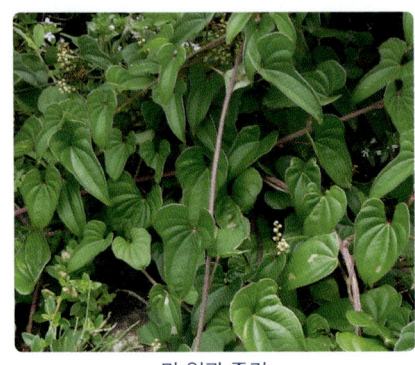
마 잎과 줄기

고 음(陰)을 튼튼하게 하며, 꿈꾸면서 정액이 새어 나가는 것을 막고 허리가 아픈 것을 멎게 한다. [의학입문]

비(脾)를 보(補)하고 힘줄과 뼈를 튼튼하게 하며 머리와 얼굴에 이리저리 뾰루지가 나는 것, 두풍(頭風), 눈이 아찔한 것에 쓴다. 오래 복용하면 얼굴색이 좋아지고 살이 오른다. 병자가 허약하고 여위면 이것을 더 넣어서 쓴다. 생으로 말려서 약에 넣는 것이 좋고, 습기가 있는 생것은 미끄러워서 다만 붓고 멍울이 선 것을 삭일 뿐이므로 약으로는 쓰지 못한다. [동의보감]

마의 효능

- 비기(脾氣)를 보하여 위를 튼튼하게 한다.
- 신기(腎氣)를 보하여 정액이 새는 것을 막아준다.
- 허리와 다리를 튼튼하게 해준다.
- 오래된 설사가 멎지 않는 것을 치료한다.
- 폐(肺)가 허하여 숨을 헐떡이며 기침하는 것을 치료한다.

약이처방(藥餌處方)

- 아침 식사와 점심 식사를 규칙적으로 하고, 저녁 식사는 가급적 과일이나 뿌리채소만 먹는다(육체노동자 제외).
- 주식(主食)과 부식(副食) 모두 섬유질이 많은 음식이므로 소가 여물을 먹는 것처럼 천천히 오래 씹어야 한다. 그래야만 장내 미생물이 섬유질을 그들의 먹이로 이용할 수 있다. 장내 미생물이 풍부해야 몸이 건강해진다는 것을 잊어서는 안 된다. 따라서 조금 적게 먹더라도 잘 씹어서 먹는 습관을 들여야 한다.
- 음료는 식후 2시간 이후부터 다음 식사 30분 전까지 마신다. 식사를 하는 도중에 음료를 마시면 위장에 부담이 된다. 국물이 많은 음식도 결국 위장병의 원인이 된다.
- 몸이 좋지 않다면 전문가의 조언에 따라 전문 처방(대방풍탕, 육미지황환, 삼령백출산)을 복용한다.

마의 적응증

만성기관지염, 근력저하, 만성위염, 만성설사, 묽은 대변, 대하증, 성기능 저하, 조루증

근력저하

주식 현미 70%, 검은콩 15%, 마 15%

부식 섬유질이 많은 채소와 과일, 견과류(예 검은깨, 호두, 잣, 땅콩, 시금치, 마늘 등)

음료 두충 20g, 오가피 20g, 우슬 10g에 물 1.5L를 붓고 1.5시간 달여서 1L를 취한 후에 하루 동안 음료수 대용으로 마신다.

처방 대방풍탕 240쪽, 육미지황환 336쪽

만성설사

주식 현미 70%, 까치콩 10%, 좁쌀 10%, 마 10%(녹두, 수수, 밤을 넣어도 좋다.)

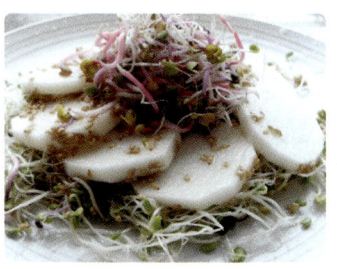

부식 섬유질이 많은 채소와 과일, 견과류(예 마, 숙주나물, 쇠비름, 매실, 석류, 도토리 등)

음료 백출 20g, 진피 10g, 까치콩 10g에 물 1.5L를 붓고 1.5시간 달여서 1L를 취한 후에 하루 동안 음료수 대용으로 마신다.

처방 삼령백출산 292쪽

검은콩

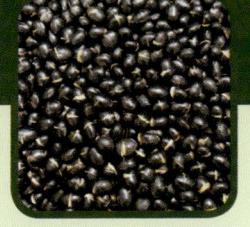

식물 이름 콩과의 한해살이식물 콩
약용 부위 검은색 씨앗
맛과 성질 맛은 달고 성질은 평(平)하다.

어혈(瘀血)을 부수고 오장(五臟)에 뭉친 것을 풀어준다. 속을 조화롭게 하고 기운을 내려주며, 통증을 멎게 하고 막힌 맥을 통하게 한다. 오장(五臟)을 보하고 중초(中焦)와 12경맥의 기능을 도와주며, 중초(中焦)를 고르게 하고 장위(腸胃)를 따뜻하게 해준다. 오랫동안 먹으면 몸무게가 늘어난다. 볶아서 복용하면 저리는 증상, 반신불수, 두풍(頭風), 산후풍을 치료한다. 검은콩은 약에 쓰고, 흰콩은 쓰지 않는다. [동의보감]

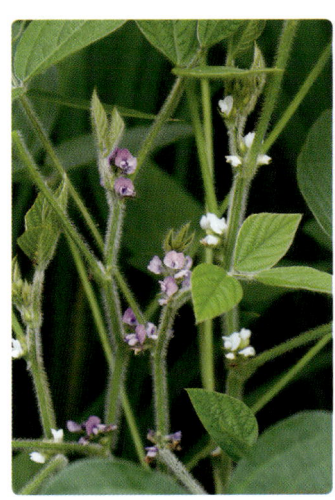

콩 꽃

검은콩의 효능

- 근육이 결리고 관절이 아픈 것을 치료한다.
- 약독(藥毒)을 풀어준다.
- 혈액순환을 촉진한다.
- 종기(腫氣)와 헌데를 치료한다.

약이처방(藥餌處方)

▶ 아침 식사와 점심 식사를 규칙적으로 하고, 저녁 식사는 가급적 과일이나 뿌리채소만 먹는다(육체노동자 제외).

▶ 주식(主食)과 부식(副食) 모두 섬유질이 많은 음식이므로 소가 여물을 먹는 것처럼 천천히 오래 씹어야 한다. 그래야만 장내 미생물이 섬유질을 그들의 먹이로 이용할 수 있다. 장내 미생물이 풍부해야 몸이 건강해진다는 것을 잊어서는 안 된다. 따라서 조금 적게 먹더라도 잘 씹어서 먹는 습관을 들여야 한다.

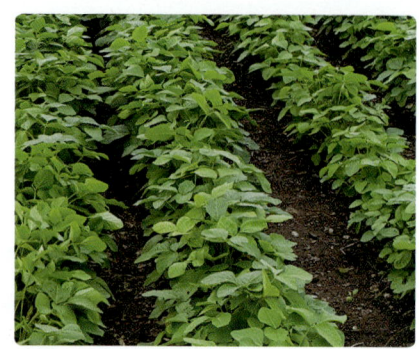

콩 재배지

▶ 음료는 식후 2시간 이후부터 다음 식사 30분 전까지 마신다. 식사를 하는 도중에 음료를 마시면 위장에 부담이 된다. 국물이 많은 음식도 결국 위장병의 원인이 된다.

▶ 몸이 좋지 않다면 전문가의 조언에 따라 전문 처방(연령고본단, 육미지황환, 소요산)을 복용한다.

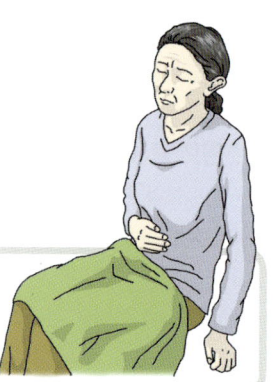

검은콩의 적응증

중풍 후유증, 피부질환, 근육통, 관절통, 골다공증, 허리 통증, 무릎 통증, 갱년기증상

골다공증

주식 현미 70%, 검은콩 30%

부식 섬유질이 많은 채소와 과일, 견과류(예 미역, 콩나물, 브로콜리, 김, 파래, 상추, 케일, 양배추, 표고, 시금치, 콜라비, 들깨, 검은깨 등)

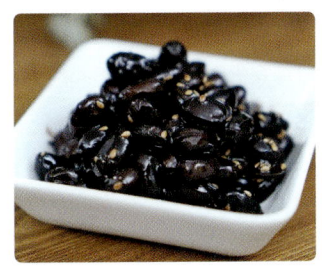

음료 토사자 20g, 숙지황 20g에 물 1.5L를 붓고 1.5시간 달여서 1L를 취한 후에 하루 동안 음료수 대용으로 마신다.

처방 연령고본단 248쪽, 육미지황환 336쪽, 쌍보환 392쪽

갱년기증상

주식 현미 70%, 검은콩 20%, 마 10%(녹두, 수수, 밤을 넣어도 좋다.)

부식 섬유질이 많은 채소와 과일, 견과류(예 검은콩, 메주콩, 콩나물, 참나리 뿌리, 석류, 칡뿌리, 미역, 다시마, 호두, 땅콩, 아마씨, 양배추 등)

음료 맥문동 20g, 참나리 뿌리 10g, 대추 10g에 물 1.5L를 붓고 1.5시간 달여서 1L를 취한 후에 하루 동안 음료수 대용으로 마신다.

처방 소요산 352쪽

좁쌀

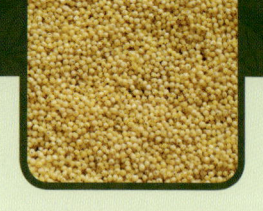

식물 이름 벼과의 한해살이식물 조
약용 부위 씨앗
맛과 성질 맛은 달면서 짜고 성질은 서늘하다.

비위(脾胃)의 허열(虛熱)이나 기운(氣運)이 약한 것, 음식이 소화되지 않는 것을 없애준다. 구토(嘔吐), 반위(反胃)로 탕약도 물도 내려가지 않는 경우에는 좁쌀 가루를 벽오동씨만 하게 환을 지어서는 삶아서 익혀 소금을 약간 넣고 달인 물과 함께 먹으면 속을 편안하게 하고 기운을 더해준다. [의학입문]

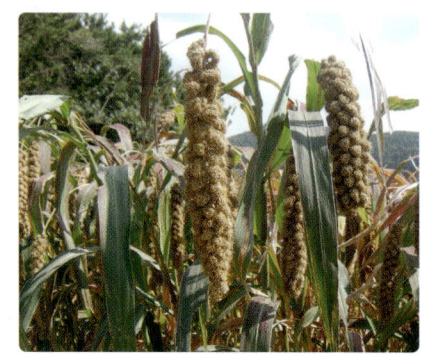

조 이삭

신기(腎氣)를 보양(補陽)하고 비위(脾胃) 속의 열(熱)을 없애주며, 기(氣)를 보(補)하고 소변을 잘 나오게 하며 비위(脾胃)를 돕는다. [동의보감]

좁쌀의 효능
- 위(胃)를 튼튼하게 하고 속을 편안하게 한다.
- 신기(腎氣)를 길러주고 근골(筋骨)을 튼튼하게 한다.
- 열(熱)을 없애주고 독(毒)을 풀어준다.

약이처방(藥餌處方)

▶ 아침 식사와 점심 식사를 규칙적으로 하고, 저녁 식사는 가급적 과일이나 뿌리채소만 먹는다(육체노동자 제외).

▶ 주식(主食)과 부식(副食) 모두 섬유질이 많은 음식이므로 소가 여물을 먹는 것처럼 천천히 오래 씹어야 한다. 그래야만 장내 미생물이 섬유질을 그들의 먹이로 이용할 수 있다. 장내 미생물이 풍부해야 몸이 건강해진다는 것을 잊어서는 안 된다. 따라서 조금 적게 먹더라도 잘 씹어서 먹는 습관을 들여야 한다.

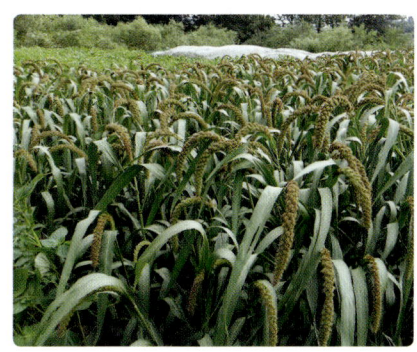

조 재배지

▶ 음료는 식후 2시간 이후부터 다음 식사 30분 전까지 마신다. 식사를 하는 도중에 음료를 마시면 위장에 부담이 된다. 국물이 많은 음식도 결국 위장병의 원인이 된다.

▶ 몸이 좋지 않다면 전문가의 조언에 따라 전문 처방(보중익기탕, 경옥고, 공진단, 연령고본단, 육미지황환)을 복용한다.

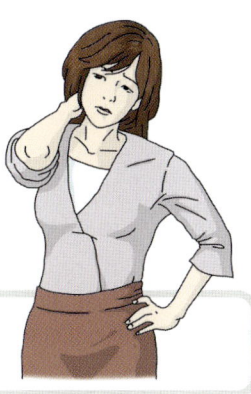

좁쌀의 적응증

고혈압, 구토, 근육통, 식욕부진, 신체허약, 소화불량, 관절통, 골다공증, 비만, 설사

식욕부진, 신체허약

주식 현미 70%, 검은콩 20%, 좁쌀 10%(까치콩과 동부콩을 넣어도 좋다.)

부식 섬유질이 많은 채소와 과일, 견과류(예 미나리, 연꽃 씨앗, 사과, 대추, 용안육, 감자, 시금치, 김, 미역, 호두 등)

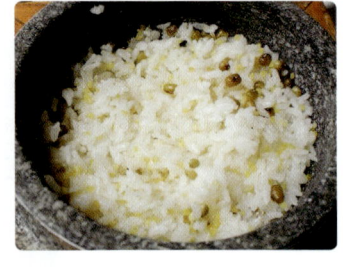

음료 인삼 10g, 황기 15g, 구기자 15g에 물 1.5L를 붓고 1.5시간 달여서 1L를 취한 후에 하루 동안 음료수 대용으로 마신다.

처방 보중익기탕 376쪽, 경옥고 340쪽, 공진단 228쪽, 비화음 368쪽, 삼출건비탕 296쪽

관절통, 골다공증

주식 현미 70%, 검은콩 20%, 좁쌀 10%

부식 섬유질이 많은 채소와 과일, 견과류(예 미역, 콩나물, 브로콜리, 김, 파래, 상추, 케일, 양배추, 표고, 시금치, 콜라비, 들깨, 검은깨 등)

음료 토사자 20g, 숙지황 20g에 물 1.5L를 붓고 1.5시간 달여서 1L를 취한 후에 하루 동안 음료수 대용으로 마신다.

처방 연령고본단 248쪽, 육미지황환 336쪽, 쌍보환 392쪽

뭉친 조직을 풀어주는
藥餌

김

다시마

톳

김

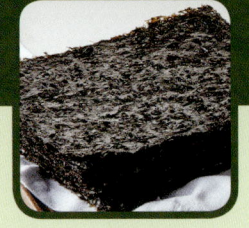

식물 이름 보라털과의 해조(海藻) 김
약용 부위 엽상체(葉狀體)
맛과 성질 맛은 달면서 짜고 성질은 서늘하다.

치질을 치료하고 벌레를 죽이며, 곽란(霍亂)으로 토하고 설사하는 것과 속이 답답한 것을 치료한다. 일명 청태(靑苔)라고 한다. 바다에서 나는데 말려서 먹는다. [동의보감]

김의 효능

- 담(痰)을 삭이고 굳은 것을 연하게 한다.
- 열(熱)을 내려 오줌이 잘 나오게 한다.
- 영류(瘿瘤)와 각기(脚氣), 수종(水腫), 임병(淋病)에 쓴다.

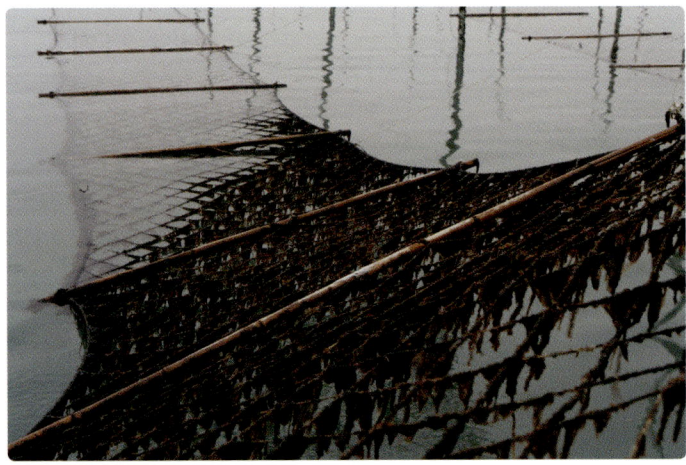

김 양식장

약이처방(藥餌處方)

▶ 아침 식사와 점심 식사를 규칙적으로 하고, 저녁 식사는 가급적 과일이나 뿌리채소만 먹는다(육체노동자 제외).

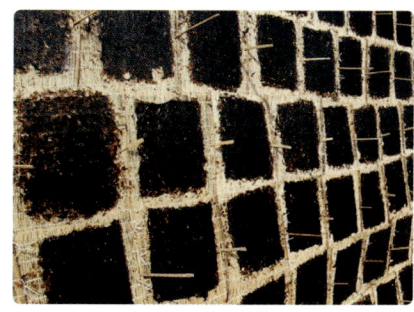
건조 중인 김

▶ 주식(主食)과 부식(副食) 모두 섬유질이 많은 음식이므로 소가 여물을 먹는 것처럼 천천히 오래 씹어야 한다. 그래야만 장내 미생물이 섬유질을 그들의 먹이로 이용할 수 있다. 장내 미생물이 풍부해야 몸이 건강해진다는 것을 잊어서는 안 된다. 따라서 조금 적게 먹더라도 잘 씹어서 먹는 습관을 들여야 한다.

▶ 음료는 식후 2시간 이후부터 다음 식사 30분 전까지 마신다. 식사를 하는 도중에 음료를 마시면 위장에 부담이 된다. 국물이 많은 음식도 결국 위장병의 원인이 된다.

▶ 몸이 좋지 않다면 전문가의 조언에 따라 전문 처방(하고초산, 산사천마환)을 복용한다.

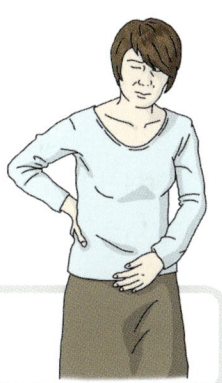

김의 적응증

고혈압, 갑상샘종, 기침, 가래, 만성기관지염, 설사, 방광염, 요도염, 부종, 각기(脚氣)

갑상샘종

주식 현미 70%, 검은콩 30%(귀리, 팥, 보리를 넣어도 좋다.)

부식 섬유질이 많은 채소와 과일, 견과류(예 김, 다시마, 톳, 미역, 양배추, 케일, 감자, 양파 등)

음료 굴 껍데기 30g, 꿀풀 10g에 물 1.5L를 붓고 1.5시간 달여서 1L를 취한 후에 하루 동안 음료수 대용으로 마신다.

처방 하고초산

고혈압

주식 현미 70%, 보리 20%, 검은콩 5%, 좁쌀 5%(메밀, 녹두를 넣어도 좋다.)

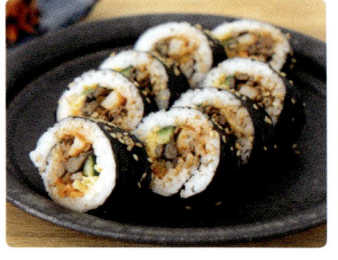

부식 섬유질이 많은 채소와 과일, 견과류(예 김, 미역, 다시마, 냉이, 고구마, 숙주나물, 시금치, 미나리, 셀러리, 쑥갓, 죽순, 부추, 양파, 당근, 오이, 호박, 가지, 토마토, 사과, 표고, 목이, 블루베리, 브로콜리 등)

음료 구기자 20g, 산사 10g, 단삼 5g에 물 1.5L를 붓고 1.5시간 달여서 1L를 취한 후에 하루 동안 음료수 대용으로 마신다.

처방 산사천마환 304쪽

다시마

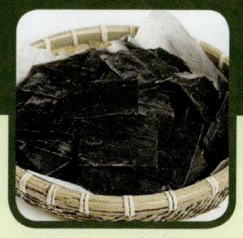

식물 이름 다시마과의 해조(海藻) 다시마
약용 부위 엽상체(葉狀體)
맛과 성질 맛은 짜고 성질은 차갑다.

12가지 수종(水腫)으로 부은 것을 주치하고 수도(水道)를 잘 통하도록 하며, 영류(瘿瘤), 기운이 뭉친 것, 창루(瘡瘻)가 단단해진 것을 풀 때 가장 신묘한 효과를 보이는데, '짠맛은 단단한 것을 무르게 한다'는 이치인 것이다. [의학입문]

다시마의 효능

- 굳은 것을 연하게 하고 맺힌 것을 흩어준다.
- 가래를 삭이며 수기(水氣)를 돌려준다.
- 영류(瘿瘤)와 나력(瘰癧), 고환이 붓는 것을 치료한다.

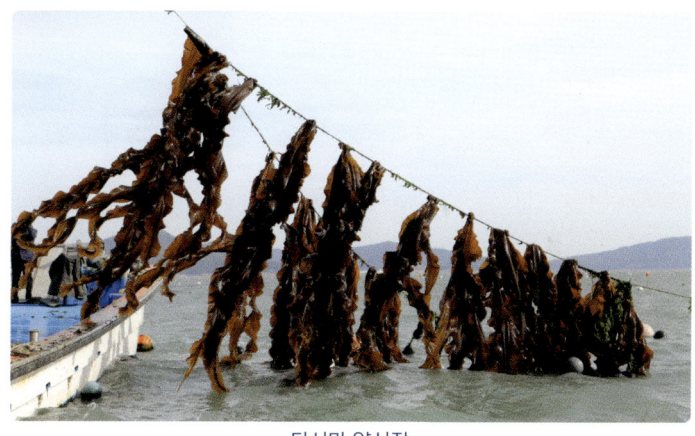

다시마 양식장

약이처방(藥餌處方)

- 아침 식사와 점심 식사를 규칙적으로 하고, 저녁 식사는 가급적 과일이나 뿌리채소만 먹는다(육체노동자 제외).
- 주식(主食)과 부식(副食) 모두 섬유질이 많은 음식이므로 소가 여물을 먹는 것처럼 천천히 오래 씹어

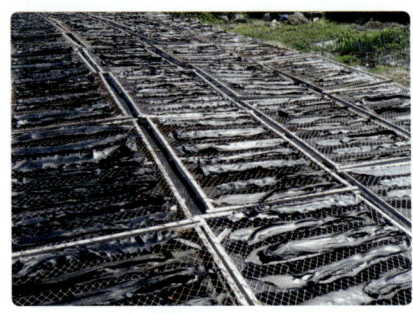

건조 중인 다시마

야 한다. 그래야만 장내 미생물이 섬유질을 그들의 먹이로 이용할 수 있다. 장내 미생물이 풍부해야 몸이 건강해진다는 것을 잊어서는 안 된다. 따라서 조금 적게 먹더라도 잘 씹어서 먹는 습관을 들여야 한다.
- 음료는 식후 2시간 이후부터 다음 식사 30분 전까지 마신다. 식사를 하는 도중에 음료를 마시면 위장에 부담이 된다. 국물이 많은 음식도 결국 위장병의 원인이 된다.
- 몸이 좋지 않다면 전문가의 조언에 따라 전문 처방(보중익기탕, 산사천마환)을 복용한다.

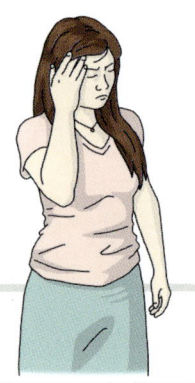

다시마의 적응증

갑상샘종, 기침, 가래, 고지혈증, 고혈압, 변비, 림프샘결핵, 방광염, 요도염, 각기(脚氣)

방광염, 요도염

주식 현미 70%, 검은콩 20%, 녹두 10%

부식 섬유질이 많은 채소와 과일, 견과류(예 별꽃나물, 민들레, 질경이, 김, 다시마, 톳, 숙주나물, 셀러리, 아욱, 쇠비름, 연근, 옥수수염, 버섯류, 늙은 호박, 토마토 등)

음료 질경이 씨앗 30g, 치자 10g, 복령 10g에 물 1.5L를 붓고 1.5시간 달여서 1L를 취한 후에 하루 동안 음료수 대용으로 마신다.

처방 보중익기탕 376쪽

고혈압

주식 현미 70%, 보리 20%, 검은콩 5%, 좁쌀 5%(메밀, 녹두를 넣어도 좋다.)

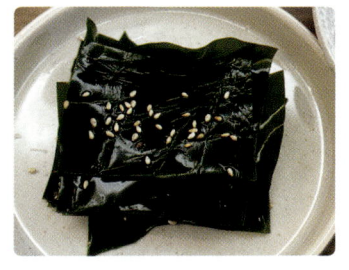

부식 섬유질이 많은 채소와 과일, 견과류(예 미역, 다시마, 냉이, 고구마, 숙주나물, 시금치, 미나리, 셀러리, 쑥갓, 죽순, 부추, 양파, 당근, 오이, 호박, 가지, 토마토, 사과, 표고, 목이, 블루베리, 브로콜리 등)

음료 구기자 20g, 산사 10g, 단삼 5g에 물 1.5L를 붓고 1.5시간 달여서 1L를 취한 후에 하루 동안 음료수 대용으로 마신다.

처방 산사천마환 304쪽

톳

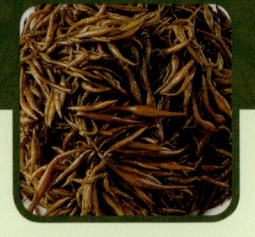

식물 이름 모자반과의 해조(海藻) 톳
약용 부위 전초
맛과 성질 맛은 짜고 성질은 차갑다.

소변이 막히고 맺힌 것을 잘 통하게 하고, 12가지 수종(水腫)으로 부은 것을 내리며, 숨결이 빠르고 급하며 그득한 것, 각기(脚氣), 분돈기(奔豚氣), 배 속 위아래에서 소리가 나는 것, 징가(癥瘕), 단

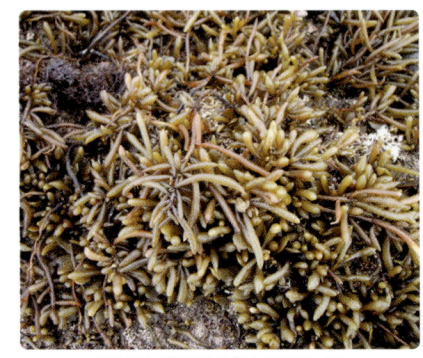

바닷가 바위에 붙어 자라는 톳

단하게 기운이 뭉친 것, 산기(疝氣)로 아픈 것, 멍울이 붓는 것에 쓴다. [의학입문]

산증(疝證)이나 퇴산(㿉疝)으로 멍울이 생기면서 붓는 것을 치료한다. 늘 먹으면 남자의 퇴산을 가라앉혀 준다. 다른 약에 넣어 먹어도 좋다. [동의보감]

톳의 효능

- 굳은 것을 연하게 하여 맺힌 것을 흩어준다.
- 가래를 삭이고 수기(水氣)를 돌려준다.
- 영류(癭瘤)와 나력(瘰癧), 고환이 붓는 것을 치료한다.

약이처방(藥餌處方)

▶ 아침 식사와 점심 식사를 규칙적으로 하고, 저녁 식사는 가급적 과일이나 뿌리채소만 먹는다(육체노동자 제외).

▶ 주식(主食)과 부식(副食) 모두 섬유질이 많은 음식이므로 소가 여물을 먹는 것처럼 천천히 오래 씹어야 한다. 그래야만 장내 미생물이 섬유질을 그들의 먹이로 이용할 수 있다. 장내 미생물이 풍부해야 몸이 건강해진다는 것을 잊어서는 안 된다. 따라서 조금 적게 먹더라도 잘 씹어서 먹는 습관을 들여야 한다.

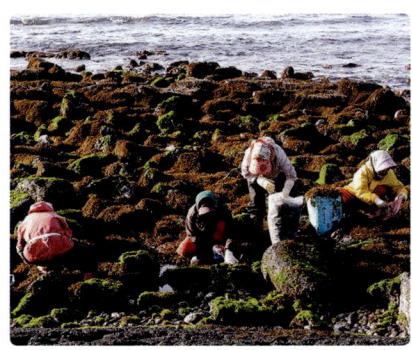
톳 채취하는 모습

▶ 음료는 식후 2시간 이후부터 다음 식사 30분 전까지 마신다. 식사를 하는 도중에 음료를 마시면 위장에 부담이 된다. 국물이 많은 음식도 결국 위장병의 원인이 된다.

▶ 몸이 좋지 않다면 전문가의 조언에 따라 전문 처방(보중익기탕, 산사천마환)을 복용한다.

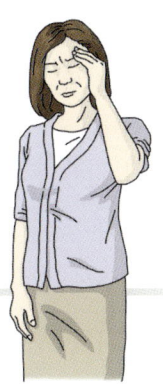

톳의 적응증

고지혈증, 갑상샘종, 고혈압, 림프샘결핵, 방광염, 요도염, 각기(脚氣), 변비

방광염, 요도염

주식 현미 70%, 검은콩 20%, 녹두 10%

부식 섬유질이 많은 채소와 과일, 견과류(예 별꽃나물, 민들레, 질경이, 김, 다시마, 톳, 숙주나물, 셀러리, 아욱, 쇠비름, 연근, 옥수수염, 버섯류, 늙은 호박, 토마토 등)

음료 질경이 씨앗 30g, 치자 10g, 복령 10g에 물 1.5L를 붓고 1.5시간 달여서 1L를 취한 후에 하루 동안 음료수 대용으로 마신다.

처방 보중익기탕 376쪽

고혈압

주식 현미 70%, 보리 20%, 검은콩 5%, 좁쌀 5%(메밀, 녹두를 넣어도 좋다.)

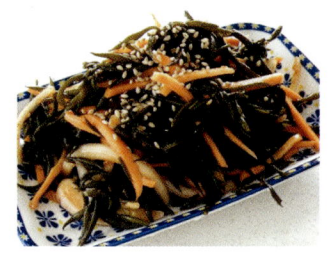

부식 섬유질이 많은 채소와 과일, 견과류(예 미역, 다시마, 톳, 냉이, 고구마, 숙주나물, 시금치, 미나리, 셀러리, 쑥갓, 죽순, 부추, 양파, 당근, 오이, 호박, 가지, 토마토, 사과, 표고, 목이, 블루베리, 브로콜리 등)

음료 구기자 20g, 산사 10g, 단삼 5g에 물 1.5L를 붓고 1.5시간 달여서 1L를 취한 후에 하루 동안 음료수 대용으로 마신다.

처방 산사천마환 304쪽

조직을 단단하게 하는
藥餌

오미자

매실

도토리

오미자

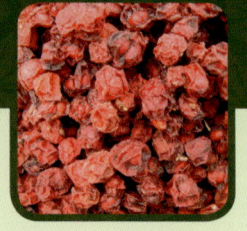

식물 이름 목련과의 낙엽활엽 덩굴나무 오미자
약용 부위 열매
맛과 성질 맛은 시면서 달고 성질은 따뜻하다.

음정(陰精)을 튼튼하게 하고 보하며, 힘줄과 뼈를 튼튼하게 하고, 폐기(肺氣)가 소모되어 흩어지는 것을 수렴시키니 화수(火嗽)와 열수(熱嗽)에는 반드시 쓰인다. 폐한(肺寒)으로 기침하거나 숨이 찬 것, 천식과 기침을 주치한다. [의학입문]

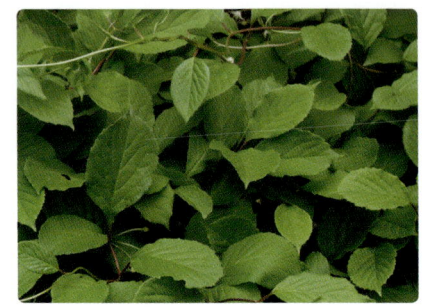

오미자 잎

허로(虛勞)로 몹시 여윈 것을 보(補)하며 눈을 밝게 하고, 신장(腎臟)을 따뜻하게 하여 음기(陰氣)를 세게 하며, 남자의 정(精)을 돕고 음경을 커지게 하며, 소갈증(消渴證)을 멎게 하고 번열(煩熱)을 없애준다. 약으로 생것을 볕에 말려 씨를 발라내지 않고 쓴다. [동의보감]

🌿 오미자의 효능

- 수렴(收斂)하여 견고(堅固)하게 막아준다.
- 기(氣)를 더해주고 진액(津液)을 생기게 한다.
- 신기(腎氣)를 보(補)하여 마음을 편안하게 해준다.

약이처방(藥餌處方)

▶ 아침 식사와 점심 식사를 규칙적으로 하고, 저녁 식사는 가급적 과일이나 뿌리채소만 먹는다(육체노동자 제외).

▶ 주식(主食)과 부식(副食) 모두 섬유질이 많은 음식이므로 소가 여물을 먹는 것처럼 천천히 오래 씹어야 한다. 그래야만 장내 미생물이 섬유질을 그들의 먹이로 이용할 수 있다. 장내 미생물이 풍부해야 몸이 건강해진다는 것을 잊어서는 안 된다. 따라서 조금 적게 먹더라도 잘 씹어서 먹는 습관을 들여야 한다.

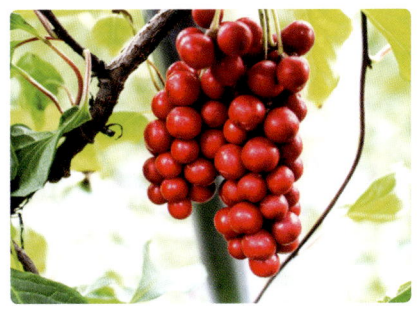

오미자 열매

▶ 음료는 식후 2시간 이후부터 다음 식사 30분 전까지 마신다. 식사를 하는 도중에 음료를 마시면 위장에 부담이 된다. 국물이 많은 음식도 결국 위장병의 원인이 된다.

▶ 몸이 좋지 않다면 전문가의 조언에 따라 전문 처방(육미지황환, 소자강기탕, 연령고본단)을 복용한다.

오미자의 적응증

기억력 감퇴, 신경쇠약, 불면증, 만성기침, 만성피로, 갈증, 당뇨병, 설사, 요실금, 대하증

만성기침

주식 현미 70%, 검은콩 20%, 마 10%(기장을 넣어도 좋다.)

부식 섬유질이 많은 채소와 과일, 견과류(예 무, 배, 갓, 땅콩, 배추, 마늘, 생강, 도라지, 더덕, 수세미오이, 귤껍질, 비파, 대추 등)

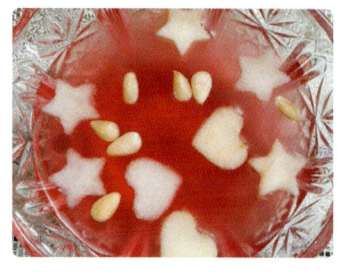

음료 호두 10g, 은행 5g, 오미자 5g에 물 1.5L를 붓고 1.5시간 달여서 1L를 취한 후에 하루 동안 음료수 대용으로 마신다.

처방 육미지황환 336쪽, 소자강기탕 328쪽

요실금

주식 현미 70%, 검은콩 30%(연꽃 씨앗과 마를 넣으면 좋다.)

부식 섬유질이 많은 채소와 과일, 견과류(예 브로콜리, 사과, 버섯, 당근, 은행, 쑥, 호두 등)

음료 두충 20g, 산수유 10g, 오미자 5g에 물 1.5L를 붓고 1.5시간 달여서 1L를 취한 후에 하루 동안 음료수 대용으로 마신다.

처방 연령고본단 248쪽, 쌍보환 392쪽

매실

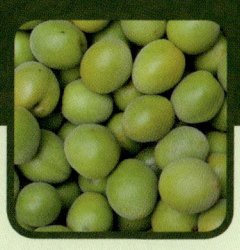

식물 이름 장미과의 낙엽활엽교목 매실나무
약용 부위 미성숙한 열매
맛과 성질 맛은 시면서 떫고 성질은 따뜻하다.

갈증을 멎게 하고 횡격막의 상부에 열이 나게 한다. 음력 5월에 노랗게 된 매실을 따서 불에 쬐어 말린 다음 오매(烏梅)를 만든다. 또한 소금에 절여서 백매(白梅)를 만든다. 또는 연기에 그을리면 오매가 되고, 볕에 말려 밀폐된 그릇에 담아두

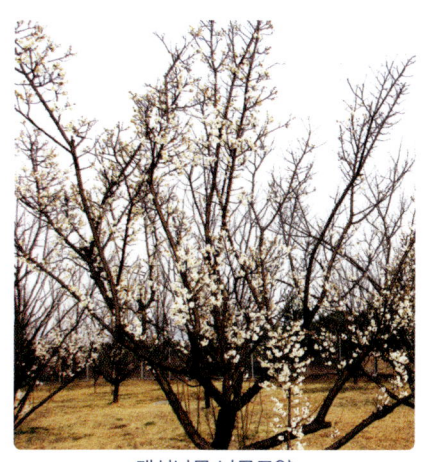
매실나무 나무모양

면 백매가 된다. 이것을 쓸 때는 반드시 씨를 제거하고 약간 볶아서 쓴다. 날것은 시어서 치아와 뼈를 상하게 하고 허열(虛熱)을 나게 하므로 많이 먹어서는 안 된다. [동의보감]

매실의 효능

▶ 폐기(肺氣)를 수렴(收斂)하여 오래된 기침을 멎게 한다.
▶ 장(腸)을 수렴하여 오래된 설사를 멎게 한다.
▶ 진액(津液)을 생성하여 허열(虛熱)과 소갈(消渴)을 멎게 한다.

약이처방(藥餌處方)

- 아침 식사와 점심 식사를 규칙적으로 하고, 저녁 식사는 가급적 과일이나 뿌리채소만 먹는다(육체노동자 제외).
- 주식(主食)과 부식(副食) 모두 섬유질이 많은 음식이므로 소가 여물을 먹는 것처럼 천천히 오래 씹어야 한다. 그래야만 장내 미생물이 섬유질을 그들의 먹이로 이용할 수 있다. 장내 미생물이 풍부해야 몸이 건강해진다는 것을 잊어서는 안 된다. 따라서 조금 적게 먹더라도 잘 씹어서 먹는 습관을 들여야 한다.
- 음료는 식후 2시간 이후부터 다음 식사 30분 전까지 마신다. 식사를 하는 도중에 음료를 마시면 위장에 부담이 된다. 국물이 많은 음식도 결국 위장병의 원인이 된다.
- 몸이 좋지 않다면 전문가의 조언에 따라 전문 처방(삼령백출산, 평위산, 인삼양위탕)을 복용한다.

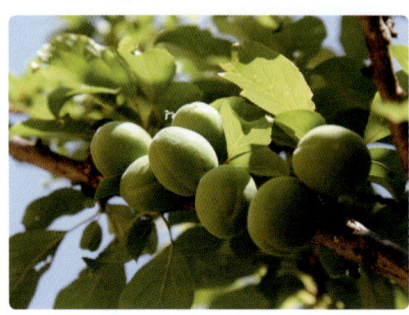

매실나무 열매

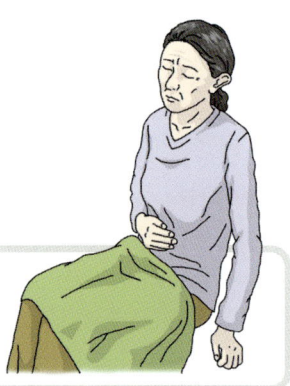

매실의 적응증

만성기침, 갈증, 식욕부진, 매핵기(梅核氣), 만성 소화불량, 설사, 만성장염

설사, 만성장염

주식 현미 70%, 까치콩 10%, 좁쌀 10%, 마 10%(녹두, 수수, 밤을 넣어도 좋다.)

부식 섬유질이 많은 채소와 과일, 견과류(예 숙주나물, 쇠비름, 매실, 석류, 도토리 등)

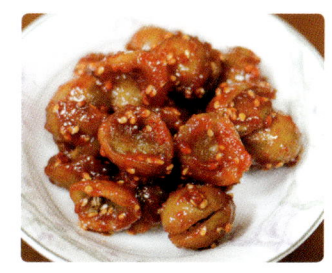

음료 백출 20g, 진피 10g, 까치콩 10g에 물 1.5L를 붓고 1.5시간 달여서 1L를 취한 후에 하루 동안 음료수 대용으로 마신다.

처방 삼령백출산 292쪽

만성 소화불량

주식 현미 70%, 까치콩 15%, 보리 15%(좁쌀, 수수, 율무, 메밀 등을 넣어도 좋다.)

부식 섬유질이 많은 채소와 과일, 견과류(예 무, 배추, 무잎, 순무, 깻잎, 마늘, 생강, 계피, 당근, 감, 귤껍질, 매실 등)

음료 백출 20g, 진피 10g에 물 1.5L를 붓고 1.5시간 달여서 1L를 취한 후에 하루 동안 음료수 대용으로 마신다.

처방 평위산, 인삼양위탕, 삼출건비탕 296쪽, 비화음 368쪽, 대화중음 308쪽, 정전가미이진탕 312쪽, 반하백출천마탕 384쪽

도토리

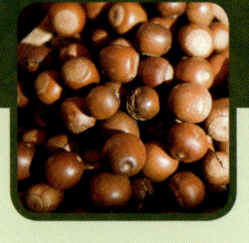

식물 이름 참나무과의 낙엽활엽교목 상수리나무
약용 부위 열매
맛과 성질 맛은 달면서 쓰고 떫다. 성질은 약간 따뜻하다.

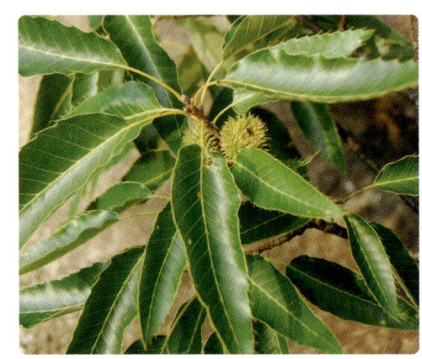
상수리나무 잎

설사와 이질(痢疾)을 멎게 하고 장위(腸胃)를 튼튼하게 하며, 몸에 살이 오르게 하고 건강하게 한다. 장(腸)을 껄끄럽게 하여 설사를 멎게 하고 허기를 때우기 위해 흉년에 먹는다. 아무 때나 껍질과 열매를 함께 채취하여 약으로 쓰는데, 어느 것이나 다 볶아서 쓴다.

[동의보감]

장(腸)을 두껍게 하고 장을 수렴해준다. 가루 내어 미음에 타서 먹거나 환을 만들어 먹거나 다 좋다. [동의보감]

도토리의 효능

- ▶ 장(腸)을 수렴(收斂)시켜 설사를 멎게 한다.
- ▶ 탈항(脫肛)과 치질로 인한 출혈을 막는다.

약이처방(藥餌處方)

▶ 아침 식사와 점심 식사를 규칙적으로 하고, 저녁 식사는 가급적 과일이나 뿌리채소만 먹는다(육체노동자 제외).

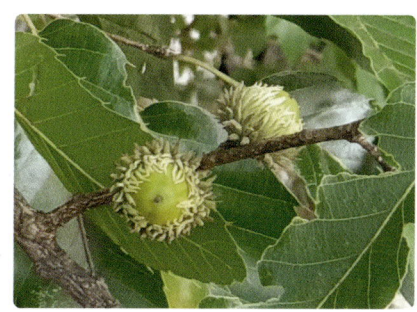

상수리나무 열매

▶ 주식(主食)과 부식(副食) 모두 섬유질이 많은 음식이므로 소가 여물을 먹는 것처럼 천천히 오래 씹어야 한다. 그래야만 장내 미생물이 섬유질을 그들의 먹이로 이용할 수 있다. 장내 미생물이 풍부해야 몸이 건강해진다는 것을 잊어서는 안 된다. 따라서 조금 적게 먹더라도 잘 씹어서 먹는 습관을 들여야 한다.

▶ 음료는 식후 2시간 이후부터 다음 식사 30분 전까지 마신다. 식사를 하는 도중에 음료를 마시면 위장에 부담이 된다. 국물이 많은 음식도 결국 위장병의 원인이 된다.

▶ 몸이 좋지 않다면 전문가의 조언에 따라 전문 처방(삼령백출산, 보중익기탕)을 복용한다.

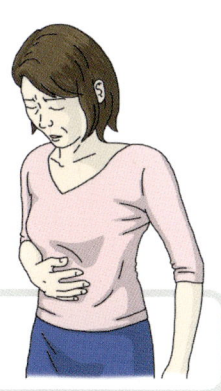

도토리의 적응증

변혈(便血), 유선염, 치질, 설사, 탈항(脫肛), 소아 탈장

설사

주식 현미 70%, 까치콩 10%, 좁쌀 10%, 마 10%(녹두, 수수, 밤을 넣어도 좋다.)

부식 섬유질이 많은 채소와 과일, 견과류(예 숙주나물, 쇠비름, 매실, 석류, 도토리 등)

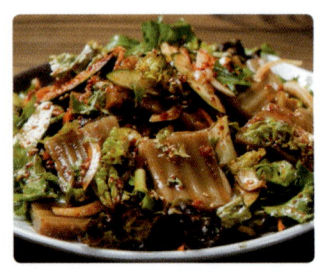

음료 백출 20g, 진피 10g, 까치콩 10g에 물 1.5L를 붓고 1.5시간 달여서 1L를 취한 후에 하루 동안 음료수 대용으로 마신다.

처방 삼령백출산 292쪽

치질

주식 현미 70%, 검은콩 20%, 보리 10%

부식 섬유질이 많은 채소와 과일, 견과류(예 시금치, 양배추, 쇠비름, 원추리, 부추, 도토리, 다시마, 김, 미역, 브로콜리, 사과 등)

음료 황기 20g, 인삼 10g, 백출 10g에 물 1.5L를 붓고 1.5시간 달여서 1L를 취한 후에 하루 동안 음료수 대용으로 마신다.

처방 보중익기탕 376쪽

염증을 치료하는 藥餌

민들레

치자

쇠비름

민들레

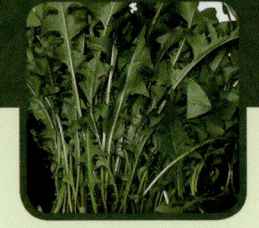

식물 이름 국화과의 여러해살이식물 민들레
약용 부위 전초
맛과 성질 맛은 쓰면서 달고 성질은 차갑다.

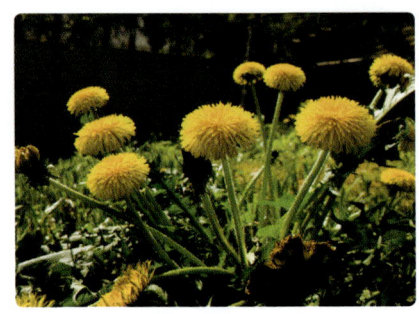
민들레 지상부

포공(蒲公)이 이 풀을 써서 종기를 치료하는 데 효험을 보았다 하여 포공영이라고 한다. 독은 없다. 여자가 유옹(乳癰)으로 붓고 아픈 것, 혹은 산후에 젖이 나오지 않고 젖이 쌓여서 악창(惡瘡)이 되는 것을 주치하는데, 모두 물에 넣고 달여 마시고 겉에도 싸매어 주면 바로 삭는다. 또한 팔다리가 나무에 부딪히면서 나쁜 것에 찔린 데에 뿌리줄기를 채취해서 즙을 내어 자주 바르면 바로 차도가 있다. [의학입문]

열독(熱毒)을 없애주고 악창(惡瘡)을 삭이며, 멍울을 풀어주고 식중독을 풀어주며 기(氣)의 흐름이 막힌 것을 없애는 데 아주 좋은 효과를 나타낸다. [동의보감]

🌿 민들레의 효능

▶ 열독(熱毒)을 풀어 창종(瘡腫)을 치료한다.
▶ 소변이 잘 나오지 않는 것을 통하게 한다.

- 폐옹(肺癰)과 인통(咽痛)을 치료한다.
- 습열(濕熱)로 인한 황달을 치료한다.

약이처방(藥餌處方)

- 아침 식사와 점심 식사를 규칙적으로 하고, 저녁 식사는 가급적 과일이나 뿌리채소만 먹는다(육체노동자 제외).

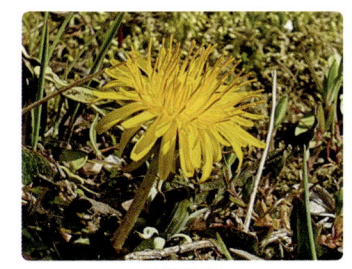

민들레 꽃

- 주식(主食)과 부식(副食) 모두 섬유질이 많은 음식이므로 소가 여물을 먹는 것처럼 천천히 오래 씹어야 한다. 그래야만 장내 미생물이 섬유질을 그들의 먹이로 이용할 수 있다. 장내 미생물이 풍부해야 몸이 건강해진다는 것을 잊어서는 안 된다. 따라서 조금 적게 먹더라도 잘 씹어서 먹는 습관을 들여야 한다.
- 음료는 식후 2시간 이후부터 다음 식사 30분 전까지 마신다. 식사를 하는 도중에 음료를 마시면 위장에 부담이 된다. 국물이 많은 음식도 결국 위장병의 원인이 된다.
- 몸이 좋지 않다면 전문가의 조언에 따라 전문 처방(보중익기탕, 감길탕, 필용방감길탕)을 복용한다.

민들레의 적응증

종기, 피부염, 림프샘염, 편도염, 인후염, 기관지염, 폐암, 간염, 유선염, 유행성 독감, 방광염

방광염

주식 현미 70%, 검은콩 20%, 녹두 10%

부식 섬유질이 많은 채소와 과일, 견과류(예 별꽃나물, 민들레, 질경이, 김, 다시마, 톳, 숙주나물, 셀러리, 아욱, 쇠비름, 연근, 옥수수염, 버섯류, 늙은 호박, 토마토 등)

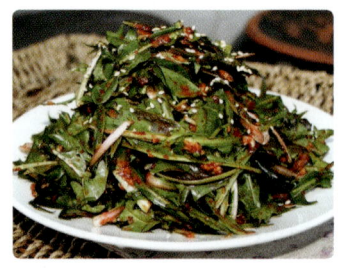

음료 질경이 씨앗 30g, 치자 10g, 복령 10g에 물 1.5L를 붓고 1.5시간 달여서 1L를 취한 후에 하루 동안 음료수 대용으로 마신다.

처방 보중익기탕 376쪽, 쌍보환 392쪽

편도염, 인후염

주식 현미 70%, 검은콩 30%

부식 섬유질이 많은 채소와 과일, 견과류(예 민들레, 배추, 원추리, 도라지, 더덕, 오이, 무화과 등)

음료 도라지 30g, 감초 10g에 물 1.5L를 붓고 1.5시간 달여서 1L를 취한 후에 하루 동안 음료수 대용으로 마신다.

처방 감길탕, 필용방감길탕

치자

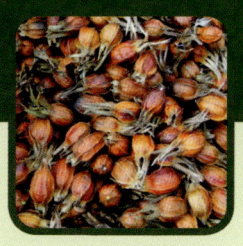

식물 이름 꼭두서니과의 상록활엽관목 치자나무
약용 부위 열매
맛과 성질 맛은 쓰고 성질은 차갑다.

   중경(仲景)이 상한(傷寒)에서 명치가 답답하고 괴로우며 발광하고 잠을 이루지 못하는 것을 치료할 때 이 약을 써서 토하도록 하였다. 사기(邪氣)가 그득하여 약을 거부하더라도 토하게 하면 사기(邪氣)가 나갈 수 있다. 사실 치자는 토하게 하는 약이 아니라 심장 부위에 열이 나고 답답한 것을 다스리는 약일 뿐이다.
[의학입문]

   대소장(大小腸)에 있는 심한 열과 위(胃) 안에 있는 강한 열(熱), 그리고 가슴 속이 답답한 것을 치료하고, 열독풍(熱毒風)을 없애 주며 오림(五淋)을 치료하여 소변을 잘 나오게 한다. 소갈(消渴)을 멎게 하고 입 안이 마르고 눈이 붉어지며 붓고 아픈 것과 얼굴까지 붉어지는 비사증(鼻齄症)과 창양(瘡瘍)을 치료한다. [동의보감]

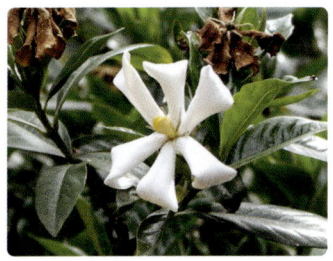

치자나무 꽃

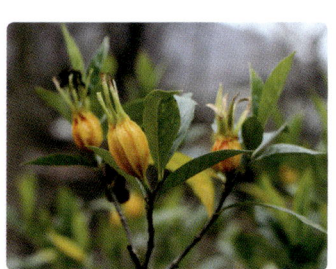

치자나무 열매

치자의 효능

- 화기(火氣)를 빼주어 가슴이 갑갑한 것을 없애준다.
- 열(熱)을 내려 소변을 잘 나오게 한다.
- 눈이 충혈되고 아픈 것을 낫게 한다.
- 화독(火毒)으로 인한 창양(瘡瘍)을 치료한다.
- 삐었을 때 외용한다.

약이처방(藥餌處方)

- 아침 식사와 점심 식사를 규칙적으로 하고, 저녁 식사는 가급적 과일이나 뿌리채소만 먹는다(육체노동자 제외).
- 주식(主食)과 부식(副食) 모두 섬유질이 많은 음식이므로 소가 여물을 먹는 것처럼 천천히 오래 씹어야 한다. 그래야만 장내 미생물이 섬유질을 그들의 먹이로 이용할 수 있다. 장내 미생물이 풍부해야 몸이 건강해진다는 것을 잊어서는 안 된다. 따라서 조금 적게 먹더라도 잘 씹어서 먹는 습관을 들여야 한다.
- 음료는 식후 2시간 이후부터 다음 식사 30분 전까지 마신다. 식사를 하는 도중에 음료를 마시면 위장에 부담이 된다. 국물이 많은 음식도 결국 위장병의 원인이 된다.
- 몸이 좋지 않다면 전문가의 조언에 따라 전문 처방(치자시탕, 인진호탕)을 복용한다.

치자의 적응증

결막염, 구내염, 비염, 장염, 번열(煩熱), 허번(虛煩), 방광염, 요도염, 담낭염, 담석증, 염좌, 화상

번열, 허번

주식 현미 70%, 메주콩 30%

부식 섬유질이 많은 채소와 과일, 견과류(예 콩나물, 사과, 배, 당근, 미나리, 셀러리 등)

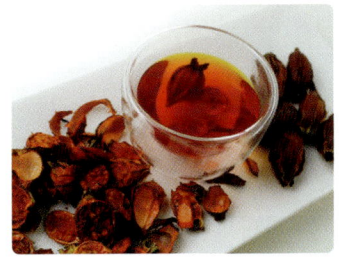

음료 맥문동 20g, 치자 10g. 대나무 잎 10g에 물 1.5L를 붓고 1.5시간 달여서 1L를 취한 후에 하루 동안 음료수 대용으로 마신다.

처방 치자시탕

담낭염, 담석증

주식 현미 70%, 검은콩 30%

부식 섬유질이 많은 채소와 과일, 견과류(예 사과, 고구마, 양파, 매실, 메밀, 미역, 사철쑥 등)

음료 엉겅퀴 10g, 민들레 10g, 치자 5g에 물 1.5L를 붓고 1.5시간 달여서 1L를 취한 후에 하루 동안 음료수 대용으로 마신다.

처방 인진호탕

쇠비름

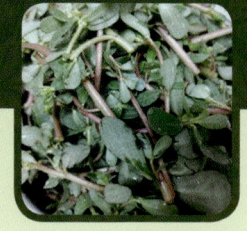

식물 이름 쇠비름과의 한해살이식물 쇠비름
약용 부위 전초
맛과 성질 맛은 시고 성질은 차갑다.

    36가지의 풍(風)이 뭉친 헌데와 72가지의 종기를 치료한다. 날 것으로 찧은 즙액을 한 사발 마시면 바로 나쁜 것이나 자잘한 벌레가 쌓인 것이 내려간다. 겉에는 달여서 만든 고약을 바른다. 이 약은 비록 냉랭하고 잘 통하게 하기는 하지만 혈(血)을 돌려주고 기(氣)를 고르게 하며 장(腸)을 살찌게 하니 역시 좋은 약이다.
[의학입문]

    여러 가지 종기(腫氣)와 악창(惡瘡)을 낫게 하고 대소변을 잘 나오게 하며 징결(癥結)을 풀어주고 쇠붙이에 다쳐서 생긴 헌데와 속에 누공(漏孔)이 생긴 것을 치료한다. 쌀가루를 섞어 갖은양념을 해서 국을 끓여 먹는다. [동의보감]

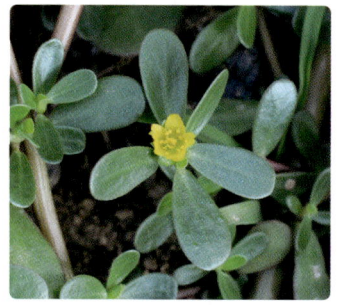
쇠비름 잎과 꽃

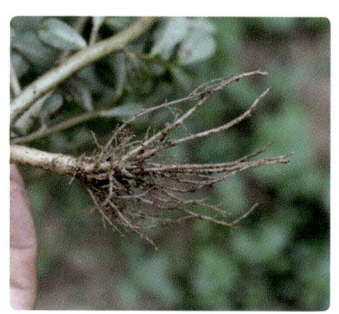
쇠비름 뿌리

쇠비름의 효능

- 열독(熱毒)을 풀어준다.
- 열독(熱毒)으로 인한 혈리(血痢)를 치료한다.
- 변혈(便血)과 치혈(痔血), 붕루(崩漏), 하혈(下血)을 치료한다.
- 종기(腫氣)와 정창(疔瘡), 습진(濕疹)을 치료한다.

약이처방(藥餌處方)

- 아침 식사와 점심 식사를 규칙적으로 하고, 저녁 식사는 가급적 과일이나 뿌리채소만 먹는다(육체노동자 제외).
- 주식(主食)과 부식(副食) 모두 섬유질이 많은 음식이므로 소가 여물을 먹는 것처럼 천천히 오래 씹어야 한다. 그래야만 장내 미생물이 섬유질을 그들의 먹이로 이용할 수 있다. 장내 미생물이 풍부해야 몸이 건강해진다는 것을 잊어서는 안 된다. 따라서 조금 적게 먹더라도 잘 씹어서 먹는 습관을 들여야 한다.
- 음료는 식후 2시간 이후부터 다음 식사 30분 전까지 마신다. 식사를 하는 도중에 음료를 마시면 위장에 부담이 된다. 국물이 많은 음식도 결국 위장병의 원인이 된다.
- 몸이 좋지 않다면 전문가의 조언에 따라 전문 처방(십전대보탕, 경옥고, 당귀화혈탕)을 복용한다.

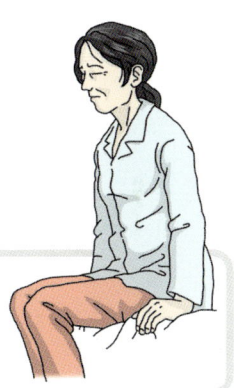

쇠비름의 적응증

안구건조증, 피부염, 대상포진, 욕창, 종기, 여드름, 궤양성대장염, 크론병, 장염, 자궁출혈, 치질

대상포진, 피부염

주식 현미 70%, 율무 20%, 검은콩 10%

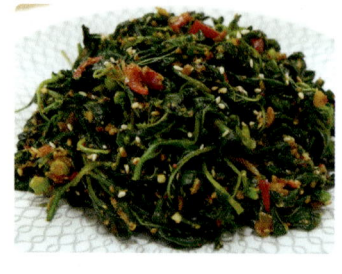

부식 섬유질이 많은 채소와 과일, 견과류(예 쇠비름, 가지, 민들레, 버섯류, 토마토, 양파, 올리브유, 시금치, 콩류, 호박, 당근, 브로콜리 등)

음료 인동덩굴 꽃봉오리 10g, 민들레 10g에 물 1.5L를 붓고 1.5시간 달여서 1L를 취한 후에 하루 동안 음료수 대용으로 마신다.

처방 십전대보탕 280쪽, 경옥고 340쪽

궤양성대장염, 크론병

주식 현미 70%, 검은콩 20%, 좁쌀 10%

부식 섬유질이 많은 채소와 과일, 견과류(예 쇠비름, 민들레, 엉겅퀴, 양배추, 검은깨, 호두, 밤, 딸기, 고구마, 미역, 짚신나물, 연근, 연잎 등)

음료 쇠비름 20g, 회화나무 꽃봉오리 10g에 물 1.5L를 붓고 1.5시간 달여서 1L를 취한 후에 하루 동안 음료수 대용으로 마신다.

처방 당귀화혈탕

체액을 보충하는 藥餌

둥굴레

잣

시금치

둥굴레

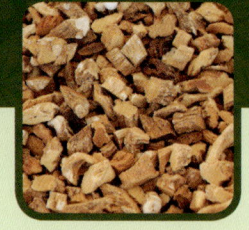

식물 이름 백합과의 여러해살이식물 둥굴레
약용 부위 뿌리
맛과 성질 맛은 달고 성질은 서늘하다.

둥굴레는 전문가들이 배우는 교과서에 보음약(補陰藥)으로 분류되어 있고, 특히 폐와 위가 건조해졌을 때 사용하는 것으로 되어 있다. 둥굴레의 특징은 보양(補養)하되 소화불량을 일으키지 않고, 성질이 서늘하지만 아주 차갑지 않기 때문에 차고 건조한 기후 때문에 폐가 상했을 때에도 다른 약과 함께 사용할 수 있다. 차가운 성질이 염려된다면 둥굴레를 쪄서 사용하면 된다.

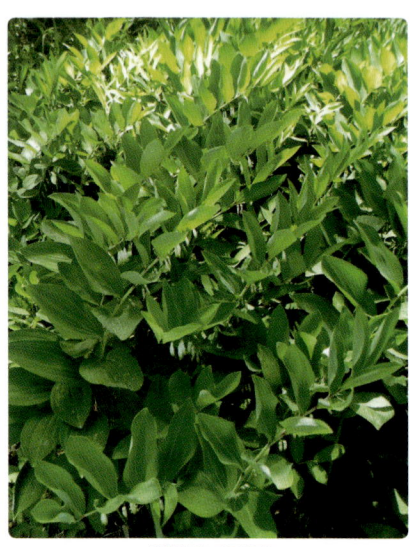
둥굴레 재배지

둥굴레의 효능

▶ 체액(體液)을 보충하고 입 마름을 개선한다.
▶ 오래된 마른기침을 낫게 한다.
▶ 혈압을 낮춘다.

약이처방(藥餌處方)

▶ 아침 식사와 점심 식사를 규칙적으로 하고, 저녁 식사는 가급적 과일이나 뿌리채소만 먹는다(육체노동자 제외).

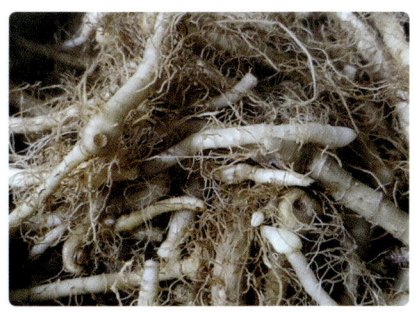
둥굴레 뿌리

▶ 주식(主食)과 부식(副食) 모두 섬유질이 많은 음식이므로 소가 여물을 먹는 것처럼 천천히 오래 씹어야 한다. 그래야만 장내 미생물이 섬유질을 그들의 먹이로 이용할 수 있다. 장내 미생물이 풍부해야 몸이 건강해진다는 것을 잊어서는 안 된다. 따라서 조금 적게 먹더라도 잘 씹어서 먹는 습관을 들여야 한다.

▶ 음료는 식후 2시간 이후부터 다음 식사 30분 전까지 마신다. 식사를 하는 도중에 음료를 마시면 위장에 부담이 된다. 국물이 많은 음식도 결국 위장병의 원인이 된다.

▶ 몸이 좋지 않다면 전문가의 조언에 따라 전문 처방(사삼맥문동탕, 생혈윤부음)을 복용한다.

둥굴레의 적응증

이명, 어지럼증, 구강건조증, 갈증, 마른기침, 만성피로, 고혈압, 피부건조증, 당뇨병

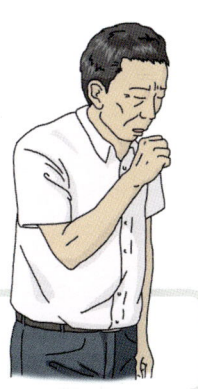

마른기침

주식 현미 70%, 검은콩 20%, 마 10%

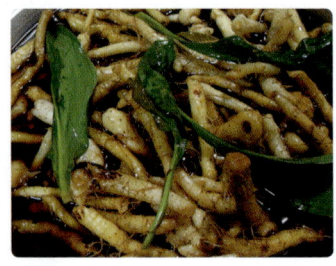

부식 섬유질이 많은 채소와 과일, 견과류(예 시금치, 잣, 호두, 무, 오미자, 갓, 땅콩, 배추, 배, 감, 맥문동, 천문동, 둥굴레, 층층둥굴레, 구기자 등)

음료 맥문동 20g, 잔대 뿌리 20g, 오미자 10g에 물 1.5L를 붓고 1.5시간 달여서 1L를 취한 후에 하루 동안 음료수 대용으로 마신다.

처방 사삼맥문동탕 256쪽, 생맥산 264쪽

피부건조증

주식 현미 70%, 검은콩 20%, 마 10%

부식 섬유질이 많은 채소와 과일, 견과류(예 고구마, 양배추, 시금치, 석류, 귤, 토마토, 늙은 호박, 당근, 사과, 올리브유, 둥굴레, 구기자, 호두, 땅콩 등)

음료 맥문동 20g, 천문동 10g, 황정 10g에 물 1.5L를 붓고 1.5시간 달여서 1L를 취한 후에 하루 동안 음료수 대용으로 마신다.

처방 생혈윤부음 260쪽

잣

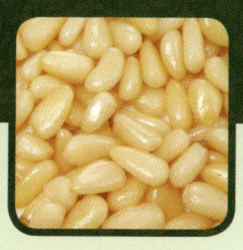

식물 이름 소나무과의 상록교목 잣나무
약용 부위 씨앗
맛과 성질 맛은 달고 성질은 따뜻하다.

골절풍(骨節風)과 풍비증(風痺證), 어지럼증을 치료하며 피부를 윤택하게 하고, 오장(五臟)을 살찌게 하며 허약하고 여위어 기운이 없는 것을 보해준다. [동의보감]

장복하면 몸이 가뿐해지고 오래 살며, 배고픈 줄을 모르고 늙지 않는다. 죽을 쑤어 늘 먹으면 아주 좋다. [동의보감]

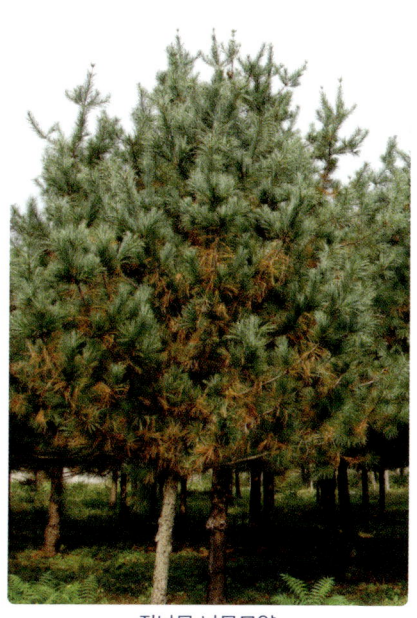

잣나무 나무모양

잣의 효능

- 진액(津液)을 보충하고 폐를 부드럽게 하여 기침을 멎게 한다.
- 풍(風)으로 인한 저린 증상을 치료한다.
- 장(腸)이 건조하여 생긴 변비를 치료한다.

약이처방(藥餌處方)

▶ 아침 식사와 점심 식사를 규칙적으로 하고, 저녁 식사는 가급적 과일이나 뿌리채소만 먹는다(육체노동자 제외).

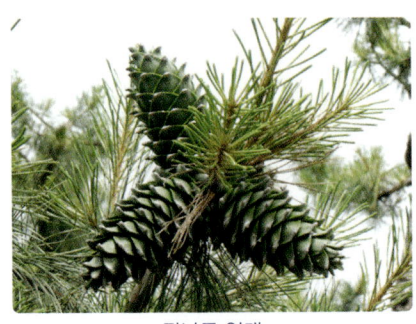

잣나무 열매

▶ 주식(主食)과 부식(副食) 모두 섬유질이 많은 음식이므로 소가 여물을 먹는 것처럼 천천히 오래 씹어야 한다. 그래야만 장내 미생물이 섬유질을 그들의 먹이로 이용할 수 있다. 장내 미생물이 풍부해야 몸이 건강해진다는 것을 잊어서는 안 된다. 따라서 조금 적게 먹더라도 잘 씹어서 먹는 습관을 들여야 한다.

▶ 음료는 식후 2시간 이후부터 다음 식사 30분 전까지 마신다. 식사를 하는 도중에 음료를 마시면 위장에 부담이 된다. 국물이 많은 음식도 결국 위장병의 원인이 된다.

▶ 몸이 좋지 않다면 전문가의 조언에 따라 전문 처방(대방풍탕, 독활기생탕, 육미지황환, 윤혈음)을 복용한다.

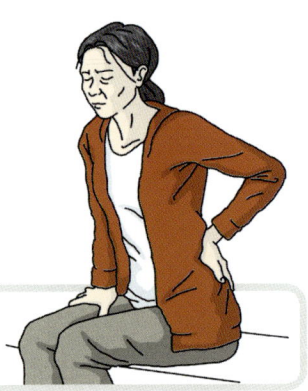

잣의 적응증
어지럼증, 마른기침, 변비, 허리 통증, 무릎 통증

허리 통증, 무릎 통증

주식 현미 70%, 검은콩 30%(좁쌀, 작두콩, 마, 율무, 밤 등을 넣어도 좋다.)

부식 섬유질이 많은 채소와 과일, 견과류(예 감자, 양배추, 시금치, 부추, 모과, 잣, 표고, 검은깨, 호두 등)

음료 두충 10g, 우슬 10g, 방풍 10g에 물 1.5L를 붓고 1.5시간 달여서 1L를 취한 후에 하루 동안 음료수 대용으로 마신다.

처방 대방풍탕 240쪽, 독활기생탕 244쪽, 육미지황환 336쪽, 쌍보환 392쪽

변비

주식 현미 70%, 검은콩 30%

부식 섬유질이 많은 채소와 과일, 견과류(예 검은깨, 잣, 호두, 미역, 고구마, 콩나물, 양배추, 배추, 시금치, 아욱, 죽순, 부추, 당근, 호박, 질경이, 사과, 무화과, 블루베리 등)

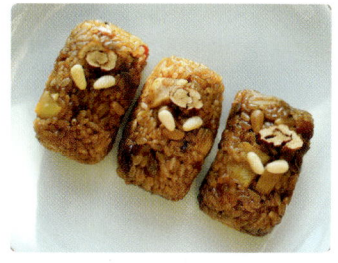

음료 당귀 30g, 우슬 10g에 물 1.5L를 붓고 1.5시간 달여서 1L를 취한 후에 하루 동안 음료수 대용으로 마신다.

처방 윤혈음, 삼출건비탕 296쪽

시금치

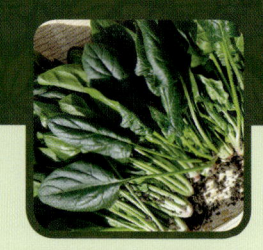

식물 이름 명아주과의 한해살이식물 또는
두해살이식물 시금치
약용 부위 전초
맛과 성질 맛은 달고 성질은 서늘하다.

오장의 기운을 잘 통하게 하고, 장위(腸胃)의 열을 터주며, 술독을 풀어준다. 단석(丹石)을 복용하는 사람이 먹으면 아주 좋다. 자주 먹으면 대소장이 냉랭해지고 오래 먹으면 다리가 약해져서 걷지 못하며 요통이 생긴다. [의학입문]

시금치의 효능

- 음기(陰氣)를 자양(滋養)하여 갈증을 멎게 한다.
- 간기(肝氣)를 정상으로 돌려 고혈압, 두통, 어지럼증을 개선한다.
- 풍화(風火)로 눈이 충혈된 것과 당뇨병, 변비를 개선한다.

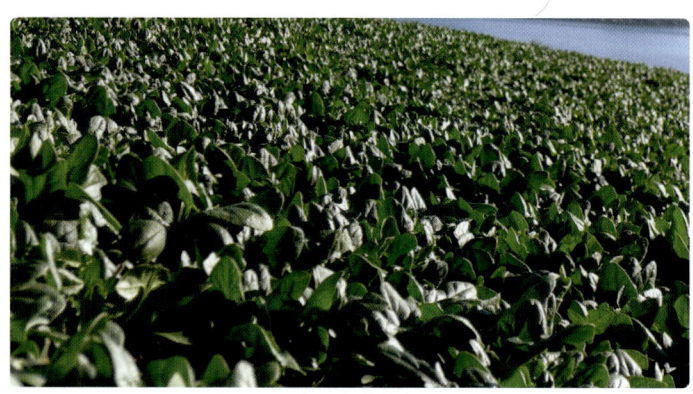

시금치 재배지

약이처방(藥餌處方)

▶ 아침 식사와 점심 식사를 규칙적으로 하고, 저녁 식사는 가급적 과일이나 뿌리채소만 먹는다(육체노동자 제외).

▶ 주식(主食)과 부식(副食) 모두 섬유질이 많은 음식이므로 소가 여물을 먹는 것처럼 천천히 오래 씹어야 한다. 그래야만 장내 미생물이 섬유질을 그들의 먹이로 이용할 수 있다. 장내 미생물이 풍부해야 몸이 건강해진다는 것을 잊어서는 안 된다. 따라서 조금 적게 먹더라도 잘 씹어서 먹는 습관을 들여야 한다.

▶ 음료는 식후 2시간 이후부터 다음 식사 30분 전까지 마신다. 식사를 하는 도중에 음료를 마시면 위장에 부담이 된다. 국물이 많은 음식도 결국 위장병의 원인이 된다.

▶ 몸이 좋지 않다면 전문가의 조언에 따라 전문 처방(산사천마환, 사물탕, 쌍화탕, 십전대보탕)을 복용한다.

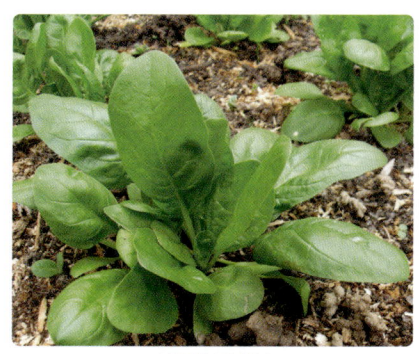
시금치 지상부

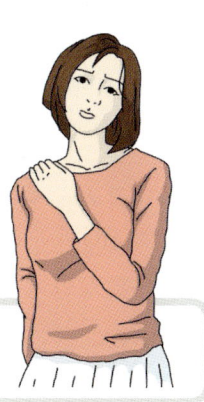

시금치의 적응증

두통, 어지럼증, 빈혈, 갈증, 고혈압, 숙취, 당뇨병, 변비

당뇨병

주식 현미 70%, 보리 20%, 검은콩 5%, 좁쌀 5%(동부콩과 녹두를 넣어도 좋다.)

부식 섬유질이 많은 채소와 과일, 견과류(예 미역, 다시마, 냉이, 고구마순, 돼지감자, 양파, 마늘, 시금치, 셀러리, 죽순, 당근, 호박, 블루베리, 둥굴레, 오미자 등)

음료 찔레나무 열매 30g, 창출 20g, 인삼 10g에 물 1.5L를 붓고 1.5시간 달여서 1L를 취한 후에 하루 동안 음료수 대용으로 마신다.

처방 산사천마환 304쪽, 이정환 216쪽

빈혈

주식 현미 70%, 검은콩 20%, 까치콩 10%

부식 섬유질이 많은 채소와 과일, 견과류(예 검은깨, 시금치, 당근, 미역, 김, 표고, 콩나물, 호박, 토마토, 대추, 오디, 목이, 브로콜리, 상추 등)

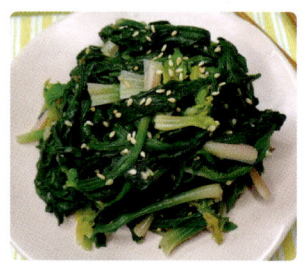

음료 당귀 20g, 숙지황 10g, 용안육 10g에 물 1.5L를 붓고 1.5시간 달여서 1L를 취한 후에 하루 동안 음료수 대용으로 마신다.

처방 사물탕 232쪽, 쌍화탕 276쪽, 십전대보탕 280쪽

수분 배출을 돕는
藥餌

복령

율무

팥

복령

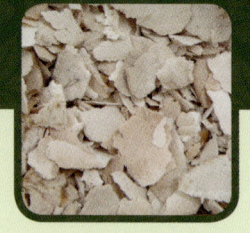

식물 이름 구멍장이버섯과의 진균 복령
약용 부위 균핵
맛과 성질 맛은 달면서 담담하고 성질은 평(平)하다.

복(茯)은 '잠복한다'는 뜻이고, 령(苓)은 '신령스럽다'는 뜻이다. 송진이 땅속에 잠복하였다가 자라나는 것으로 병을 치료하는 데 영험한 점이 있다는 뜻이다. 심신(心神)을 길러준다고 하니 근심하거나 화내거나 놀란 것

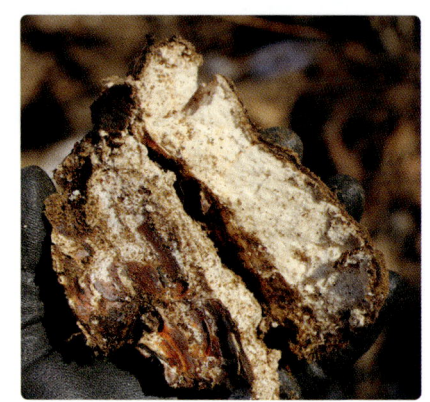

복령(단면)

을 치료하고 두려운 듯 두근거리는 것, 건망, 자꾸 자는 것, 명치가 뭉치고 아픈 것에 쓴다. 정신을 보전하고 기르며 혼을 안정시키는 주요 약이다. [의학입문]

식욕을 증진시키고 구역질을 멎게 하며 마음과 정신을 안정시키고, 폐위(肺痿)로 담(痰)이 막힌 것을 치료하며 신(腎)에 있는 사기(邪氣)를 몰아내고, 이뇨작용이 있어 수종(水腫)과 임병(淋病)으로 오줌이 막힌 것을 나오게 하고 소갈(消渴)을 멎게 하며, 건망증을 치료한다. [동의보감]

복령의 효능

- 수기(水氣)를 돌려 습기(濕氣)를 스며 나가게 하며, 붓고 소변이 나오지 않는 것을 치료한다.
- 비장(脾臟)을 튼튼하게 하여 식욕부진, 설사를 치료한다.
- 마음을 편안하게 해주고 경계(驚悸)와 불면(不眠)을 치료한다.

약이처방(藥餌處方)

- 아침 식사와 점심 식사를 규칙적으로 하고, 저녁 식사는 가급적 과일이나 뿌리채소만 먹는다(육체노동자 제외).
- 주식(主食)과 부식(副食) 모두 섬유질이 많은 음식이므로 소가 여물을 먹는 것처럼 천천히 오래 씹어야 한다. 그래야만 장내 미생물이 섬유질을 그들의 먹이로 이용할 수 있다. 장내 미생물이 풍부해야 몸이 건강해진다는 것을 잊어서는 안 된다. 따라서 조금 적게 먹더라도 잘 씹어서 먹는 습관을 들여야 한다.
- 음료는 식후 2시간 이후부터 다음 식사 30분 전까지 마신다. 식사를 하는 도중에 음료를 마시면 위장에 부담이 된다. 국물이 많은 음식도 결국 위장병의 원인이 된다.
- 몸이 좋지 않다면 전문가의 조언에 따라 전문 처방(귀비탕, 보중익기탕)을 복용한다.

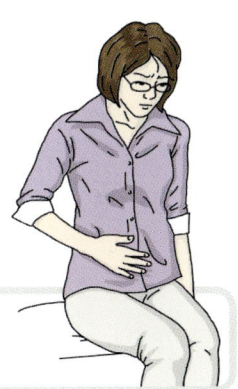

복령의 적응증

건망증, 불면증, 신경쇠약, 부종, 식욕부진, 소화불량, 설사, 방광염, 요도염

방광염, 요도염

주식 현미 70%, 검은콩 20%, 녹두 10%

부식 섬유질이 많은 채소와 과일, 견과류(예 별꽃나물, 민들레, 질경이, 김, 다시마, 톳, 숙주나물, 셀러리, 아욱, 쇠비름, 연근, 옥수수 수염, 버섯류, 늙은 호박, 토마토 등)

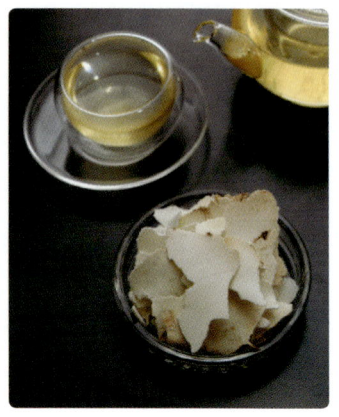

음료 질경이 씨앗 30g, 치자 10g, 복령 10g에 물 1.5L를 붓고 1.5시간 달여서 1L를 취한 후에 하루 동안 음료수 대용으로 마신다.

처방 보중익기탕 376쪽

불면증

주식 현미 70%, 검은콩 20%, 수수 10%

부식 섬유질이 많은 채소와 과일, 견과류(예 마, 양배추, 미나리, 쑥갓, 죽순, 참나리 뿌리, 연꽃 씨앗, 대추, 오디, 블루베리 등)

음료 용안육 20g, 대추 10g, 복령 10g에 물 1.5L를 붓고 1.5시간 달여서 1L를 취한 후에 하루 동안 음료수 대용으로 마신다.

처방 귀비탕 320쪽

율무

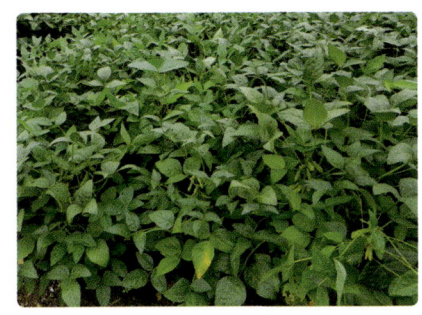

식물 이름 벼과의 한해살이식물 율무
약용 부위 씨앗
맛과 성질 맛은 달고 성질은 서늘하다.

수종(水腫)을 내리고 장위(腸胃)를 잘 통하게 한다. 오래 복용하면 기운을 북돋우고 음식을 먹을 수 있게 하며, 성질이 완만해져서 질투하지 않게 된다. 힘줄이 뒤틀리고 뼈가 아파 굽혔다 폈다 하기 힘든 것을 치료한다. 죽을 쑤어서 늘 먹는다. [동의보감]

율무 재배지

폐위(肺痿)나 폐기(肺氣)로 피고름을 토하고 기침하는 것을 치료한다. 오래 먹으면 음식을 잘 먹게 된다. 성질이 완만하여 세게 내보내지는 못하므로 다른 약보다 양을 배로 하여 써야 한다. 깨물어 보아 치아에 붙는 것이 좋은 것이다. [동의보감]

율무의 효능
- 위장을 튼튼하게 한다.
- 습기(濕氣)를 말리고 설사를 멎게 한다.
- 저린 증상을 없애준다.

▶ 고름을 배출시킨다.

약이처방(藥餌處方)

▶ 아침 식사와 점심 식사를 규칙적으로 하고, 저녁 식사는 가급적 과일이나 뿌리채소만 먹는다(육체노동자 제외).

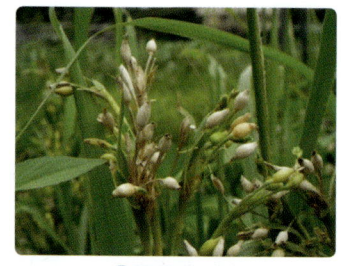

율무 종자 결실

▶ 주식(主食)과 부식(副食) 모두 섬유질이 많은 음식이므로 소가 여물을 먹는 것처럼 천천히 오래 씹어야 한다. 그래야만 장내 미생물이 섬유질을 그들의 먹이로 이용할 수 있다. 장내 미생물이 풍부해야 몸이 건강해진다는 것을 잊어서는 안 된다. 따라서 조금 적게 먹더라도 잘 씹어서 먹는 습관을 들여야 한다.

▶ 음료는 식후 2시간 이후부터 다음 식사 30분 전까지 마신다. 식사를 하는 도중에 음료를 마시면 위장에 부담이 된다. 국물이 많은 음식도 결국 위장병의 원인이 된다.

▶ 몸이 좋지 않다면 전문가의 조언에 따라 전문 처방(대방풍탕, 독활기생탕, 육미지황환, 삼령백출산)을 복용한다.

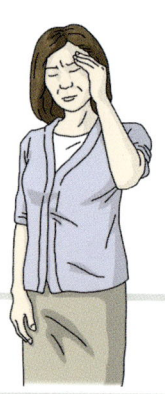

율무의 적응증

사마귀, 마비감, 관절통, 신장염, 부종, 대하증, 설사

마비감, 관절통

- **주식** 현미 70%, 율무 25%, 검은콩 5%

- **부식** 섬유질이 많은 채소와 과일, 견과류(예 검은깨, 잣, 호두, 감자, 양배추, 시금치, 부추, 모과, 표고, 느타리 등)

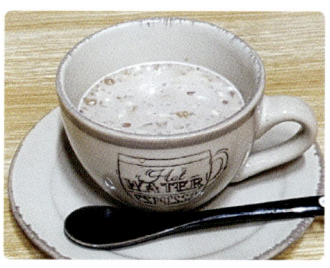

- **음료** 두충 10g, 우슬 10g, 방풍 10g에 물 1.5L를 붓고 1.5시간 달여서 1L를 취한 후에 하루 동안 음료수 대용으로 마신다.

- **처방** 대방풍탕 240쪽, 독활기생탕 244쪽, 육미지황환 336쪽

설사

- **주식** 현미 70%, 까치콩 10%, 율무 10%, 마 10%(녹두, 수수, 밤을 넣어도 좋다.)

- **부식** 섬유질이 많은 채소와 과일, 견과류(예 숙주나물, 쇠비름, 매실, 석류, 도토리 등)

- **음료** 백출 20g, 진피 10g, 까치콩 10g에 물 1.5L를 붓고 1.5시간 달여서 1L를 취한 후에 하루 동안 음료수 대용으로 마신다.

- **처방** 삼령백출산 292쪽

팥

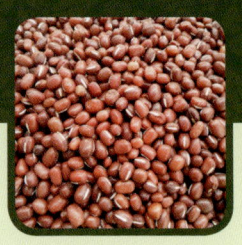

식물 이름 콩과의 한해살이식물 팥
약용 부위 씨앗
맛과 성질 맛은 달면서 시고 성질은 평(平)하다.

수기(水氣)를 내리니, 윗배에 부종이 생긴 것, 피부와 살이 그득하게 불러 오른 것 및 각기(脚氣)로 퉁퉁 부어 배까지 붓는 것에 쓴다. 소변을 잘 나오게 하고, 소변이 자주 나오는 것을 멎게 한다.

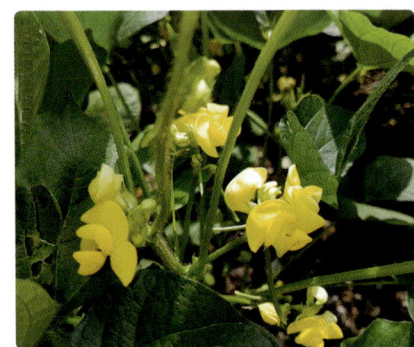

팥 꽃

해독(解毒)을 잘하고 종기의 피고름을 배출시키며, 어혈(瘀血)이 다 나오지 않은 것을 풀어준다. [의학입문]

수기(水氣)를 빠지게 하고 옹종(擁腫)의 피고름을 배출시키며, 소갈(消渴)을 치료하고 설사를 멎게 하며, 소변을 잘 나오게 하여 수종(水腫)과 창만(脹滿)을 내려준다. [동의보감]

팥의 효능

- 수기(水氣)를 돌려서 부종을 없앤다.
- 독(毒)을 풀어서 고름을 배출시킨다.
- 토하고 설사하는 것, 갑자기 하혈하는 것을 멎게 한다.

약이처방(藥餌處方)

- 아침 식사와 점심 식사를 규칙적으로 하고, 저녁 식사는 가급적 과일이나 뿌리채소만 먹는다(육체노동자 제외).
- 주식(主食)과 부식(副食) 모두 섬유질이 많은 음식이므로 소가 여물을 먹는 것처럼 천천히 오래 씹어

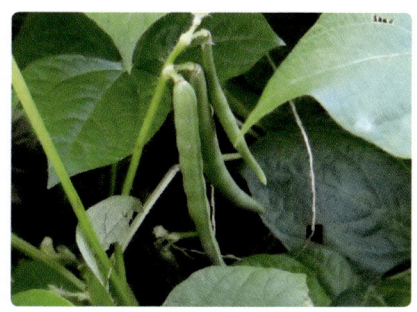

팥 꼬투리

야 한다. 그래야만 장내 미생물이 섬유질을 그들의 먹이로 이용할 수 있다. 장내 미생물이 풍부해야 몸이 건강해진다는 것을 잊어서는 안 된다. 따라서 조금 적게 먹더라도 잘 씹어서 먹는 습관을 들여야 한다.
- 음료는 식후 2시간 이후부터 다음 식사 30분 전까지 마신다. 식사를 하는 도중에 음료를 마시면 위장에 부담이 된다. 국물이 많은 음식도 결국 위장병의 원인이 된다.
- 몸이 좋지 않다면 전문가의 조언에 따라 전문 처방(저령탕)을 복용한다.

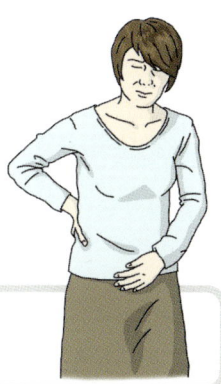

팥의 적응증

부종, 종기, 여드름, 간경변증, 여름철 설사, 비만, 요로결석, 신장염, 관절염

신장염

주식 현미 70%, 율무 15%, 팥 15%(까치콩과 녹두를 넣어도 좋다.)

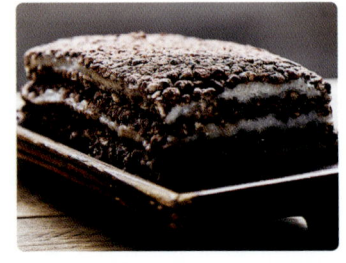

부식 섬유질이 많은 채소와 과일, 견과류(예 질경이, 숙주나물, 배추, 토마토, 오이, 늙은 호박, 감자, 양파, 우엉 등)

음료 복령 20g, 질경이 씨앗 20g에 물 1.5L를 붓고 1.5시간 달여서 1L를 취한 후에 하루 동안 음료수 대용으로 마신다.

처방 저령탕

요로결석

주식 현미 70%, 율무 15%, 팥 15%

부식 섬유질이 많은 채소와 과일, 견과류(예 질경이, 포도, 오렌지, 키위, 무, 매실, 사과, 레몬, 귤, 블루베리, 감자, 더덕, 북엇국 등)

음료 복령 20g, 질경이 씨앗 20g에 물 1.5L를 붓고 1.5시간 달여서 1L를 취한 후에 하루 동안 음료수 대용으로 마신다.

처방 저령탕

혈액을 보충하는 藥餌

검은깨

당근

미역

검은깨

식물 이름 참깨과의 한해살이식물 참깨
약용 부위 검은색 씨앗
맛과 성질 맛은 달고 성질은 평(平)하다.

8가지 곡식 중에서 가장 힘이 세다. 속이 상하여 허하고 여위는 것을 주치(主治)하고, 오장(五臟)을 보(補)하며 기력을 더해주고, 뇌수(腦髓)를 채워주며 힘줄을 튼튼하게 하고, 정(精)을 보익(補益)하며 폐기

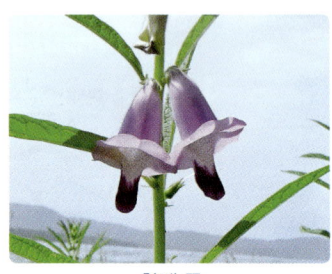
참깨 꽃

(肺氣)를 보(補)하고, 마음이 놀란 것을 멎게 한다. 오래 복용하면 몸이 가벼워지고 주림과 갈증, 추위와 더위를 견디게 한다. [의학입문]

요통을 치료한다. 고소하게 볶아서 가루 내어 미음이나 꿀물, 생강을 달인 물에 3돈씩 타서 먹되 하루 세 번 먹으면 다시 도지지 않는다. 쪄서 말리기를 아홉 번 해서 가루 내어 조고(棗膏; 대추고)로 반죽한

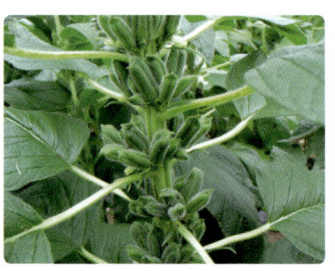
참깨 꼬투리

다음 환을 만들어 먹으면 흰 머리털이 검어진다. [동의보감]

검은깨의 효능

- 간신(肝腎)을 보(補)하고 정혈(精血)을 더해준다.
- 골수(骨髓)와 뇌수(腦髓)를 채워준다.
- 힘줄과 뼈를 튼튼하게 한다.
- 어지럼증과 이명(耳鳴), 난청(難聽)을 치료한다.
- 장(腸)이 건조하여 생긴 변비를 개선한다.

약이처방(藥餌處方)

- 아침 식사와 점심 식사를 규칙적으로 하고, 저녁 식사는 가급적 과일이나 뿌리채소만 먹는다(육체노동자 제외).
- 주식(主食)과 부식(副食) 모두 섬유질이 많은 음식이므로 소가 여물을 먹는 것처럼 천천히 오래 씹어야 한다. 그래야만 장내 미생물이 섬유질을 그들의 먹이로 이용할 수 있다. 특히 장내 미생물은 비타민 B12를 만들기 때문에 섬유질 섭취는 비타민 B12를 만드는 데에도 영향을 준다. 따라서 조금 적게 먹더라도 잘 씹어서 먹는 습관을 들여야 한다.
- 음료는 식후 2시간 이후부터 다음 식사 30분 전까지 마신다. 식사를 하는 도중에 음료를 마시면 위장에 부담이 된다. 국물이 많은 음식도 결국 위장병의 원인이 된다.
- 몸이 좋지 않다면 전문가의 조언에 따라 전문 처방(사물탕, 연령고본단)을 복용한다.

검은깨의 적응증

탈모 예방, 치매 예방, 이명, 난청, 빈혈, 고지혈증, 고혈압, 골절 치료, 골다공증, 변비, 관절통

빈혈

주식 현미 70%, 검은콩 20%, 까치콩 10%

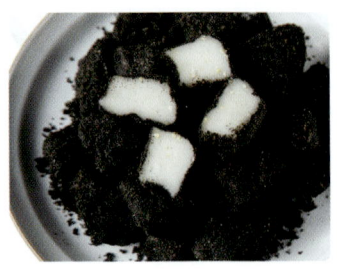

부식 섬유질이 많은 채소와 과일, 견과류(예 검은깨, 시금치, 당근, 미역, 김, 표고, 콩나물, 호박, 토마토, 대추, 오디, 목이, 브로콜리, 상추 등)

음료 당귀 20g, 숙지황 10g, 용안육 10g에 물 1.5L를 붓고 1.5시간 달여서 1L를 취한 후에 하루 동안 음료수 대용으로 마신다.

처방 사물탕 232쪽

치매 예방

주식 현미 70%, 검은콩 20%, 마 10%

부식 섬유질이 많은 채소와 과일, 견과류(예 양배추, 미나리, 쑥갓, 검은깨, 들깨, 블루베리, 브로콜리, 강황, 호박, 당근, 감자, 김, 미역, 표고, 시금치, 케일, 가지, 깻잎 등)

음료 산조인 20g, 천마 10g에 물 1.5L를 붓고 1.5시간 달여서 1L를 취한 후에 하루 동안 음료수 대용으로 마신다.

처방 연령고본단 248쪽, 이정환 216쪽

당근

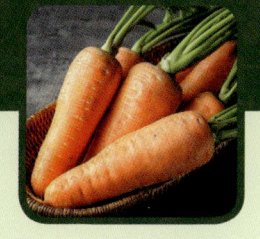

식물 이름 산형과의 두해살이식물 당근
약용 부위 뿌리
맛과 성질 맛은 달고 성질은 평(平)하다.

당근은 문헌상으로 《재물보(才物譜)》와 《임원경제지(林園經濟志)》에 처음 나온다. 인류가 당근을 이용한 것은 로마시대부터이며 원산지는 지중해 연안에서 중앙아시아에 걸친 지역이다. 우리나라에서는 당나라 때 들어온 뿌리식물이라 하여 당근, 붉은색이 난다 하여 홍당무라 했다.

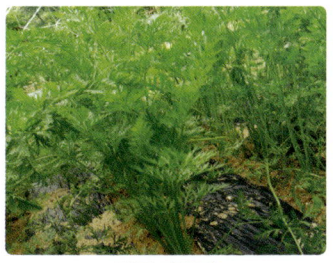
당근 재배지

당근은 '작은 인삼'이라고도 한다. 혈(血)을 자양(滋養)하여 눈을 밝게 하며, 기(氣)를 보(補)하여 소화 기능을 튼튼하게 하고, 양기(陽氣)를 튼튼하게 하여 하초(下焦)를 따뜻하게

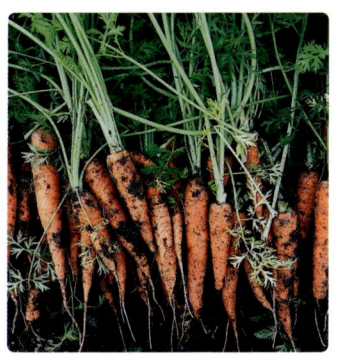
수확한 당근

하며, 오장(五臟)을 보(補)하여 신체를 튼튼하게 한다. 혈(血)이 허(虛)한 체질, 시력 감퇴, 소화 기능이 약한 사람, 발기부전인 사람 등에게 좋다.

당근의 효능

- 비장(脾臟)을 튼튼하게 하고 식욕을 촉진한다.
- 체력을 길러주고 기력(氣力)을 더해준다.
- 양혈(養血)하고 눈을 밝게 한다.
- 담(痰)을 없애고 기침을 멎게 한다.

약이처방(藥餌處方)

- 아침 식사와 점심 식사를 규칙적으로 하고, 저녁 식사는 가급적 과일이나 뿌리채소만 먹는다(육체노동자 제외).
- 주식(主食)과 부식(副食) 모두 섬유질이 많은 음식이므로 소가 여물을 먹는 것처럼 천천히 오래 씹어야 한다. 그래야만 장내 미생물이 섬유질을 그들의 먹이로 이용할 수 있다. 장내 미생물이 풍부해야 몸이 건강해진다는 것을 잊어서는 안 된다. 따라서 조금 적게 먹더라도 잘 씹어서 먹는 습관을 들여야 한다.
- 음료는 식후 2시간 이후부터 다음 식사 30분 전까지 마신다. 식사를 하는 도중에 음료를 마시면 위장에 부담이 된다. 국물이 많은 음식도 결국 위장병의 원인이 된다.
- 몸이 좋지 않다면 전문가의 조언에 따라 전문 처방(금수전, 기국지황환, 보중익기탕, 경옥고, 공진단, 연령고본단)을 복용한다.

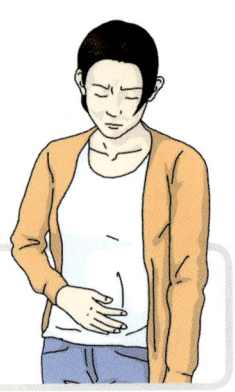

당근의 적응증

시력저하, 안구건조증, 빈혈, 기침, 체력저하, 만성피로, 수은중독, 암 예방, 식욕부진, 소화불량, 설사

시력저하, 안구건조증

주식 현미 70%, 검은콩 30%

부식 섬유질이 많은 채소와 과일, 견과류(예 쇠비름, 부추, 당근, 블루베리, 시금치, 호박, 고구마, 토마토, 케일, 브로콜리, 김, 미역, 파래 등)

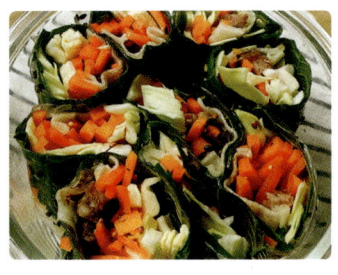

음료 구기자 20g, 결명자 10g에 물 1.5L를 붓고 1.5시간 달여서 1L를 취한 후에 하루 동안 음료수 대용으로 마신다.

처방 금수전 208쪽, 기국지황환 212쪽

체력저하, 만성피로

주식 현미 70%, 검은콩 15%, 기장 15%(보리, 좁쌀, 메밀, 동부콩 등을 넣어도 좋다.)

부식 섬유질이 많은 채소와 과일, 견과류(예 콩나물, 호박, 브로콜리, 보리새싹, 버섯, 당근, 토마토, 사과 등)

음료 구기자 20g, 인삼 10g, 황기 10g에 물 1.5L를 붓고 1.5시간 달여서 1L를 취한 후에 하루 동안 음료수 대용으로 마신다.

처방 보중익기탕 376쪽, 경옥고 340쪽, 공진단 228쪽, 연령고본단 248쪽

미역

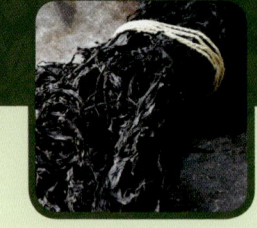

식물 이름 미역과의 한해살이 해조(海藻) 미역
약용 부위 엽상체(葉狀體)
맛과 성질 맛은 짜고 성질은 차갑다.

고서(古書)에 '고래가 출산 후 미역 줄기를 뜯어 먹는 것을 본 고려인들이 산모에게도 미역을 먹였더니 산후조리에 탁월한 효과를 보았다.'라고 기록되어 있다. 미역은 예로부터 혈액을 맑게 하고 기운을 북돋우는 음식으로 알려져 있다. 미역에는

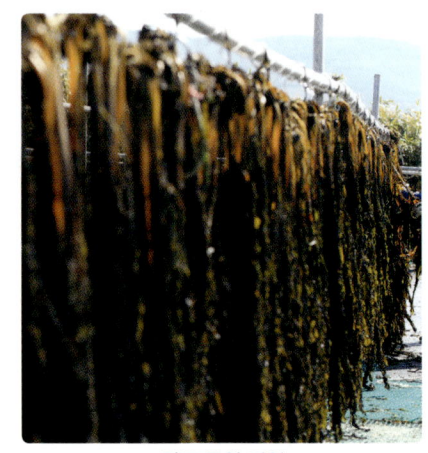

건조 중인 미역

철분이 풍부하게 들어 있고, 미역의 아미노산은 고지혈증과 고혈압을 낮추는 것으로 알려져 있다. 《세종실록》에는 다음과 같이 기록되어 있다. "미역은 다른 나라에는 없는 것으로서, 오직 우리나라에만 곳곳에 다 있습니다. 특히 제주에서 나는 것이 더욱 많아, 토민이 쌓아 놓고 부자가 되며, 장삿배가 왕래하며 매매하는 것이 모두 이것입니다. 이것은 하늘이 내고 땅이 낳았으니, 하늘과 땅이 유독 이 나라에만 후하게 준 것이니, 실로 우리나라의 진기한 재물입니다."

미역의 효능

- 열(熱)이 나고 답답한 것을 없앤다.
- 굳은 것을 연하게 한다.
- 수분대사를 도와 소변을 잘 나오게 하고 부종을 치료한다.
- 고환이 붓는 증상을 치료한다.
- 대하증(帶下症)을 치료한다.

약이처방(藥餌處方)

- 아침 식사와 점심 식사를 규칙적으로 하고, 저녁 식사는 가급적 과일이나 뿌리채소만 먹는다(육체노동자 제외).
- 주식(主食)과 부식(副食) 모두 섬유질이 많은 음식이므로 소가 여물을 먹는 것처럼 천천히 오래 씹어야 한다. 그래야만 장내 미생물이 섬유질을 그들의 먹이로 이용할 수 있다. 장내 미생물이 풍부해야 몸이 건강해진다는 것을 잊어서는 안 된다. 따라서 조금 적게 먹더라도 잘 씹어서 먹는 습관을 들여야 한다.
- 음료는 식후 2시간 이후부터 다음 식사 30분 전까지 마신다. 식사를 하는 도중에 음료를 마시면 위장에 부담이 된다. 국물이 많은 음식도 결국 위장병의 원인이 된다.
- 몸이 좋지 않다면 전문가의 조언에 따라 전문 처방(산사천마환, 연령고본단, 육미지황환)을 복용한다.

미역의 적응증

중금속 해독, 빈혈, 부종, 고지혈증, 고혈압, 비만, 산후 회복 촉진, 골다공증, 대하증, 변비

고지혈증, 고혈압

- 주식 현미 70%, 보리 20%, 검은콩 5%, 좁쌀 5%(메밀, 녹두를 넣어도 좋다.)

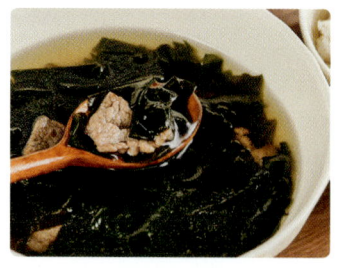

- 부식 섬유질이 많은 채소와 과일, 견과류(예 미역, 다시마, 냉이, 고구마, 숙주나물, 시금치, 미나리, 셀러리, 쑥갓, 죽순, 부추, 양파, 당근, 오이, 호박, 가지, 토마토, 사과, 표고, 목이, 블루베리, 브로콜리 등)

- 음료 구기자 20g, 산사 10g, 단삼 5g에 물 1.5L를 붓고 1.5시간 달여서 1L를 취한 후에 하루 동안 음료수 대용으로 마신다.

- 처방 산사천마환 304쪽

골다공증

- 주식 현미 70%, 검은콩 30%

- 부식 섬유질이 많은 채소와 과일, 견과류(예 미역, 콩나물, 브로콜리, 김, 파래, 상추, 케일, 양배추, 표고, 시금치, 콜라비, 들깨, 검은깨 등)

- 음료 토사자 20g, 숙지황 20g에 물 1.5L를 붓고 1.5시간 달여서 1L를 취한 후에 하루 동안 음료수 대용으로 마신다.

- 처방 연령고본단 248쪽, 육미지황환 336쪽, 쌍보환 392쪽

혈액순환을 촉진하는 藥餌

홍화

유채

별꽃

홍화

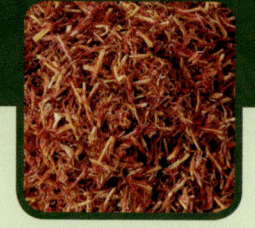

식물 이름 국화과의 두해살이식물 잇꽃
약용 부위 꽃
맛과 성질 맛은 맵고 성질은 따뜻하다.

36가지 풍(風)을 치료하고, 산후 중풍, 혈열(血熱)로 번열(煩熱)이 오르고 갈증이 나는 것, 목구멍이 부어 막혀서 통하지 않는 것, 일체의 종기 및 고독(蠱毒)으로 피가 나오는 것에 생으로 즙을 짜서 먹거나 달여서 먹는다. [의학입문]

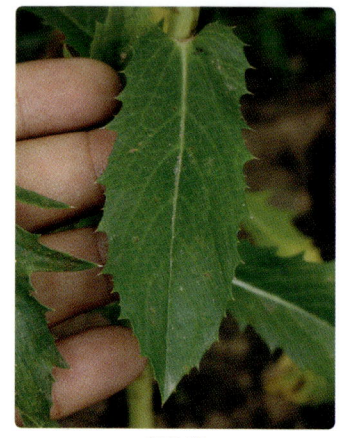

잇꽃 잎

홍화를 약에 넣을 때 2푼만 쓰면 심(心)에 들어가서 양혈(養血)하고, 많이 쓰면 어혈(瘀血)을 풀어준다. 또한 많이 쓰면 어혈을 풀어주고, 적게 쓰면 보혈(補血)한다고도 한다. [동의보감]

홍화의 효능

- 피를 돌게 하여 월경(月經)을 나오게 한다.
- 어혈(瘀血)을 풀어주어 통증을 멎게 한다.
- 산후 오로(惡露)를 배출시킨다.
- 타박상을 치료한다.

약이처방(藥餌處方)

▶ 아침 식사와 점심 식사를 규칙적으로 하고, 저녁 식사는 가급적 과일이나 뿌리채소만 먹는다(육체노동자 제외).

▶ 주식(主食)과 부식(副食) 모두 섬유질이 많은 음식이므로 소가 여물을 먹는 것처럼 천천히 오래 씹어

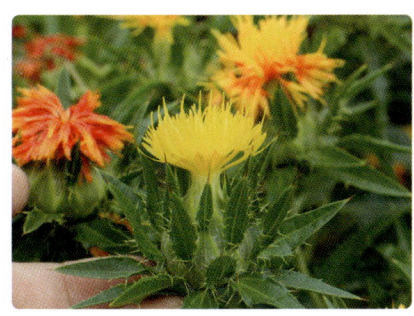

잇꽃 꽃

야 한다. 그래야만 장내 미생물이 섬유질을 그들의 먹이로 이용할 수 있다. 장내 미생물이 풍부해야 몸이 건강해진다는 것을 잊어서는 안 된다. 따라서 조금 적게 먹더라도 잘 씹어서 먹는 습관을 들여야 한다.

▶ 음료는 식후 2시간 이후부터 다음 식사 30분 전까지 마신다. 식사를 하는 도중에 음료를 마시면 위장에 부담이 된다. 국물이 많은 음식도 결국 위장병의 원인이 된다.

▶ 몸이 좋지 않다면 전문가의 조언에 따라 전문 처방(산사천마환, 사물탕)을 복용한다.

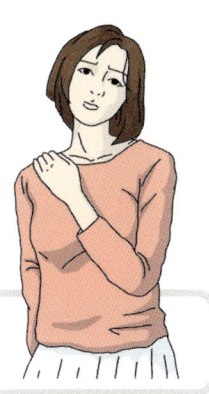

홍화의 적응증

수술 후 통증, 협심증, 타박상, 난산 예방, 골절, 월경불순, 좌골신경통, 월경통

협심증

주식 현미 70%, 검은콩 30%

부식 섬유질이 많은 채소와 과일, 견과류(예 산달래, 죽순, 부추, 산사, 표고, 목이, 블루베리, 토마토, 마늘, 올리브유, 양파, 호두 등)

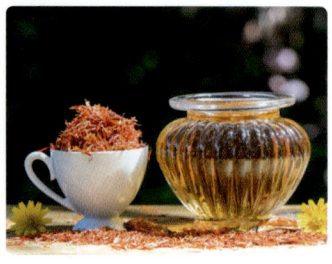

음료 단삼 10g, 칡뿌리 10g, 홍화 5g에 물 1.5L를 붓고 1.5시간 달여서 1L를 취한 후에 하루 동안 음료수 대용으로 마신다.

처방 산사천마환 304쪽

월경통

주식 현미 70%, 검은콩 30%

부식 섬유질이 많은 채소와 과일, 견과류(예 유채, 미역, 다시마, 생강, 호두, 땅콩, 석류, 쑥, 부추, 마늘, 냉이, 유자, 우엉, 시금치, 케일 등)

음료 당귀 20g, 천궁 10g, 홍화 5g에 물 1.5L를 붓고 1.5시간 달여서 1L를 취한 후에 하루 동안 음료수 대용으로 마신다.

처방 사물탕 232쪽, 작약감초탕 272쪽

유채

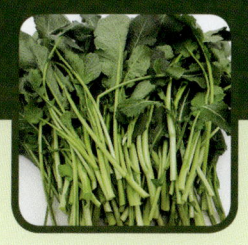

식물 이름 십자화과의 두해살이식물 유채
약용 부위 어린줄기와 잎
맛과 성질 맛은 달면서 맵고 성질은 평(平)하다.

오래 복용하면 양기(陽氣)를 손상시키고 고질(痼疾)이 생긴다. 허리와 다리에 병이 있거나 액취(腋臭)가 나는 사람은 먹어서는 안 된다. 다만 징가(癥痂)나 어혈이 뭉친 것, 산후의 혈풍(血風)이나 어혈을 부술 수 있다. [의학입문]

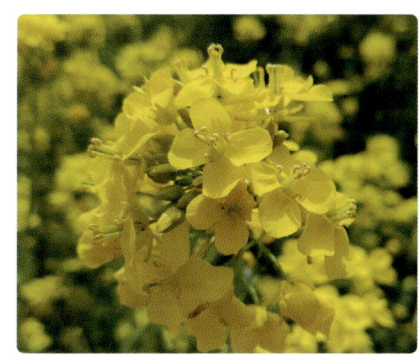

유채 꽃

유채씨를 눌러 기름을 짜서 머리에 바르면 머리카락이 자라고 검은색이 되며, 여자가 월경 이후에 먹으면 임신을 막게 된다.

[의학입문]

유채의 효능

- 어혈(瘀血)을 풀어주고 부종(浮腫)을 빼준다.
- 과로하여 피를 토하는 증상을 치료한다.
- 대변에 피가 섞여 나오는 것을 치료한다.

약이처방(藥餌處方)

▶ 아침 식사와 점심 식사를 규칙적으로 하고, 저녁 식사는 가급적 과일이나 뿌리채소만 먹는다(육체노동자 제외).

▶ 주식(主食)과 부식(副食) 모두 섬유질이 많은 음식이므로 소가 여물을 먹는 것처럼 천천히 오래 씹어야 한다. 그래야만 장내 미생물이 섬유질을 그들의 먹이로 이용할 수 있다. 장내 미생물이 풍부해야 몸이 건강해진다는 것을 잊어서는 안 된다. 따라서 조금 적게 먹더라도 잘 씹어서 먹는 습관을 들여야 한다.

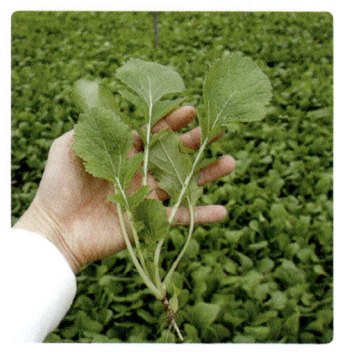

유채 전초

▶ 음료는 식후 2시간 이후부터 다음 식사 30분 전까지 마신다. 식사를 하는 도중에 음료를 마시면 위장에 부담이 된다. 국물이 많은 음식도 결국 위장병의 원인이 된다.

▶ 몸이 좋지 않다면 전문가의 조언에 따라 전문 처방(사물탕, 귀출파징탕)을 복용한다.

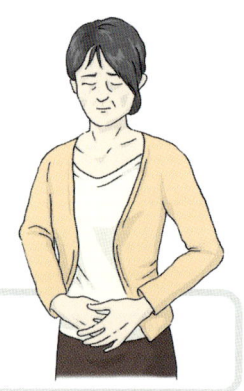

유채의 적응증

종기, 유선염, 월경통, 산후 오로 불통, 월경불통

월경통

주식 현미 70%, 검은콩 30%

부식 섬유질이 많은 채소와 과일, 견과류(예 유채, 미역, 다시마, 생강, 호두, 땅콩, 석류, 쑥, 부추, 마늘, 냉이, 유자, 우엉, 시금치, 케일 등)

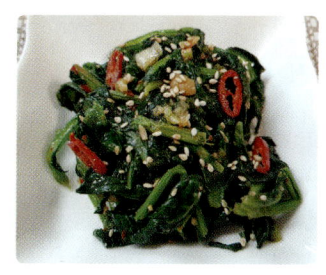

음료 당귀 20g, 천궁 10g, 홍화 5g에 물 1.5L를 붓고 1.5시간 달여서 1L를 취한 후에 하루 동안 음료수 대용으로 마신다.

처방 사물탕 232쪽, 작약감초탕 272쪽

월경불통

주식 현미 70%, 검은콩 30%

부식 섬유질이 많은 채소와 과일, 견과류(예 유채, 석류, 표고, 생강, 마늘, 달래, 냉이 등)

음료 당귀 20g, 천궁 10g, 홍화 5g에 물 1.5L를 붓고 1.5시간 달여서 1L를 취한 후에 하루 동안 음료수 대용으로 마신다.

처방 귀출파징탕

별꽃

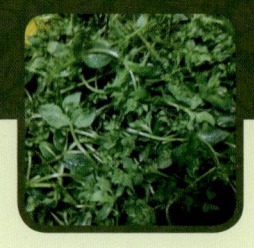

식물 이름 석죽과의 두해살이식물 별꽃
약용 부위 잎과 줄기
맛과 성질 맛은 시고 성질은 평(平)하다.

어혈(瘀血)을 부수고 산후에 핏덩어리를 없애주는데, 볶아서 뜨거울 때 아이 오줌에 타서 마시면 나쁜 피가 다 나오게 된다. 태워서 재를 내어 치아에 문지르면 잇몸에서 피가 나는 것을 멎게 한다. 물에 달여서 복용하면 임증(淋證)을 멎게 하고 소변이 잘 나오도록 한다. 또한 해묵은 악창(惡瘡)과 종기가 낫지 않을 때 찧어서 즙을 발라주면 신묘한 효과가 있다. [의학입문]

종독(腫毒)을 낫게 하고 소변이 지나치게 나오는 것을 멎게 하며, 어혈(瘀血)을 풀어주고 오래된 악창(惡瘡)을 치료한다. 줄기를 잘라보면 가는 실 같은 것이 있고 속이 빈 것이 닭의 창자 같다고 하여 계장초(鷄腸草)라 하였다. 삶아서 나물을 하여 먹거나 날것으로 먹어도 좋다. [동의보감]

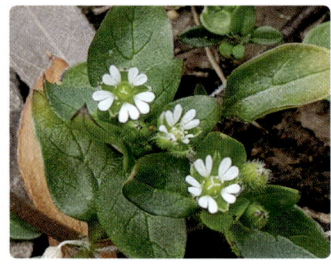
별꽃 지상부

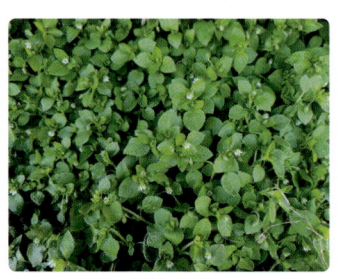
별꽃 무리

별꽃의 효능

- 열(熱)을 내려 독(毒)을 풀어준다.
- 어혈(瘀血)을 몰아내어 통증을 멎게 한다.
- 산후에 젖을 나오게 해준다.
- 머리카락이 일찍 세는 것에 쓴다.

약이처방(藥餌處方)

- 아침 식사와 점심 식사를 규칙적으로 하고, 저녁 식사는 가급적 과일이나 뿌리채소만 먹는다(육체노동자 제외).
- 주식(主食)과 부식(副食) 모두 섬유질이 많은 음식이므로 소가 여물을 먹는 것처럼 천천히 오래 씹어야 한다. 그래야만 장내 미생물이 섬유질을 그들의 먹이로 이용할 수 있다. 장내 미생물이 풍부해야 몸이 건강해진다는 것을 잊어서는 안 된다. 따라서 조금 적게 먹더라도 잘 씹어서 먹는 습관을 들여야 한다.
- 음료는 식후 2시간 이후부터 다음 식사 30분 전까지 마신다. 식사를 하는 도중에 음료를 마시면 위장에 부담이 된다. 국물이 많은 음식도 결국 위장병의 원인이 된다.
- 몸이 좋지 않다면 전문가의 조언에 따라 전문 처방(보중익기탕, 형방패독산)을 복용한다.

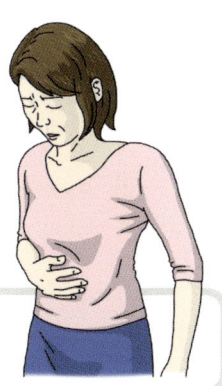

별꽃의 적응증

종기, 피부염, 산후 젖 부족, 산후 오로 불통, 치주질환, 방광염, 요도염

방광염, 요도염

주식 현미 70%, 검은콩 20%, 녹두 10%

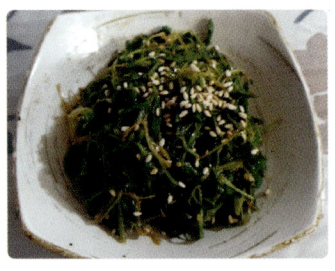

부식 섬유질이 많은 채소와 과일, 견과류(예 별꽃, 민들레, 질경이, 김, 다시마, 톳, 숙주나물, 셀러리, 아욱, 쇠비름, 연근, 옥수수염, 버섯류, 늙은 호박, 토마토 등)

음료 질경이 씨앗 30g, 치자 10g, 복령 10g에 물 1.5L를 붓고 1.5시간 달여서 1L를 취한 후에 하루 동안 음료수 대용으로 마신다.

처방 보중익기탕 376쪽

종기, 피부염

주식 현미 70%, 율무 20%, 검은콩 10%

부식 섬유질이 많은 채소와 과일, 견과류(예 별꽃, 쇠비름, 가지, 민들레, 버섯류, 토마토, 양파, 올리브유, 시금치, 콩류, 호박, 당근, 브로콜리 등)

음료 인동덩굴 꽃봉오리 10g, 민들레 10g에 물 1.5L를 붓고 1.5시간 달여서 1L를 취한 후에 하루 동안 음료수 대용으로 마신다.

처방 형방패독산

속을 따뜻하게 하는
藥餌

천초

건강

계피

천초

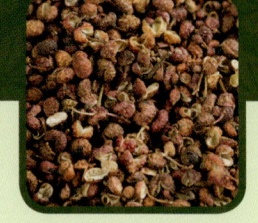

식물 이름 운향과의 낙엽활엽관목 초피나무
약용 부위 열매껍질
맛과 성질 맛은 맵고 성질은 따뜻하다.

배 속에 덩어리가 뭉친 것과 숙식(宿食)을 부수며, 명치가 싸늘하고 아픈 것에 쓴다. 양기(陽氣)를 강하게 하고 사타구니에 나는 땀을 치료하며, 소변을 자주 보는 것을 줄이고 정액

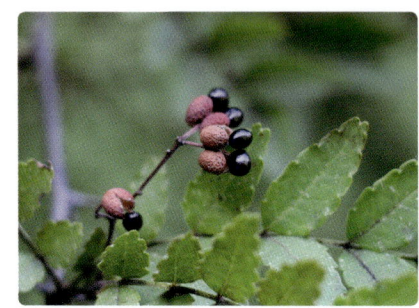

초피나무 열매

이 유실되는 것을 막는다. 비위(脾胃)와 신(腎)을 따뜻하게 하고 주리(腠理)를 통하게 하며, 관문(關門)을 통하게 하고 기운을 더해주며 혈(血)을 통하게 하는 약이다. [의학입문]

육부(六腑)에 있는 한랭(寒冷)한 기운을 없애며, 치통을 멎게 하고 성기능을 강하게 하며 음낭에서 땀이 나는 것을 멎게 하고, 허리와 무릎을 따뜻하게 하며 소변을 자주 보러 가는 것을 줄이고 기(氣)를 내려가게 한다. 치아와 모발을 충실하게 하고 치통을 없애준다. 치통에는 식초에 달여 양치한 다음 뱉어 버린다. 치통은 오직 초피나무 열매껍질을 써야 통증이 멎지만 열(熱)로 아픈 경우에는 쓰지 말아야 한다. [동의보감]

천초의 효능

- 속을 따뜻하게 하고 통증을 멎게 한다.
- 사기(邪氣)를 없애고 냉기(冷氣)를 몰아낸다.
- 충(蟲)을 죽이고 가려움증을 멎게 한다.
- 습진(濕疹)으로 가려운 것과 치통에는 외용한다.

약이처방(藥餌處方)

- 아침 식사와 점심 식사를 규칙적으로 하고, 저녁 식사는 가급적 과일이나 뿌리채소만 먹는다(육체노동자 제외).
- 주식(主食)과 부식(副食) 모두 섬유질이 많은 음식이므로 소가 여물을 먹는 것처럼 천천히 오래 씹어야 한다. 그래야만 장내 미생물이 섬유질을 그들의 먹이로 이용할 수 있다. 장내 미생물이 풍부해야 몸이 건강해진다는 것을 잊어서는 안 된다. 따라서 조금 적게 먹더라도 잘 씹어서 먹는 습관을 들여야 한다.
- 음료는 식후 2시간 이후부터 다음 식사 30분 전까지 마신다. 식사를 하는 도중에 음료를 마시면 위장에 부담이 된다. 국물이 많은 음식도 결국 위장병의 원인이 된다.
- 몸이 좋지 않다면 전문가의 조언에 따라 전문 처방(반하사심탕, 육울탕, 삼령백출산)을 복용한다.

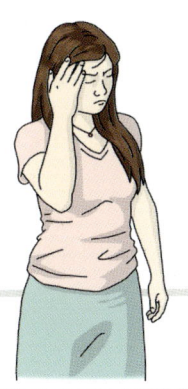

천초의 적응증

탈모, 치통, 치주질환, 역류성 식도염, 복통, 식욕부진, 과민대장증후군

역류성 식도염

주식 현미 70%, 검은콩 20%, 좁쌀 10%

부식 섬유질이 많은 채소와 과일, 견과류(예 감자, 마늘, 양배추, 단호박, 브로콜리, 생강, 마, 민들레 등)

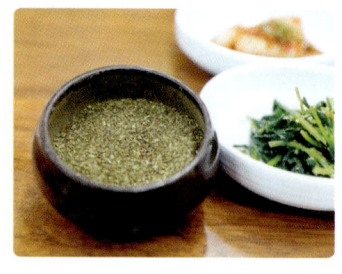

음료 백출 20g, 진피 10g, 초피나무 열매껍질(천초) 5g에 물 1.5L를 붓고 1.5시간 달여서 1L를 취한 후에 하루 동안 음료수 대용으로 마신다.

처방 반하사심탕, 육울탕

과민대장증후군

주식 현미 70%, 까치콩 10%, 좁쌀 10%, 마 10%

부식 섬유질이 많은 채소와 과일, 견과류(예 도토리, 매실, 사과, 생강, 고구마, 당근, 블루베리, 양파 등)

음료 백출 20g, 진피 10g, 초피나무 열매껍질(천초) 5g에 물 1.5L를 붓고 1.5시간 달여서 1L를 취한 후에 하루 동안 음료수 대용으로 마신다.

처방 삼령백출산 292쪽

건강

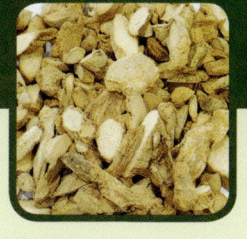

식물 이름 생강과의 여러해살이식물 생강
약용 부위 건조한 뿌리
맛과 성질 맛은 맵고 성질은 뜨겁다.

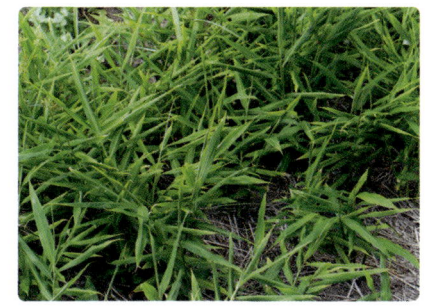
생강 지상부

기운이 제자리를 지키게 하고 보(補)할 수도 있는 것이 생강과 다른 점이다. 비위(脾胃)를 따뜻하게 하여 속이 차서 물설사가 나는 것, 하리(下痢), 장벽(腸澼), 오래된 학질(瘧疾), 곽란(霍亂)에 명치가 싸늘하고 아프며 배가 그득하게 불러 오르는 것을 치료한다. 또한 하초(下焦)의 한습(寒濕)이나 침한 고랭(沈寒痼冷), 신(腎)에 양기(陽氣)가 없어 맥기(脈氣)가 끊어지는 듯한 것에 쓴다. [의학입문]

오장육부(五臟六腑)를 잘 통하게 하고 사지와 관절을 잘 놀릴 수 있게 하며, 풍한습(風寒濕)으로 인한 비증(痹證)을 몰아내고 곽란(霍亂)으로 토하고 설사하는 것을 치료하며, 찬 기운으로 명치가 아픈 것을 치료하고 장벽(腸澼)과 이질을 치료하며, 비위(脾胃)를 따뜻하게 하고 오래된 식체(食滯)를 삭이며 냉담(冷痰)을 없애준다. [동의보감]

건강의 효능

- 속을 데워서 배가 아픈 것을 치료한다.
- 비위(脾胃)를 따뜻하게 하여 설사를 치료한다.
- 검게 볶아서 쓰면 출혈을 멎게 한다.

약이처방(藥餌處方)

- 아침 식사와 점심 식사를 규칙적으로 하고, 저녁 식사는 가급적 과일이나 뿌리채소만 먹는다(육체노동자 제외).
- 주식(主食)과 부식(副食) 모두 섬유질이 많은 음식이므로 소가 여물을 먹는 것처럼 천천히 오래 씹어야 한다. 그래야만 장내 미생물이 섬유질을 그들의 먹이로 이용할 수 있다. 장내 미생물이 풍부해야 몸이 건강해진다는 것을 잊어서는 안 된다. 따라서 조금 적게 먹더라도 잘 씹어서 먹는 습관을 들여야 한다.
- 음료는 식후 2시간 이후부터 다음 식사 30분 전까지 마신다. 식사를 하는 도중에 음료를 마시면 위장에 부담이 된다. 국물이 많은 음식도 결국 위장병의 원인이 된다.
- 몸이 좋지 않다면 전문가의 조언에 따라 전문 처방(이중탕)을 복용한다.

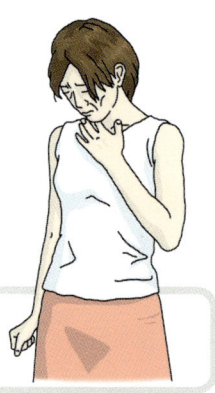

건강의 적응증

구토, 추위 타는 증상, 소화불량, 수족냉증, 복통, 복랭(腹冷), 설사

복통, 복랭

주식 현미 70%, 까치콩 15%, 좁쌀 15%

부식 섬유질이 많은 채소와 과일, 견과류(예 생강, 계피, 쑥, 김, 깻잎, 부추, 호두, 검은깨 등)

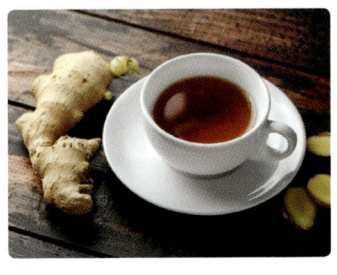

음료 인삼 20g, 건강 10g에 물 1.5L를 붓고 1.5시간 달여서 1L를 취한 후에 하루 동안 음료수 대용으로 마신다.

처방 이중탕 372쪽

설사

주식 현미 70%, 까치콩 10%, 좁쌀 10%, 마 10%(녹두, 수수, 밤을 넣어도 좋다.)

부식 섬유질이 많은 채소와 과일, 견과류(예 숙주나물, 쇠비름, 매실, 석류, 도토리 등)

음료 백출 20g, 진피 10g, 건강 5g에 물 1.5L를 붓고 1.5시간 달여서 1L를 취한 후에 하루 동안 음료수 대용으로 마신다.

처방 이중탕 372쪽

계피

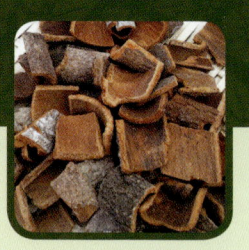

식물 이름 녹나무과의 상록활엽교목 육계나무
약용 부위 나무껍질
맛과 성질 맛은 달면서 맵고 성질은 뜨겁다.

일체의 풍기(風氣), 오로(五勞)와 칠상(七傷)을 주치하고 정수(精髓)를 길러주며, 허리와 무릎을 덥히고 간기(肝氣)를 잘 통하게 하여 풍습냉비(風濕冷痺), 힘줄과 뼈가 뒤틀리고 오그라드는 것을 없애주고, 폐기(肺氣)를 잘 통하게 하여 기침,

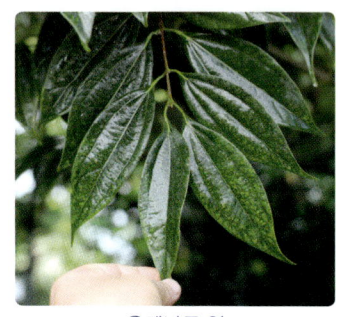

육계나무 잎

코막힘을 멎게 하며, 심신(心神)을 길러주어 갑자기 명치가 아픈 것을 치료한다. 오래 복용하면 눈이 밝아지고 얼굴빛이 부드러워지며 얼굴에 광택과 화색이 돈다. [의학입문]

혈맥(血脈)을 통하게 하여 관절이 잘 움직이도록 하며, 여자의 무월경에도 사용할 수 있다. 온갖 약을 퍼뜨리고 이끌면서 두려워하는 바가 없으니 '온갖 약을 이끌어 주는 약'이라고 한다. [의학입문]

계피의 효능

▶ 화기(火氣)를 보(補)하여 양기(陽氣)를 돕는다.
▶ 한기(寒氣)를 흩어주어 통증을 멎게 한다.

- ▶ 피를 돌게 하여 월경을 나오게 한다.
- ▶ 허리나 무릎이 시리고 아픈 것을 치료한다.

약이처방(藥餌處方)

- ▶ 아침 식사와 점심 식사를 규칙적으로 하고, 저녁 식사는 가급적 과일이나 뿌리채소만 먹는다(육체노동자 제외).
- ▶ 주식(主食)과 부식(副食) 모두 섬유질이 많은 음식이므로 소가 여물을 먹는 것처럼 천천히 오래 씹어야 한다. 그래야만 장내 미생물이 섬유질을 그들의 먹이로 이용할 수 있다. 장내 미생물이 풍부해야 몸이 건강해진다는 것을 잊어서는 안 된다. 따라서 조금 적게 먹더라도 잘 씹어서 먹는 습관을 들여야 한다.

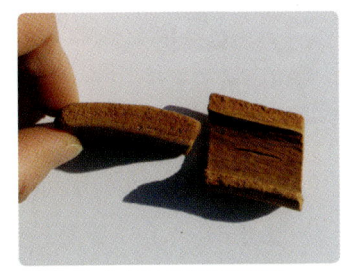

육계나무 나무껍질(채취)

- ▶ 음료는 식후 2시간 이후부터 다음 식사 30분 전까지 마신다. 식사를 하는 도중에 음료를 마시면 위장에 부담이 된다. 국물이 많은 음식도 결국 위장병의 원인이 된다.
- ▶ 몸이 좋지 않다면 전문가의 조언에 따라 전문 처방(십전대보탕, 연령고본단, 쌍보환)을 복용한다.

계피의 적응증

저혈압, 추위 타는 증상, 수족냉증, 만성피로, 소화불량, 복통, 허리 통증, 무릎 통증, 양기부족, 발기부전, 설사, 과민대장증후군

추위 타는 증상

주식 현미 70%, 검은콩 30%

부식 섬유질이 많은 채소와 과일, 견과류(예 생강, 쑥, 김, 깻잎, 부추, 호두, 검은깨 등)

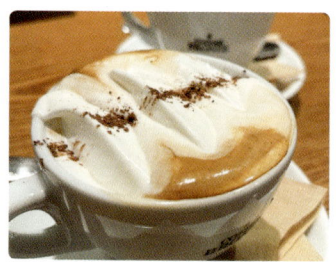

음료 계피 10g, 건강 10g, 감초 5g에 물 1.5L를 붓고 1.5시간 달여서 1L를 취한 후에 하루 동안 음료수 대용으로 마신다.

처방 십전대보탕 280쪽

양기부족, 발기부전

주식 현미 70%, 검은콩 30%(마, 동부콩, 작두콩을 넣어도 좋다.)

부식 섬유질이 많은 채소와 과일, 견과류(예 검은깨, 부추, 마늘, 호두, 시금치, 브로콜리, 감자, 토마토, 들깨, 버섯 등)

음료 두충 20g, 계피 10g에 물 1.5L를 붓고 1.5시간 달여서 1L를 취한 후에 하루 동안 음료수 대용으로 마신다.

처방 연령고본단 248쪽, 쌍보환 392쪽

기력을 더해주는
藥餌

현미

통밀

까치콩

현미

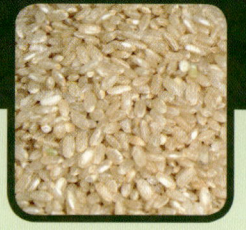

식물 이름 벼과의 한해살이식물 벼
약용 부위 씨앗
맛과 성질 맛은 달고 성질은 평(平)하다.

오장(五臟)을 화평(和平)하게 하고 위기(胃氣)를 보익(補益)하여 살찌게 하며, 근골(筋骨)을 튼튼하게 하고 번열(煩熱), 갈증, 설사, 이질을 멎게 한다. 심지(心志)를 강하게 하고 신정(腎精)을 더해주며 폐기(肺氣)를 보익한다. 양생서(養生書)에 이르기를 "기(氣)와 정(精)은 모두 알곡[米]에서 변화하여 생겨난다."라고 하였으니, '기(氣)'와 '정(精)' 두 글자는 모두 '쌀[米]'의 뜻을 땄다. 병이 들면 죽을 끓여 먹는데, 다른 것을 넣지 않아도 병은 저절로 낫게 된다. [의학입문]

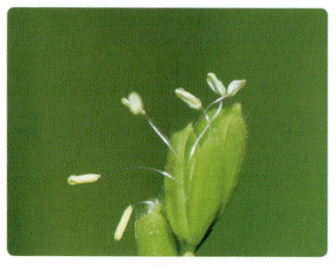
벼 꽃

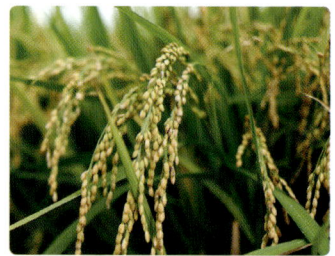
벼 이삭

오장(五臟)을 편안하고 조화롭게 한다. 죽을 쑤어서 이른 새벽에 늘 먹으면 위기(胃氣)를 잘 통하게 하고 진액(津液)을 생기게 한다. [동의보감]

현미의 효능

- 기(氣)를 더해주고 비위(脾胃)를 튼튼하게 한다.
- 근골(筋骨)을 강하게 한다.
- 심지(心志)를 강하게 한다.
- 신정(腎精)을 더하고 폐기(肺氣)를 보익(補益)한다.

약이처방(藥餌處方)

- 아침 식사와 점심 식사를 규칙적으로 하고, 저녁 식사는 가급적 과일이나 뿌리채소만 먹는다(육체노동자 제외).
- 주식(主食)과 부식(副食) 모두 섬유질이 많은 음식이므로 소가 여물을 먹는 것처럼 천천히 오래 씹어야 한다. 그래야만 장내 미생물이 섬유질을 그들의 먹이로 이용할 수 있다. 장내 미생물이 풍부해야 몸이 건강해진다는 것을 잊어서는 안 된다. 따라서 조금 적게 먹더라도 잘 씹어서 먹는 습관을 들여야 한다.
- 음료는 식후 2시간 이후부터 다음 식사 30분 전까지 마신다. 식사를 하는 도중에 음료를 마시면 위장에 부담이 된다. 국물이 많은 음식도 결국 위장병의 원인이 된다.
- 몸이 좋지 않다면 전문가의 조언에 따라 전문 처방(보중익기탕, 경옥고, 공진단, 삼령백출산)을 복용한다.

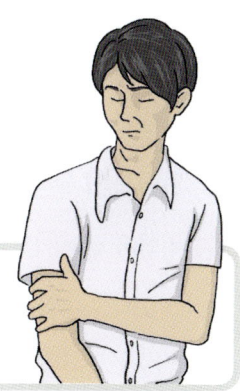

현미의 적응증

불안증, 불면증, 체력저하, 만성피로, 골다공증, 관절통, 신경쇠약, 조루증, 위염, 만성 소화불량, 설사

체력저하, 만성피로

주식 현미 70%, 검은콩 15%, 기장 15%(보리, 좁쌀, 메밀, 동부콩 등을 넣어도 좋다.)

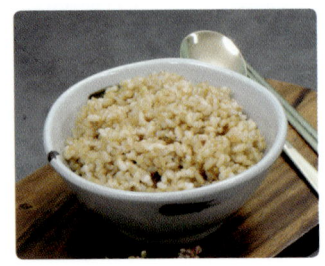

부식 섬유질이 많은 채소와 과일, 견과류(예 콩나물, 호박, 브로콜리, 보리새싹, 버섯, 당근, 토마토, 사과 등)

음료 인삼 10g, 황기 15g, 구기자 15g에 물 1.5L를 붓고 1.5시간 달여서 1L를 취한 후에 하루 동안 음료수 대용으로 마신다.

처방 보중익기탕 376쪽, 경옥고 340쪽, 공진단 228쪽, 비화음 368쪽

만성 소화불량, 설사

주식 현미 70%, 까치콩 15%, 보리 15%(좁쌀, 수수, 율무, 메밀 등을 넣어도 좋다.)

부식 섬유질이 많은 채소와 과일, 견과류(예 무, 배추, 무잎, 순무, 깻잎, 마늘, 생강, 당근, 감, 귤껍질, 매실 등)

음료 백출 20g, 진피 10g, 까치콩 10g에 물 1.5L를 붓고 1.5시간 달여서 1L를 취한 후에 하루 동안 음료수 대용으로 마신다.

처방 비화음 368쪽, 삼령백출산 292쪽

통밀

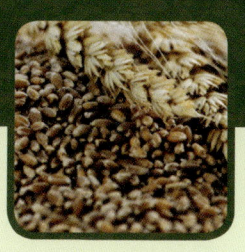

식물 이름 벼과의 한해살이식물 밀
약용 부위 씨앗
맛과 성질 맛은 달고 성질은 따뜻하다.

밀 껍질은 성질이 차고 밀알은 성질이 뜨거운데, 탕에 넣을 때는 껍질째 넣어서 껍질이 터지지 않게 달여야 한다. 껍질이 터지면 성질이 따뜻해진다. 이것으로 보아 껍질을 제거한 밀가루는 열과 답답한 것을 없애지 못한다는 것을 알 수 있다. 가을에 심어서 여름에 익기 때문에 사철의 기운을 충분히 받으므로 자연히 차고 따뜻한 성질을 겸하게 된다. 가루는 성질이 뜨겁고 밀기울은 성질이 싸늘한데, 이것은 당연한 일이다. 밀은 가을에 심고 겨울에 자라서 봄에 이삭이 패고 여름에 익기 때문에 사철의 기운을 고루 갖추게 되므로 오곡(五穀) 중에서도 귀한 것이 된다. [동의보감]

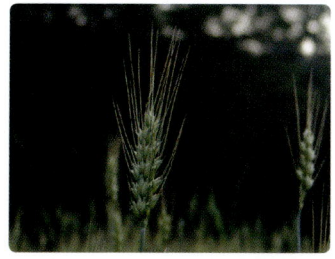
밀 이삭

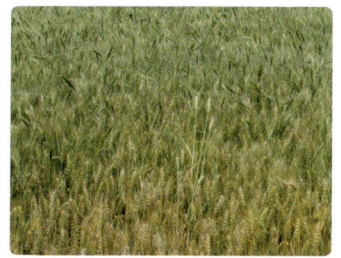
밀 재배지

통밀의 효능

▶ 허(虛)한 것을 보(補)하고 기운(氣運)을 강하게 한다.

- 오래 복용하면 몸이 튼튼해진다.
- 심기(心氣)를 길러준다.
- 신기(腎氣)를 더해준다.
- 장위(腸胃)를 두껍게 한다.

약이처방(藥餌處方)

- 아침 식사와 점심 식사를 규칙적으로 하고, 저녁 식사는 가급적 과일이나 뿌리채소만 먹는다(육체노동자는 제외). 통밀빵이 입맛에 맞지 않으면 현미밥을 먹어도 된다.
- 주식(主食)과 부식(副食) 모두 섬유질이 많은 음식이므로 소가 여물을 먹는 것처럼 천천히 오래 씹어야 한다. 그래야만 장내 미생물이 섬유질을 그들의 먹이로 이용할 수 있다. 장내 미생물이 풍부해야 몸이 건강해진다는 것을 잊어서는 안 된다. 따라서 조금 적게 먹더라도 잘 씹어서 먹는 습관을 들여야 한다.
- 음료는 식후 2시간 이후부터 다음 식사 30분 전까지 마신다. 식사를 하는 도중에 음료를 마시면 위장에 부담이 된다. 국물이 많은 음식도 결국 위장병의 원인이 된다.
- 몸이 좋지 않다면 전문가의 조언에 따라 전문 처방(귀비탕, 소요산)을 복용한다.

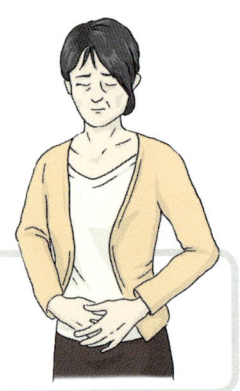

통밀의 적응증

불안증, 불면증, 건망증, 갱년기증상, 위염, 히스테리, 신경쇠약, 체력저하, 만성피로, 변비, 장염

불면증, 건망증

주식 통밀빵(빵이 입맛에 맞지 않으면 수수를 넣은 현미밥을 먹어도 된다.)

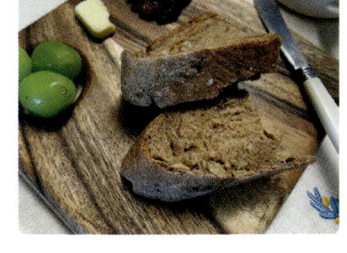

부식 섬유질이 많은 채소와 과일, 견과류(예 마, 양배추, 미나리, 쑥갓, 죽순, 참나리 뿌리, 연꽃 씨앗, 대추, 오디, 블루베리 등)

음료 용안육 20g, 대추 10g, 복령 10g에 물 1.5L를 붓고 1.5시간 달여서 1L를 취한 후에 하루 동안 음료수 대용으로 마신다.

처방 귀비탕 320쪽

갱년기증상

주식 통밀빵(빵이 입맛에 맞지 않으면 현미밥을 먹어도 된다.)

부식 섬유질이 많은 채소와 과일, 견과류(예 검은콩, 메주콩, 콩나물, 참나리 뿌리, 석류, 칡뿌리, 미역, 다시마, 호두, 땅콩, 아마씨, 양배추 등)

음료 맥문동 20g, 참나리 뿌리 10g, 대추 10g에 물 1.5L를 붓고 1.5시간 달여서 1L를 취한 후에 하루 동안 음료수 대용으로 마신다.

처방 소요산 352쪽

까치콩

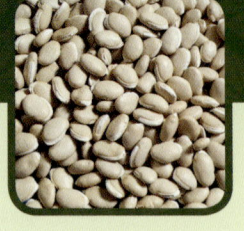

식물 이름 콩과의 덩굴성 여러해살이식물 까치콩
약용 부위 흰색 씨앗
맛과 성질 맛은 달고 담담하며 성질은 평(平)하다.

비위(脾胃)와 오장(五臟)을 보(補)하고 중초(中焦)를 화평하게 하며, 기운(氣運)을 내려주고 곽란(霍亂)과 토사(吐瀉)를 멎게 하며, 더위를 식혀주고 풍기(風氣)를 돌려주며, 일체의 풀, 나무 및 술독을 풀어주고 복어 독을 없애준다. 중초(中焦)를 화평하게 하고 기운을 내려주니 곽란(霍亂)에 쓸 만하다. 더위를 없애주면서도 독(毒)을 풀 수 있고, 여자의 대하(帶下)에는 꽃을 쓰면 더욱

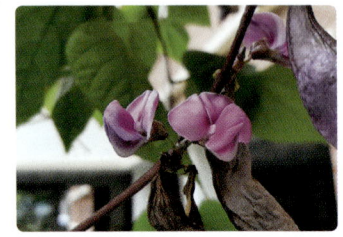

까치콩 꽃

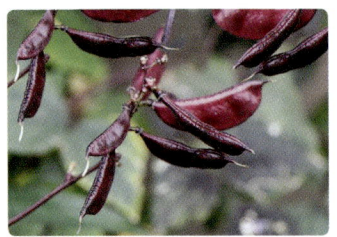

까치콩 꼬투리

좋다. 까치콩의 꽃은 여자의 적백대하(赤白帶下)를 치료하는데, 말려서 가루 내어 미음에 타서 복용한다. [의학입문]

까치콩은 검은 것과 흰 것 두 가지가 있는데, 흰 것은 성질이 따뜻하고, 검은 것은 성질이 조금 싸늘하다. 약으로는 반드시 흰 것을 쓴다. [동의보감]

까치콩의 효능

- 비장(脾臟)을 튼튼하게 하고 습기(濕氣)를 없앤다.
- 속을 편안하게 하고 더위를 이겨내게 한다.
- 식욕부진과 대변이 묽은 것, 설사하는 것을 치료한다.
- 대하증(帶下症)을 치료한다.
- 술독을 풀어준다.

약이처방(藥餌處方)

- 아침 식사와 점심 식사를 규칙적으로 하고, 저녁 식사는 가급적 과일이나 뿌리채소만 먹는다(육체노동자 제외).
- 주식(主食)과 부식(副食) 모두 섬유질이 많은 음식이므로 소가 여물을 먹는 것처럼 천천히 오래 씹어야 한다. 그래야만 장내 미생물이 섬유질을 그들의 먹이로 이용할 수 있다. 장내 미생물이 풍부해야 몸이 건강해진다는 것을 잊어서는 안 된다. 따라서 조금 적게 먹더라도 잘 씹어서 먹는 습관을 들여야 한다.
- 음료는 식후 2시간 이후부터 다음 식사 30분 전까지 마신다. 식사를 하는 도중에 음료를 마시면 위장에 부담이 된다. 국물이 많은 음식도 결국 위장병의 원인이 된다.
- 몸이 좋지 않다면 전문가의 조언에 따라 전문 처방(삼령백출산, 귀비탕)을 복용한다.

까치콩의 적응증

더위 먹음, 묽은 대변, 대하증, 장염, 식욕부진, 소아 식욕부진, 설사

장염, 설사

주식 현미 70%, 까치콩 10%, 좁쌀 10%, 마 10%(녹두, 수수, 밤을 넣어도 좋다.)

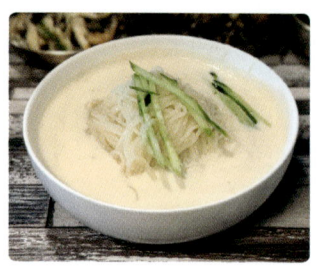

부식 섬유질이 많은 채소와 과일, 견과류(예 숙주나물, 쇠비름, 매실, 석류, 도토리 등)

음료 백출 20g, 진피 10g, 까치콩 10g에 물 1.5L를 붓고 1.5시간 달여서 1L를 취한 후에 하루 동안 음료수 대용으로 마신다.

처방 삼령백출산 292쪽

대하증

주식 현미 70%, 까치콩 10%, 연꽃 씨앗 10%, 마 10%(메밀과 동부콩을 넣어도 좋다.)

부식 섬유질이 많은 채소와 과일, 견과류(예 숙주나물, 쇠비름, 은행 등)

음료 마 20g, 연꽃 씨앗 20g, 까치콩 20g을 볶아서 가루 낸 다음 1일 3~4회, 1회에 10g씩 물에 타서 먹는다.

처방 귀비탕 320쪽

양기를 더해주는 藥餌

호두

부추

두송잎

호두

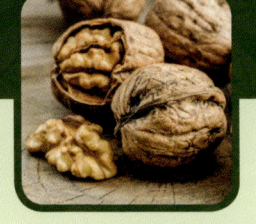

식물 이름 가래나무과의 낙엽활엽교목 호두나무
약용 부위 씨앗
맛과 성질 맛은 달면서 떫고 성질은 따뜻하다.

폐(肺)와 신(腎)을 자윤(滋潤)하여 피부를 윤택하게 하고 머리카락을 검게 하며 요통을 풀어준다. 경맥을 통하게 하고 피를 잘 흐르게 한다. [의학입문]

성질이 뜨거우므로 많이 먹어서는 안 되는 바, 눈썹을 빠지게 하고 풍(風)을 동하게 하기 때문이다. 그리고 여름에는 먹지 말아야 하는데, 비록 살찌게는 하지만 풍(風)을 동하게 하기 때문이다. 담천(痰喘)

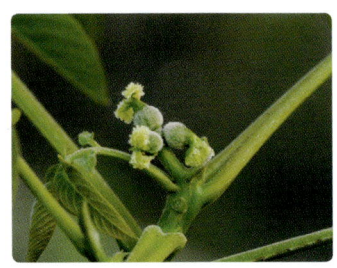

호두나무 암꽃

을 치료하여 능히 폐기(肺氣)를 수렴한다. 겉껍질을 제거하고 속꺼풀 벗기지 않은 호도 3알과 생강 3쪽을 잠잘 무렵에 잘게 씹어서 따뜻한 물로 넘긴다. [동의보감]

호두의 효능

- 신기(腎氣)를 보(補)하고 정액이 새는 것과 발기부전을 치료한다.
- 허리나 무릎이 시큰거리고 약한 것을 치료한다.
- 폐의 기능을 도와 숨이 차고 기침이 나는 것을 멎게 한다.
- 장(腸)을 촉촉하게 하여 변비를 개선한다.

약이처방(藥餌處方)

▶ 아침 식사와 점심 식사를 규칙적으로 하고, 저녁 식사는 가급적 과일이나 뿌리채소만 먹는다(육체노동자 제외).

▶ 주식(主食)과 부식(副食) 모두 섬유질이 많은 음식이므로 소가 여물을 먹는 것처럼 천천히 오래 씹어야 한다. 그래야만 장내 미생물이 섬유질을 그들의 먹이로 이용할 수 있다. 장내 미생물이 풍부해야 몸이 건강해진다는 것을 잊어서는 안 된다. 따라서 조금 적게 먹더라도 잘 씹어서 먹는 습관을 들여야 한다.

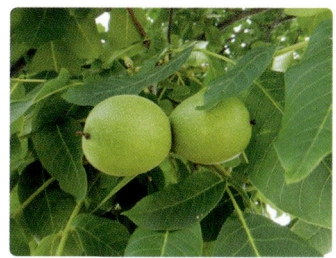

호두나무 열매

▶ 음료는 식후 2시간 이후부터 다음 식사 30분 전까지 마신다. 식사를 하는 도중에 음료를 마시면 위장에 부담이 된다. 국물이 많은 음식도 결국 위장병의 원인이 된다.

▶ 몸이 좋지 않다면 전문가의 조언에 따라 전문 처방(대방풍탕, 독활기생탕, 육미지황환, 소자강기탕)을 복용한다.

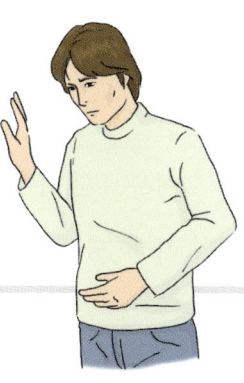

호두의 적응증

이명, 천식, 만성기침, 허리 통증, 무릎 통증, 변비, 발기부전

허리 통증, 무릎 통증

주식 현미 70%, 검은콩 30% (좁쌀, 작두콩, 마, 율무, 밤 등을 넣어도 좋다.)

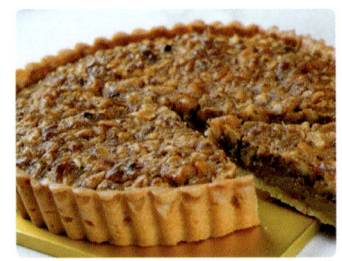

부식 섬유질이 많은 채소와 과일, 견과류(예 감자, 양배추, 시금치, 부추, 모과, 잣, 표고, 검은깨, 호두 등)

음료 두충 10g, 우슬 10g, 방풍 10g에 물 1.5L를 붓고 1.5시간 달여서 1L를 취한 후에 하루 동안 음료수 대용으로 마신다.

처방 대방풍탕 240쪽, 독활기생탕 244쪽, 육미지황환 336쪽, 쌍보환 392쪽

천식, 만성기침

주식 현미 70%, 검은콩 20%, 마 10%(기장을 넣어도 좋다.)

부식 섬유질이 많은 채소와 과일, 견과류(예 호두, 무, 잣, 땅콩, 마늘, 생강, 더덕, 도라지, 수세미오이, 배, 감, 비파 등)

음료 호두 10g, 은행 5g, 오미자 5g에 물 1.5L를 붓고 1.5시간 달여서 1L를 취한 후에 하루 동안 음료수 대용으로 마신다.

처방 소자강기탕 328쪽

부추

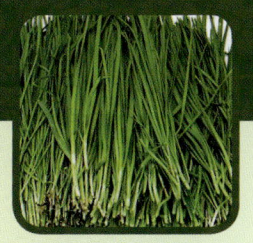

식물 이름 백합과의 여러해살이식물 부추
약용 부위 잎
맛과 성질 맛은 맵고 성질은 따뜻하다.

속을 따뜻하게 하고 명치에 고질적인 냉기(冷氣)가 있어 아픈 것을 없애주며, 위(胃)의 객열(客熱)을 없애고 중풍으로 목소리가 나오지 않는 것, 중악(中惡)으로 명치가 땅기고 찌르는 듯 아픈 것에 쓰는데 모두 찧어서 즙을 내어 마신다. [의학입문]

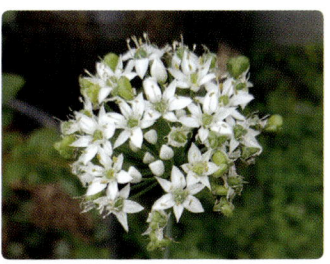

부추 꽃

이 약의 기운은 심(心)으로 들어가서 오장(五臟)을 편안하게 하고 위(胃) 속의 열기를 없애주며, 허약한 것을 보하고 허리와 무릎을 따뜻하게 해주며 흉비증(胸痺證)을 없애준다. 부추는 가슴 속에 있는 나쁜 피와 체한 기(氣)를 없애주고, 또한 간기(肝氣)를 충실하게 해준다. 채소 가운데서 성질이 가장 따뜻하고 사람에게 이롭기 때문에 늘 먹으면 좋다. [동의보감]

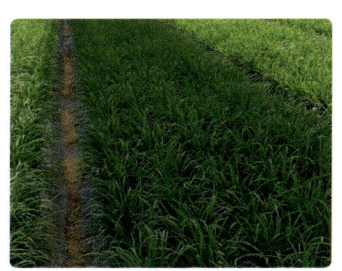

부추 재배지

부추의 효능

- 간신(肝腎)을 따뜻하게 보(補)하고 양기(陽氣)를 강하게 한다.
- 정액이 새는 것과 발기부전을 치료한다.
- 허리와 무릎이 시큰거리고 아픈 것을 치료한다.
- 소변을 자주 보는 것과 요실금을 치료한다.
- 대하증(帶下症)을 치료한다.

약이처방(藥餌處方)

- 아침 식사와 점심 식사를 규칙적으로 하고, 저녁 식사는 가급적 과일이나 뿌리채소만 먹는다(육체노동자 제외).
- 주식(主食)과 부식(副食) 모두 섬유질이 많은 음식이므로 소가 여물을 먹는 것처럼 천천히 오래 씹어야 한다. 그래야만 장내 미생물이 섬유질을 그들의 먹이로 이용할 수 있다. 장내 미생물이 풍부해야 몸이 건강해진다는 것을 잊어서는 안 된다. 따라서 조금 적게 먹더라도 잘 씹어서 먹는 습관을 들여야 한다.
- 음료는 식후 2시간 이후부터 다음 식사 30분 전까지 마신다. 식사를 하는 도중에 음료를 마시면 위장에 부담이 된다. 국물이 많은 음식도 결국 위장병의 원인이 된다.
- 몸이 좋지 않다면 전문가의 조언에 따라 전문 처방(연령고본단, 대방풍탕, 독활기생탕, 육미지황환)을 복용한다.

부추의 적응증

안구건조증, 고지혈증, 고혈압, 양기부족, 발기부전, 허리 통증, 무릎 통증, 전립선질환, 대하증, 요실금, 변비, 치질

양기부족, 발기부전

주식 현미 70%, 검은콩 30% (마, 동부콩, 작두콩을 넣어도 좋다.)

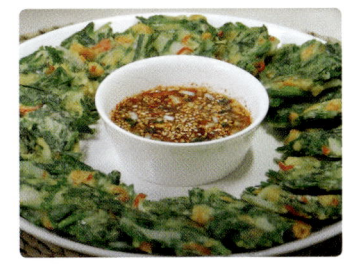

부식 섬유질이 많은 채소와 과일, 견과류(예 검은깨, 부추, 마늘, 호두, 시금치, 브로콜리, 감자, 토마토, 들깨, 버섯 등)

음료 토사자 20g, 구기자 20g에 물 1.5L를 붓고 1.5시간 달여서 1L를 취한 후에 하루 동안 음료수 대용으로 마신다.

처방 연령고본단 248쪽, 쌍보환 392쪽

허리 통증, 무릎 통증

주식 현미 70%, 검은콩 30%(좁쌀, 작두콩, 마, 율무, 밤 등을 넣어도 좋다.)

부식 섬유질이 많은 채소와 과일, 견과류(예 감자, 양배추, 시금치, 부추, 모과, 잣, 표고, 검은깨, 호두 등)

음료 두충 10g, 우슬 10g, 방풍 10g에 물 1.5L를 붓고 1.5시간 달여서 1L를 취한 후에 하루 동안 음료수 대용으로 마신다.

처방 대방풍탕 240쪽, 독활기생탕 244쪽, 육미지황환 336쪽, 쌍보환 392쪽

두충잎

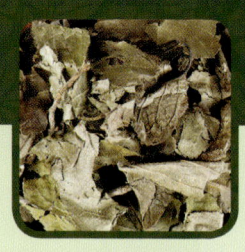

식물 이름 두충과의 낙엽활엽교목 두충나무
약용 부위 어린잎
맛과 성질 맛은 달고 성질은 따뜻하다.

두충의 어린잎을 면아(棉芽)라고 하는데, 나물이나 장아찌로 만들어 먹을 수 있다. 의서(醫書)에는 풍독(風毒)으로 인한 각기(脚氣), 오래도록 쌓여 있는 풍랭(風冷), 치질로 인한 하혈(下血)에 쓰는 것으로 기록되어 있다.

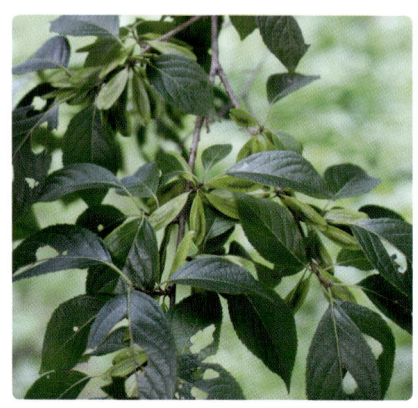

두충나무 잎과 열매

두충잎에 대한 동물 연구에서는 두충잎이 콜레스테롤 합성을 억제하고 당뇨병을 개선하는 것으로 나타났고, 관절염과 류머티즘에도 효과가 있는 것으로 알려져 있다.

두충잎의 효능

- 풍독(風毒)으로 인한 각기(脚氣)를 치료한다.
- 풍랭(風冷)으로 인한 여러 병증을 치료한다.
- 오래된 적취(積聚)를 없애준다.
- 치질로 인한 하혈(下血)을 치료한다.

약이처방(藥餌處方)

- 아침 식사와 점심 식사를 규칙적으로 하고, 저녁 식사는 가급적 과일이나 뿌리채소만 먹는다(육체노동자 제외).
- 주식(主食)과 부식(副食) 모두 섬유질이 많은 음식이므로 소가 여물을 먹는 것처럼 천천히 오래 씹어야 한다. 그래야만 장내 미생물이 섬유질을 그들의 먹이로 이용할 수 있다. 장내 미생물이 풍부해야 몸이 건강해진다는 것을 잊어서는 안 된다. 따라서 조금 적게 먹더라도 잘 씹어서 먹는 습관을 들여야 한다.

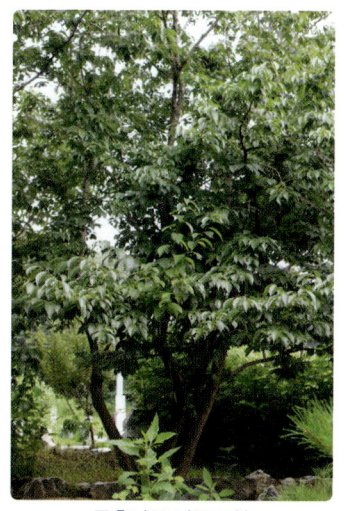

두충나무 나무모양

- 음료는 식후 2시간 이후부터 다음 식사 30분 전까지 마신다. 식사를 하는 도중에 음료를 마시면 위장에 부담이 된다. 국물이 많은 음식도 결국 위장병의 원인이 된다.
- 몸이 좋지 않다면 전문가의 조언에 따라 전문 처방(산사천마환, 이정환)을 복용한다.

두충잎의 적응증

당뇨병, 고지혈증, 고혈압, 요실금, 허리 통증, 무릎 통증

고지혈증, 고혈압

주식 현미 70%, 보리 20%, 검은콩 5%, 좁쌀 5%(메밀, 녹두를 넣어도 좋다.)

부식 섬유질이 많은 채소와 과일, 견과류(예 두충잎, 미역, 다시마, 냉이, 고구마, 숙주나물, 시금치, 미나리, 셀러리, 쑥갓, 죽순, 부추, 양파, 당근, 오이, 호박, 가지, 토마토, 사과, 표고, 목이, 블루베리, 브로콜리 등)

음료 구기자 20g, 산사 10g, 단삼 5g에 물 1.5L를 붓고 1.5시간 달여서 1L를 취한 후에 하루 동안 음료수 대용으로 마신다.

처방 산사천마환 304쪽

당뇨병

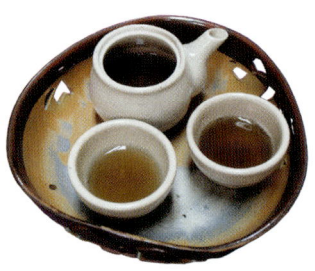

주식 현미 70%, 보리 20%, 검은콩 5%, 좁쌀 5%(동부콩과 녹두를 넣어도 좋다.)

부식 섬유질이 많은 채소와 과일, 견과류(예 두충잎, 미역, 다시마, 냉이, 고구마순, 돼지감자, 양파, 마늘, 시금치, 셀러리, 죽순, 당근, 호박, 블루베리, 둥굴레, 오미자 등)

음료 찔레나무 열매 30g, 창출 20g, 인삼 10g에 물 1.5L를 붓고 1.5시간 달여서 1L를 취한 후에 하루 동안 음료수 대용으로 마신다.

처방 산사천마환 304쪽, 이정환 216쪽

막힌 기(氣)를 풀어주는

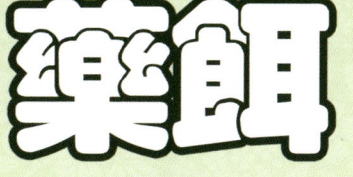

무잎

순무

깻잎

무잎

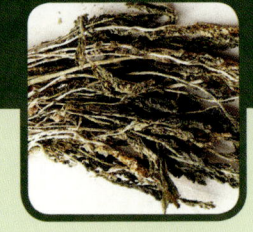

식물 이름 십자화과의 한해살이식물 또는 두해살이식물 무
약용 부위 잎
맛과 성질 맛은 달면서 맵고 성질은 평(平)하다.

무청(시래기)은 곧 무의 지상부이다. 참기름에 개어서 거미한테 물린 곳에 바르는데, 독이 속으로 들어간 듯하면 가루 내어 술로 먹는다. 또한 개한테 물린 것도 치료한다. 또 다른 처방이 있는데, 유옹(乳癰)이 처음 붓고 아프면서 한열(寒熱)이 오르내릴 때에는 뿌리와 잎을 취하여 소금을 약간 넣고 찧어서 바르면 열감이 달라진다. [의학입문]

무잎의 효능

▶ 음식을 소화시키고 기(氣)를 다스린다.

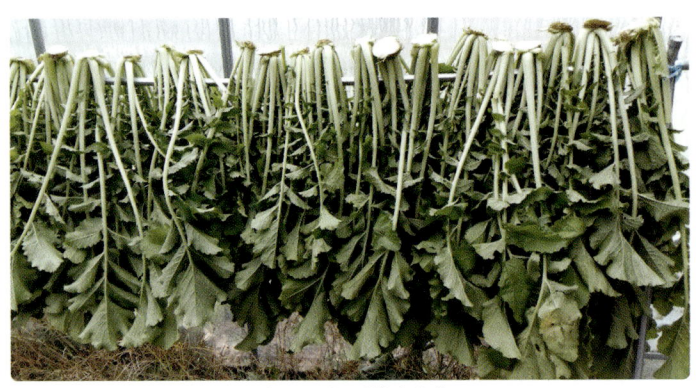

건조 중인 무청(시래기)

- 음식이 체하여 소화되지 않는 것을 치료한다.
- 가슴이 막혀 그득하고 딸꾹질이 나는 것을 없애준다.

약이처방(藥餌處方)

- 아침 식사와 점심 식사를 규칙적으로 하고, 저녁 식사는 가급적 과일이나 뿌리채소만 먹는다(육체노동자 제외).

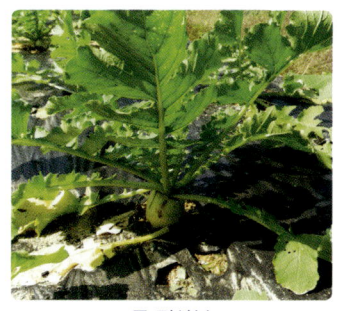

무 지상부

- 주식(主食)과 부식(副食) 모두 섬유질이 많은 음식이므로 소가 여물을 먹는 것처럼 천천히 오래 씹어야 한다. 그래야만 장내 미생물이 섬유질을 그들의 먹이로 이용할 수 있다. 장내 미생물이 풍부해야 몸이 건강해진다는 것을 잊어서는 안 된다. 따라서 조금 적게 먹더라도 잘 씹어서 먹는 습관을 들여야 한다.
- 음료는 식후 2시간 이후부터 다음 식사 30분 전까지 마신다. 식사를 하는 도중에 음료를 마시면 위장에 부담이 된다. 국물이 많은 음식도 결국 위장병의 원인이 된다.
- 몸이 좋지 않다면 전문가의 조언에 따라 전문 처방(백출고, 인삼양위탕)을 복용한다.

무잎의 적응증

인후통, 유선염, 식체(食滯), 산후 젖 부족, 딸꾹질, 설사, 소화불량

소화불량

주식 현미 70%, 까치콩 15%, 보리 15%(좁쌀, 수수, 율무, 메밀 등을 넣어도 좋다.)

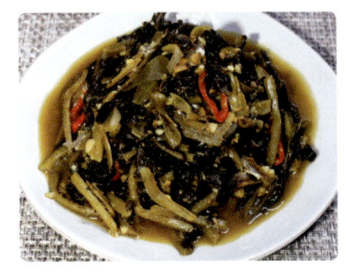

부식 섬유질이 많은 채소와 과일, 견과류(예 무, 배추, 무잎, 순무, 깻잎, 마늘, 생강, 계피, 당근, 감, 귤껍질, 매실 등)

음료 백출 20g, 진피 10g에 물 1.5L를 붓고 1.5시간 달여서 1L를 취한 후에 하루 동안 음료수 대용으로 마신다.

처방 백출고 288쪽, 인삼양위탕, 삼출건비탕 296쪽, 비화음 368쪽, 대화중음 308쪽, 정전가미이진탕 312쪽, 반하백출천마탕 384쪽

딸꾹질

주식 현미 70%, 보리 20%, 완두콩 10%

부식 섬유질이 많은 채소와 과일, 견과류(예 생강, 감꼭지, 마늘, 귤껍질, 인삼, 당귀, 무잎 등)

음료 건강 10g, 차즈기 잎 10g에 물 1.5L를 붓고 1.5시간 달여서 1L를 취한 후에 하루 동안 음료수 대용으로 마신다.

처방 인삼양위탕

순무

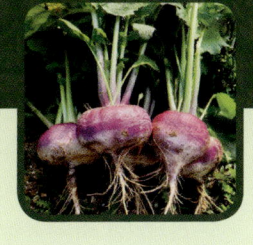

식물 이름 십자화과의 한해살이식물 또는
두해살이식물 순무
약용 부위 뿌리와 잎
맛과 성질 맛은 달면서 맵고 성질은 평(平)하다.

오장(五臟)을 좋아지게 하여 음식을 소화시키고 기(氣)를 내려가게 하며, 황달(黃疸)을 치료하고 몸을 가벼워지게 하며 기(氣)를 도와준다. 사철 내내 있는데, 봄에는 싹을 먹고, 여름에는 잎을 먹

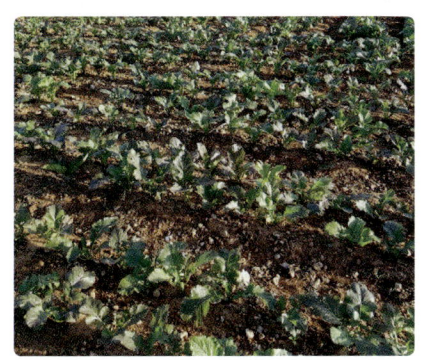

순무 재배지

으며, 가을에는 줄기를 먹고, 겨울에는 뿌리를 먹는다. 또한 흉년에는 식량을 대신할 수도 있어서 채소 가운데서 가장 도움이 되는 것이다. 늘 먹으면 살이 찌고 건강해진다. 여러 채소 가운데서 이롭기만 하고 해로운 것이 없는 것으로서, 오래도록 먹기에 가장 적합한 것이다. [동의보감]

순무의 효능

- 위(胃)의 활동을 좋게 하여 음식을 소화시킨다.
- 식적(食積)을 없앤다.
- 습(濕)을 빠지게 하여 독(毒)을 풀어준다.

약이처방(藥餌處方)

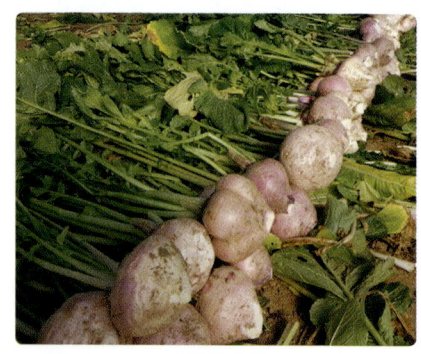
수확한 순무

- 아침 식사와 점심 식사를 규칙적으로 하고, 저녁 식사는 가급적 과일이나 뿌리채소만 먹는다(육체노동자 제외).
- 주식(主食)과 부식(副食) 모두 섬유질이 많은 음식이므로 소가 여물을 먹는 것처럼 천천히 오래 씹어야 한다. 그래야만 장내 미생물이 섬유질을 그들의 먹이로 이용할 수 있다. 장내 미생물이 풍부해야 몸이 건강해진다는 것을 잊어서는 안 된다. 따라서 조금 적게 먹더라도 잘 씹어서 먹는 습관을 들여야 한다.
- 음료는 식후 2시간 이후부터 다음 식사 30분 전까지 마신다. 식사를 하는 도중에 음료를 마시면 위장에 부담이 된다. 국물이 많은 음식도 결국 위장병의 원인이 된다.
- 몸이 좋지 않다면 전문가의 조언에 따라 전문 처방(백출고, 인삼양위탕, 인진오령산)을 복용한다.

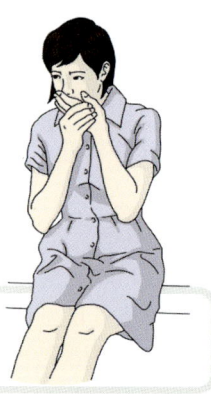

순무의 적응증

소갈증, 황달, 유행성 독감, 간기능 저하, 유선염, 소화불량, 변비

소화불량

주식 현미 70%, 까치콩 15%, 보리 15%(좁쌀, 수수, 율무, 메밀 등을 넣어도 좋다.)

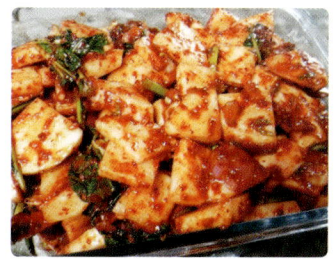

부식 섬유질이 많은 채소와 과일, 견과류(예 무, 배추, 무잎, 순무, 깻잎, 마늘, 생강, 계피, 당근, 감, 귤껍질, 매실 등)

음료 백출 20g, 진피 10g에 물 1.5L를 붓고 1.5시간 달여서 1L를 취한 후에 하루 동안 음료수 대용으로 마신다.

처방 백출고 288쪽, 인삼양위탕, 삼출건비탕 296쪽, 비화음 368쪽, 대화중음 308쪽, 정전가미이진탕 312쪽, 반하백출천마탕 384쪽

간기능 저하

주식 현미 70%, 검은콩 20%, 녹두 10%

부식 섬유질이 많은 채소와 과일, 견과류(예 순무, 미나리, 사과, 냉이, 구기자, 쑥, 결명자, 버섯류, 마늘, 호두, 민들레, 엉겅퀴, 배추, 브로콜리, 콩나물, 부추, 올리브유 등)

음료 인진 20g, 진피 10g에 물 1.5L를 붓고 1.5시간 달여서 1L를 취한 후에 하루 동안 음료수 대용으로 마신다.

처방 인진오령산

깻잎

식물 이름 꿀풀과의 한해살이식물 들깨
약용 부위 잎
맛과 성질 맛은 맵고 성질은 따뜻하다.

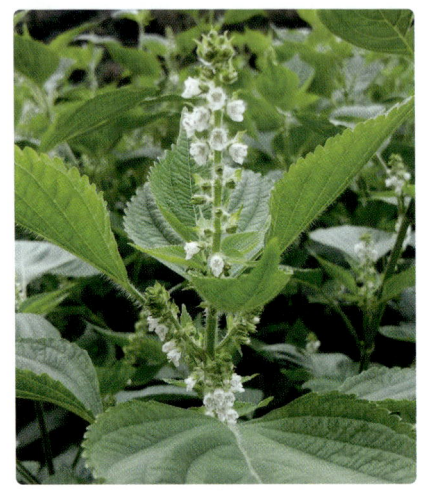

들깨의 잎은 중초(中焦)를 고르게 하고 냄새 나는 것을 없애주며, 기(氣)가 치미는 것과 기침하는 것을 치료한다. 그리고 여러 가지 벌레한테 물린 데와 음낭이 부은 데는 짓찧어 붙인다. [동의보감]

들깨의 씨앗은 기(氣)를 내리고 기침과 갈증을 멎게 해주며, 폐(肺)를 윤택하게 해주고 중초(中焦)를 보하며 정수(精髓)를 보충해준다. 사람들이 많이 심는데, 씨를 갈아 쌀과 함께 섞어서 죽을 쑤어 먹으면 살이 찌고 기(氣)가 내리며 보(補)해진다. [동의보감]

들깨 꽃

깻잎의 효능

▶ 한기(寒氣)를 흩어주어 체표의 사기(邪氣)를 풀어준다.
▶ 기(氣)를 다스려서 속을 편안하게 해준다.

약이처방(藥餌處方)

▶ 아침 식사와 점심 식사를 규칙적으로 하고, 저녁 식사는 가급적 과일이나 뿌리채소만 먹는다(육체노동자 제외).

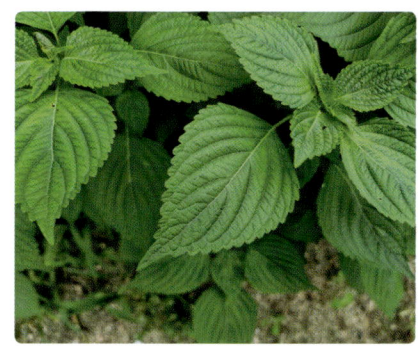
들깨 잎

▶ 주식(主食)과 부식(副食) 모두 섬유질이 많은 음식이므로 소가 여물을 먹는 것처럼 천천히 오래 씹어야 한다. 그래야만 장내 미생물이 섬유질을 그들의 먹이로 이용할 수 있다. 장내 미생물이 풍부해야 몸이 건강해진다는 것을 잊어서는 안 된다. 따라서 조금 적게 먹더라도 잘 씹어서 먹는 습관을 들여야 한다.

▶ 음료는 식후 2시간 이후부터 다음 식사 30분 전까지 마신다. 식사를 하는 도중에 음료를 마시면 위장에 부담이 된다. 국물이 많은 음식도 결국 위장병의 원인이 된다.

▶ 몸이 좋지 않다면 전문가의 조언에 따라 전문 처방(백출고, 인삼양위탕, 귀비탕)을 복용한다.

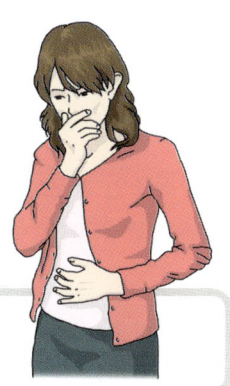

깻잎의 적응증

우울증, 불안증, 기침, 당뇨병, 암 예방, 식중독, 소화불량, 복통, 설사, 비만

소화불량

주식 현미 70%, 까치콩 15%, 보리 15%(좁쌀, 수수, 율무, 메밀 등을 넣어도 좋다.)

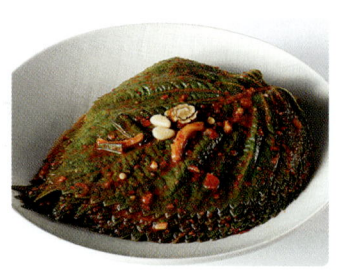

부식 섬유질이 많은 채소와 과일, 견과류(예 무, 배추, 무잎, 순무, 깻잎, 마늘, 생강, 계피, 당근, 감, 귤껍질, 매실 등)

음료 백출 20g, 진피 10g에 물 1.5L를 붓고 1.5시간 달여서 1L를 취한 후에 하루 동안 음료수 대용으로 마신다.

처방 백출고 288쪽, 인삼양위탕, 삼출건비탕 296쪽, 비화음 368쪽, 대화중음 308쪽, 정전가미이진탕 312쪽, 반하백출천마탕 384쪽

우울증, 불안증

주식 현미 70%, 수수 30%

부식 섬유질이 많은 채소와 과일, 견과류(예 깻잎, 블루베리, 호두, 감자, 양배추, 표고, 달래, 상추, 케일, 브로콜리, 양파, 시금치, 두릅, 토마토, 땅콩 등)

음료 산조인 20g, 대추 20g에 물 1.5L를 붓고 1.5시간 달여서 1L를 취한 후에 하루 동안 음료수 대용으로 마신다.

처방 귀비탕 320쪽

마음을 안정시키는 藥餌

대추
백합
수수

대추

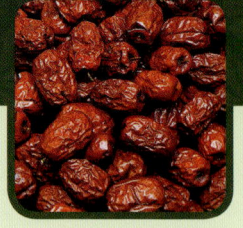

식물 이름 갈매나무과의 낙엽활엽관목 대추나무
약용 부위 열매
맛과 성질 맛은 달고 성질은 따뜻하다.

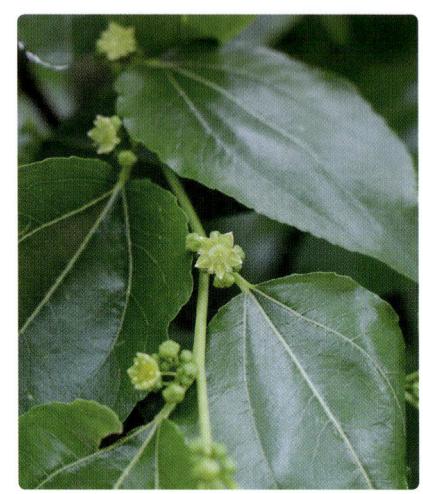
대추나무 꽃

속을 편하게 하고 비(脾)를 영양하며, 오장(五臟)을 보(補)하고 12경맥을 도와주며, 진액(津液)을 보하고 구규(九竅)를 통하게 하며, 의지를 강하게 하고 여러 가지 약을 조화시킨다. 껍질 속의 대추살은 허(虛)한 것을 보해주기 때문에 탕약에 넣을 때는 모두 쪼개 넣어야 한다. 맛이 달아서 부족한 경락(經絡)을 보해주어 음혈(陰血)을 완화시켜 주고, 혈(血)이 완화되면 경맥이 살아나기 때문에 12경맥을 도울 수 있는 것이다. [동의보감]

🌿 대추의 효능

- ▶ 속을 보(補)하고 기(氣)를 더해준다.
- ▶ 혈(血)을 기르고 정신을 안정시킨다.

약이처방(藥餌處方)

▶ 아침 식사와 점심 식사를 규칙적으로 하고, 저녁 식사는 가급적 과일이나 뿌리채소만 먹는다(육체노동자 제외).

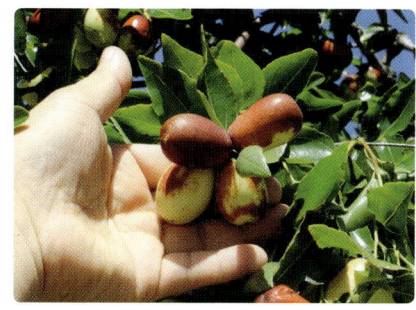
대추나무 열매

▶ 주식(主食)과 부식(副食) 모두 섬유질이 많은 음식이므로 소가 여물을 먹는 것처럼 천천히 오래 씹어야 한다. 그래야만 장내 미생물이 섬유질을 그들의 먹이로 이용할 수 있다. 장내 미생물이 풍부해야 몸이 건강해진다는 것을 잊어서는 안 된다. 따라서 조금 적게 먹더라도 잘 씹어서 먹는 습관을 들여야 한다.

▶ 음료는 식후 2시간 이후부터 다음 식사 30분 전까지 마신다. 식사를 하는 도중에 음료를 마시면 위장에 부담이 된다. 국물이 많은 음식도 결국 위장병의 원인이 된다.

▶ 몸이 좋지 않다면 전문가의 조언에 따라 전문 처방(귀비탕, 경옥고, 사물탕)을 복용한다.

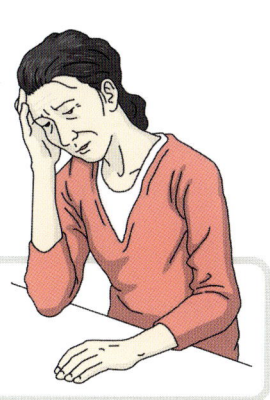

대추의 적응증

신경쇠약, 불면증, 빈혈, 히스테리, 저혈압, 불안증, 만성기관지염, 식욕부진, 신체허약, 만성피로

신경쇠약, 불면증

주식 현미 70%, 검은콩 20%, 수수 10%

부식 섬유질이 많은 채소와 과일, 견과류(예 미나리, 연꽃 씨앗, 사과, 대추, 용안육, 감자, 시금치, 김, 미역, 호두, 오미자 등)

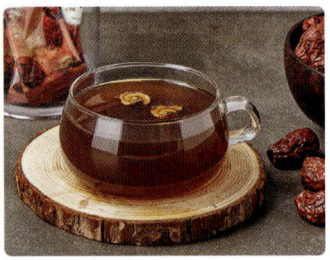

음료 복령 20g, 맥문동 20g에 물 1.5L를 붓고 1.5시간 달여서 1L를 취한 후에 하루 동안 음료수 대용으로 마신다.

처방 귀비탕 320쪽, 경옥고 340쪽, 이정환 216쪽

빈혈

주식 현미 70%, 검은콩 20%, 까치콩 10%

부식 섬유질이 많은 채소와 과일, 견과류(예 검은깨, 시금치, 당근, 미역, 김, 표고, 콩나물, 호박, 토마토, 대추, 오디, 목이, 브로콜리, 상추 등)

음료 당귀 20g, 숙지황 10g, 용안육 10g에 물 1.5L를 붓고 1.5시간 달여서 1L를 취한 후에 하루 동안 음료수 대용으로 마신다.

처방 사물탕 232쪽

백합

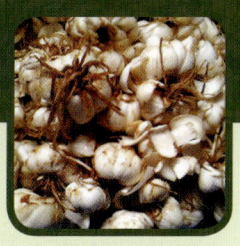

식물 이름 백합과의 여러해살이식물 참나리
약용 부위 뿌리
맛과 성질 맛은 달면서 쓰고 성질은 서늘하다.

대소변이 잘 나오지 않는 것, 명치가 땅기고 아픈 것, 옆구리가 그득한 것, 폐위(肺痿)와 폐옹(肺癰), 폐열(肺熱)로 인한 기침, 후비(喉痺), 가슴이 답답하고 한열(寒熱)이 오르내리는 것, 온몸이 아픈 것에 쓴다. 전증(癲證)으로 콧물과 눈

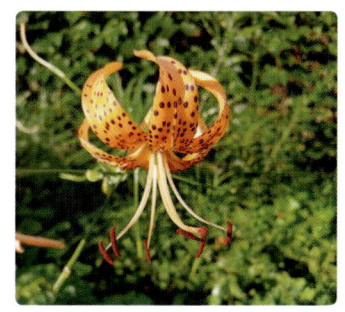

참나리 꽃

물을 흘리고 발광하며 소리 치는 것, 놀란 듯이 두근거려서 심(心)과 담(膽)이 편안치 않은 것을 치료한다. [의학입문]

상한(傷寒)의 백합병(百合病)을 치료하며 대소변이 잘 나오게 하고, 모든 사기(邪氣)와 귀신이 들려 울고 미친 소리로 떠드는 것을 치료하며 고독(蠱毒)을 죽이고, 유옹(乳癰)과 등창[發背, 발배], 종기[瘡腫, 창종]를 치료한다. [동의보감]

백합의 효능

- ▶ 심포(心包)에 든 열(熱)을 몰아내어 정신을 안정시킨다.
- ▶ 음허(陰虛)로 인한 기침을 치료한다.
- ▶ 가래에 피가 섞여 나오는 것을 치료한다.

▶ 경계(驚悸)와 불면(不眠), 꿈을 많이 꾸는 것을 치료한다.

약이처방(藥餌處方)

▶ 아침 식사와 점심 식사를 규칙적으로 하고, 저녁 식사는 가급적 과일이나 뿌리채소만 먹는다(육체노동자 제외).

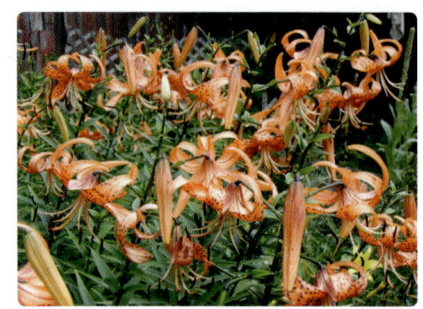

참나리 무리

▶ 주식(主食)과 부식(副食) 모두 섬유질이 많은 음식이므로 소가 여물을 먹는 것처럼 천천히 오래 씹어야 한다. 그래야만 장내 미생물이 섬유질을 그들의 먹이로 이용할 수 있다. 장내 미생물이 풍부해야 몸이 건강해진다는 것을 잊어서는 안 된다. 따라서 조금 적게 먹더라도 잘 씹어서 먹는 습관을 들여야 한다.

▶ 음료는 식후 2시간 이후부터 다음 식사 30분 전까지 마신다. 식사를 하는 도중에 음료를 마시면 위장에 부담이 된다. 국물이 많은 음식도 결국 위장병의 원인이 된다.

▶ 몸이 좋지 않다면 전문가의 조언에 따라 전문 처방(귀비탕, 소요산)을 복용한다.

백합의 적응증

불면증, 객혈(喀血), 불안증, 결핵, 신경쇠약, 기침, 가래, 갱년기증상

불면증

주식 현미 70%, 검은콩 20%, 수수 10%

부식 섬유질이 많은 채소와 과일, 견과류(예 마, 양배추, 미나리, 쑥갓, 죽순, 참나리 뿌리, 연꽃 씨앗, 대추, 오디, 블루베리 등)

음료 용안육 20g, 대추 10g, 참나리 뿌리 10g에 물 1.5L를 붓고 1.5시간 달여서 1L를 취한 후에 하루 동안 음료수 대용으로 마신다.

처방 귀비탕 320쪽

갱년기증상

주식 현미 70%, 까치콩 10%, 좁쌀 10%, 마 10%(녹두, 수수, 밤을 넣어도 좋다.)

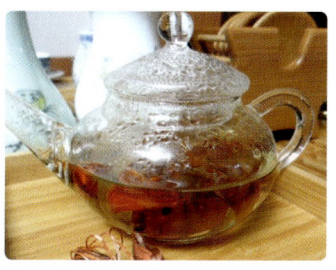

부식 섬유질이 많은 채소와 과일, 견과류(예 검은콩, 메주콩, 콩나물, 참나리 뿌리, 석류, 칡뿌리, 미역, 다시마, 호두, 땅콩, 아마씨, 양배추 등)

음료 맥문동 20g, 참나리 뿌리 10g, 대추 10g에 물 1.5L를 붓고 1.5시간 달여서 1L를 취한 후에 하루 동안 음료수 대용으로 마신다.

처방 소요산 352쪽

수수

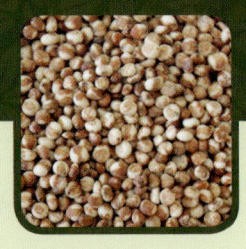

식물 이름 벼과의 한해살이식물 수수
약용 부위 씨앗
맛과 성질 맛은 달고 떫으며 성질은 따뜻하다.

오곡(五穀) 중 가장 키가 크고 알도 크면서 많이 달린다. 북쪽 지방에서 심는데, 다른 곡식이 떨어졌을 때 먹을 것으로 준비하고, 그렇지 않을 때는 소나 말한테 먹인다. [동의보감]

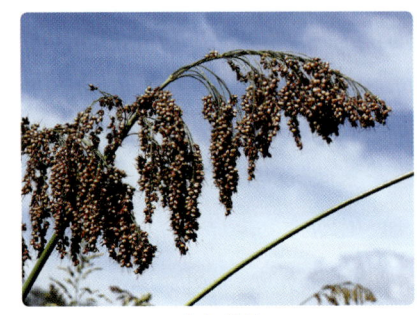

수수 이삭

수숫잎은 곽란(霍亂)으로 근육이 뒤틀려서 근육이 복숭아나 오얏처럼 울룩불룩해지고 오그라들어 참을 수 없는 것을 치료한다. 수숫잎을 진하게 달여서 먹는다. [동의보감]

수수의 효능

- 습담(濕痰)으로 인한 기침과 소화불량을 치료한다.
- 위장을 튼튼하게 하여 구토와 설사를 멎게 한다.
- 마음을 편안하게 하며 정신을 안정시키고 불면증과 꿈을 많이 꾸는 것을 치료한다.

약이처방(藥餌處方)

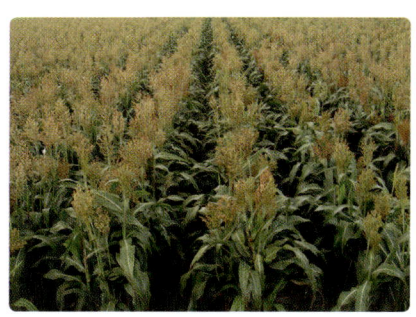
수수 재배지

- 아침 식사와 점심 식사를 규칙적으로 하고, 저녁 식사는 가급적 과일이나 뿌리채소만 먹는다(육체노동자 제외).
- 주식(主食)과 부식(副食) 모두 섬유질이 많은 음식이므로 소가 여물을 먹는 것처럼 천천히 오래 씹어야 한다. 그래야만 장내 미생물이 섬유질을 그들의 먹이로 이용할 수 있다. 장내 미생물이 풍부해야 몸이 건강해진다는 것을 잊어서는 안 된다. 따라서 조금 적게 먹더라도 잘 씹어서 먹는 습관을 들여야 한다.
- 음료는 식후 2시간 이후부터 다음 식사 30분 전까지 마신다. 식사를 하는 도중에 음료를 마시면 위장에 부담이 된다. 국물이 많은 음식도 결국 위장병의 원인이 된다.
- 몸이 좋지 않다면 전문가의 조언에 따라 전문 처방(인삼양위탕, 삼령백출산)을 복용한다.

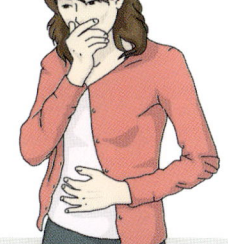

수수의 적응증

불면증, 구토, 설사, 기침, 가래, 소화불량

소화불량

주식 현미 70%, 까치콩 15%, 수수 15%(보리, 율무, 메밀 등을 넣어도 좋다.)

부식 섬유질이 많은 채소와 과일, 견과류(예 무, 배추, 무잎, 순무, 깻잎, 마늘, 생강, 계피, 당근, 감, 귤껍질, 매실 등)

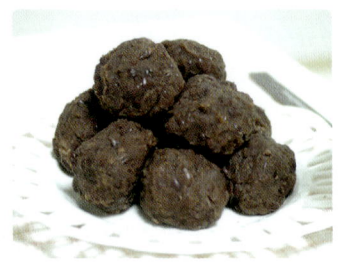

음료 백출 20g, 진피 10g에 물 1.5L를 붓고 1.5시간 달여서 1L를 취한 후에 하루 동안 음료수 대용으로 마신다.

처방 평위산, 인삼양위탕, 삼출건비탕 296쪽, 비화음 368쪽, 대화중음 308쪽, 정전가미이진탕 312쪽, 반하백출천마탕 384쪽

설사

주식 현미 70%, 까치콩 10%, 수수 10%, 마 10%(녹두, 좁쌀, 밤을 넣어도 좋다.)

부식 섬유질이 많은 채소와 과일, 견과류(예 숙주나물, 쇠비름, 매실, 석류, 도토리 등)

음료 백출 20g, 진피 10g, 까치콩 10g에 물 1.5L를 붓고 1.5시간 달여서 1L를 취한 후에 하루 동안 음료수 대용으로 마신다.

처방 삼령백출산 292쪽

약초 처방

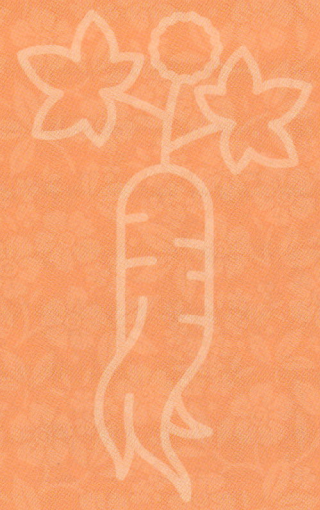

구기자를 활용한 처방

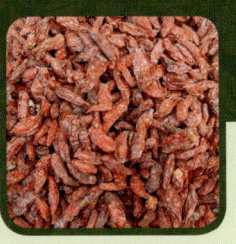

식물 이름 가지과의 낙엽활엽관목 구기자나무
약용 부위 성숙한 열매
약초 이름 구기자(枸杞子)
맛과 성질 맛은 달고 성질은 평(平)하다.

구기자는 항노화 작용, 항산화 작용뿐 아니라 간을 보호하고 시력을 강화하는 등 다양한 효능을 발휘하는 팔방미인 약초입니다. 장기간 복용하거나 과량 복용하더라도 부작용이 없고 심혈관질환을 예방하므로 현대인에게 꼭 필요한 약초라고 할 수 있죠.

자생지 및 생태

구기자나무는 마을 근처의 둑이나 냇가에서 자란다. 우리나라 전역에 걸쳐 비교적 표고가 낮고 햇빛이 잘 드는 비옥한 사질양

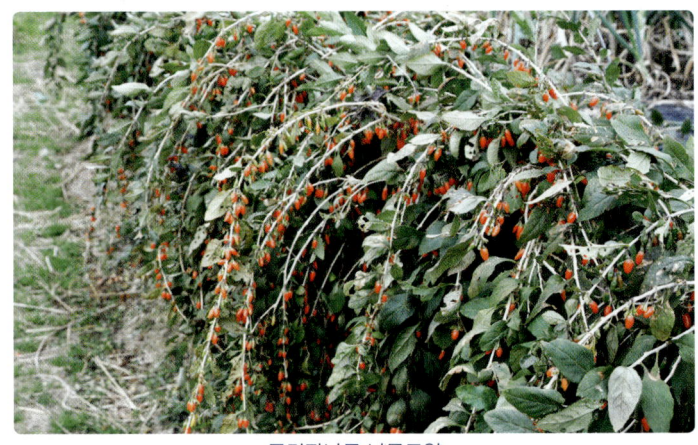

구기자나무 나무모양

토에서 잘 자란다. 뿌리 언저리에서 많은 줄기가 나오기 때문에 마치 덩굴성 식물처럼 보이지만 높이 4m까지 클 수 있는 낙엽관목이다. 줄기는 비스듬히 자라고 끝이 밑으로 처진다. 흔히 가시가 있으나, 없는 것도 있다. 6월부터 9월까지 계속해서 꽃이 피어 8~9월에 빨간 열매(구기자)가 익는다.

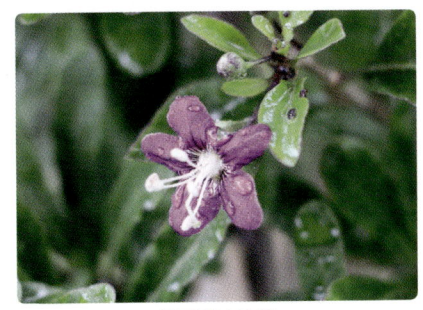
구기자나무 꽃

구기자나무는 번식이 아주 잘된다. 봄부터 여름까지(3~7월) 어느 때라도 줄기를 잘라 삽목(揷木)한 후에 2주일 정도 지나면 뿌리가 내리는데, 이것을 한 해 키워서 다음 해에 옮겨 심으면 된다. 또한 뿌리 주위에 더부룩하게 나온 맹아지(萌芽枝)를 떼어다 심어도 잘 자란다.

구기자의 효능

- ▶ 간기능을 개선하고 만성피로를 해소한다.
- ▶ 약해진 시력을 강화한다.
- ▶ 건뇌안신(健腦安神)의 효능이 있고 신경쇠약을 개선한다.
- ▶ 혈압과 콜레스테롤 수치를 낮춘다.
- ▶ 노화를 방지한다.
- ▶ 성기능의 쇠퇴를 방지한다.

채취 및 건조

구기자나무는 1월에 뿌리를 캐서 2월에 달여 먹고, 3월에 줄기를 잘라서 4월에 달여 먹고, 5월에 잎을 따서 6월에 차로 끓여 마시고, 7월에 꽃을 따서 8월에 달여 먹고, 9월에 열매를 따서 10월에 먹는다는 말이 있다. 약재로 사용하는 구기자는 8~10월 사이에 빨갛게 익은 열매를 채취한 것으로, 열매꼭지를 제거한 후 그늘지고 서늘한 곳에 두어 열매껍질에 주름이 지도록 말린 다음 다시 겉껍질이 바짝 마르고 과육이 부드러워질 때까지 햇볕에 말린다. 흐리고 비가 오는 날에는 약한 불에 말려도 된다.

구기자의 참고사항

- 구기자의 1회 복용량은 건조된 것으로 6~15g이다. 달여서 복용해도 되고, 가루 내어 분말이나 환을 만들어 복용해도 된다.
- 구기자를 달여서 매일 차처럼 마시면 시력이 좋아지고 피로감이 해소된다.
- 강정을 만들 때 구기자를 넣으면 맛과 빛깔이 아주 좋다.
- 떡을 할 때 구기자를 넣으면 맛이 좋다.
- 구기자를 삼계탕에 넣으면 맛이 좋은데, 이렇게 해서 먹으면 임신부와 산모의 체력을 보강하는 데에 도움이 된다.
- 구기자나무의 뿌리껍질을 지골피(地骨皮)라 하며 약으로 사용하는데, 과로하여 식은땀이 날 때 물에 달여서 복용하면 효과가 좋다. 지골피를 달이면 구기자처럼 단맛이 나므로 몸이 약한 사람은 지골피를 달여서 음료수 대신에 복용하는 것도 좋은 방법이다.

구기자와 함께 사용하면 좋은 약초 ❶

술

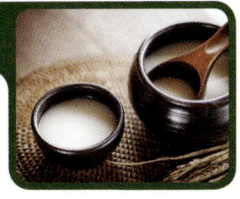

구기자와 술을 함께 사용하는 이유는 술이 구기자의 약 성분을 추출하는 데 도움이 되기 때문이다. 술을 이용하여 구기자의 성분을 추출한 다음 가공하면 알코올 성분은 사라지므로 술을 마시지 않는 사람이 복용하더라도 문제는 없다. 구기자를 가루 내거나 환을 만들어 복용할 때는 술의 도움이 필요하지 않다.

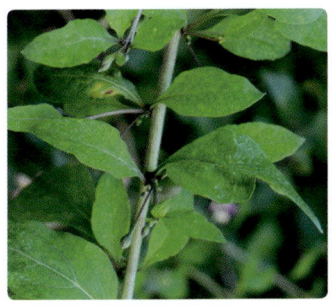
구기자나무 잎

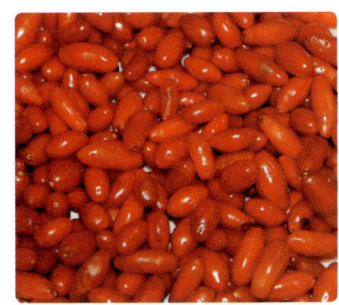
구기자나무 열매(채취)

이럴 때 구기자와 술을 함께 사용해요
- 구기자의 성분을 최대한으로 추출하고자 할 때
- 구기자의 효능을 최대한으로 얻고자 할 때

구기자와 **술**이 포함된 **처방**

금수전 金髓煎

"금수전은 **간기능**을 개선하고 **피로**를 풀어주는 최고의 보약"

- 안구건조증
- 눈 피로감
- 성기능 감퇴
- 당뇨병
- 고지혈증
- 고혈압

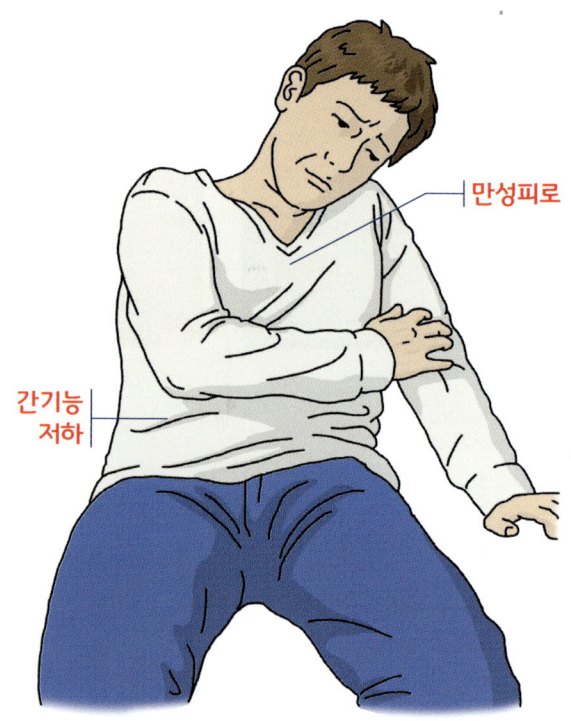

만성피로

간기능 저하

금수전의 구성

구기자 적당량, 술 적당량

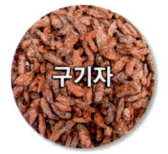

[용법] 붉게 익은 구기자를 두 달 동안 술에 담갔다가 구기자를 걸러내어 짓찧어서 베에 다시 거른 후 찌꺼기는 버리고 걸러진 즙을 앞에서 담갔던 약주와 함께 은그릇이나 돌그릇에 넣고 졸여서 고약을 만든다. 매일 큰 숟가락으로 2술씩, 하루에 2번 먹는다. 오래 복용하면 신선이 될 수 있다.

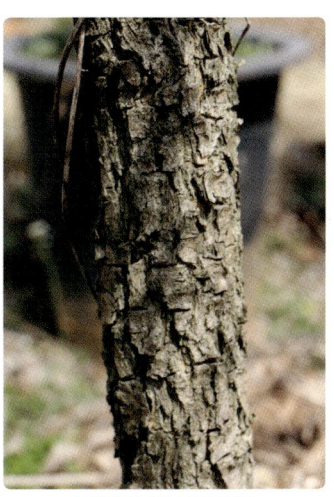
구기자나무 나무줄기

[효능] 간과 눈의 피로를 풀어준다.

[주치] 만성피로, 노화 방지, 안구건조증, 간기능 저하

금수전 복용사례

이영애 **등산 후에도 다리가 아프지 않아요!**
女 60세

저는 키가 작고 마른 체형입니다. 평소 건강이 좋지 않아서 등산을 하면서 건강관리에 신경을 쓰고 있어요.

- ▶ 평소 피로감을 쉽게 느낀다.
- ▶ 피로 회복이 잘되지 않는다.
- ▶ 평소 소화가 잘되지 않는다.
- ▶ 음식을 먹으면 체한 것처럼 소화불량이 있다.
- ▶ 요로결석이 있다.
- ▶ 요로결석 증상이 생기면 체기가 더 심해진다.
- ▶ 갱년기증상으로 더위를 많이 탄다.
- ▶ 갈증이 나서 물을 자주 마시는 편이다.
- ▶ 목감기에 자주 걸리고 오래 가는 편이다.

교수님 강의를 듣고 금수전을 직접 만들어 복용했어요. 등산을 좋아해서 자주 산에 가는데, 금수전을 먹은 날과 그렇지 않은 날은 매우 다르다는 것을 느껴요. 먹지 않고 등산을 하면 이후에 며칠간 다리가 아픈데, 금수전을 복용한 후에 등산을 하면 다리가 전혀 아프지 않아요. 금수전을 복용하면 체기도 없어져요. 저는 술을 많이 마시지는 않지만 금수전을 먹고 술을 마시면 술이 빨리 깨는 것도 신기합니다. 평상시에 금수전을 복용하면 피로감을 느끼지 않고 컨디션이 좋아요.

구기자와 함께 사용하면 좋은 약초 ❷

감국 甘菊

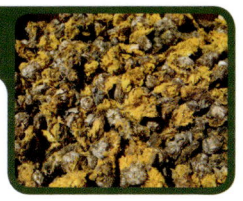

　구기자와 감국을 함께 사용하면 약해진 시력을 개선하는 데 도움이 된다. 한의학에서 감국은 청열(淸熱), 명목(明目)의 효능이 있다고 말한다. 청열은 비정상적인 열을 없애는 것이고, 명목은 눈을 밝게 한다는 뜻이다. 감국은 스트레스와 과로 때문에 형성된 눈의 열을 없애주고, 노화된 눈에 영양을 공급하여 시력을 개선하는데, 구기자와 함께 사용하면 그 효능이 더욱 강해진다.

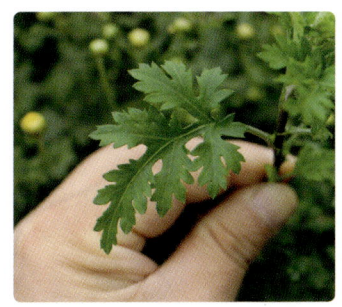

감국 잎

이럴 때 구기자와 감국을 함께 사용해요
- 만성적인 시력저하가 있을 때
- 눈이 뻑뻑한 경우
- 눈물이 자주 나오는 경우
- 얼굴에 열감이 느껴지는 경우
- 간기능이 떨어진 경우

구기자와 **감국**이 포함된 **처방**

기국지황환 杞菊地黃丸

"기국지황환은 약해진 신체조직과 시력을 강화하는 처방"

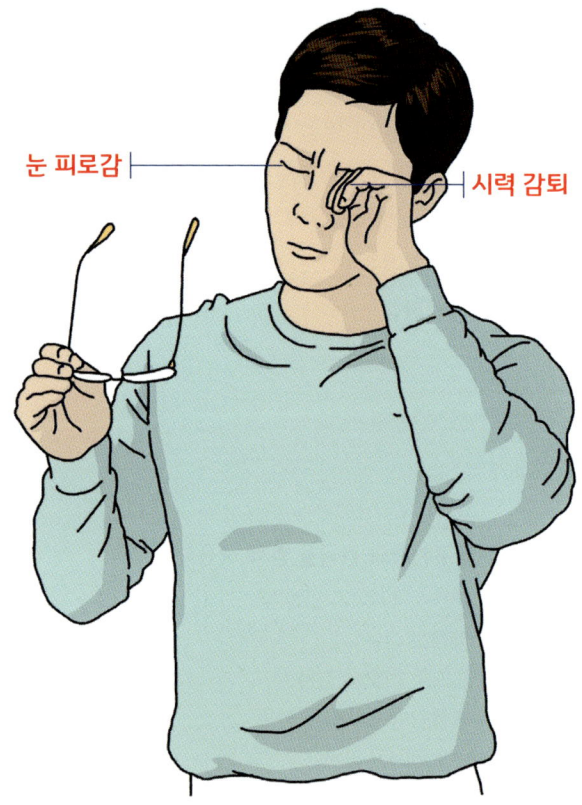

눈 피로감 | 시력 감퇴

- 셰그렌 증후군
- 노안
- 하지무력
- 어지럼증
- 허리 통증

기국지황환의 구성

숙지황 320g, 산수유 160g, 산약 160g, 목단피 120g, 택사 120g, 복령 120g, 구기자 120g, 감국 120g

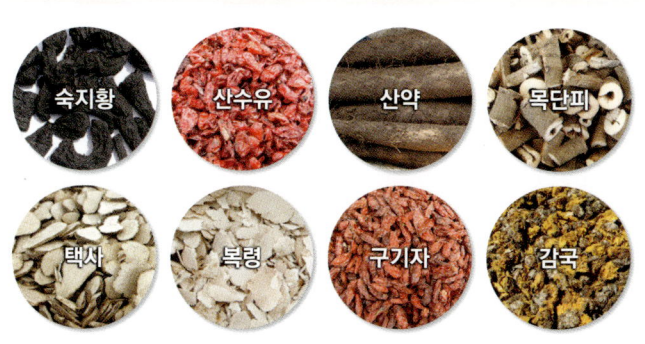

용법 이상의 약재를 모두 가루 내어 오자대(梧子大) 크기로 밀환(蜜丸)을 만들어 공복에 50~70알씩 복용한다.

효능 간신음(肝腎陰)의 부족을 개선하고 시력을 강화한다.

주치 어지럼증, 시력저하, 안구건조증, 허리 통증, 무릎 통증

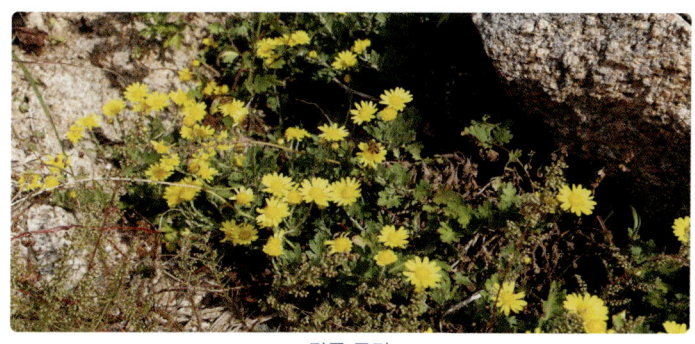

감국 무리

기국지황환 복용사례

❝지난 3년 동안 안구건조증이 심해지고 있어요. 하루에 적어도 10번은 점안액을 사용합니다. 그런데 기국지황환을 복용하고 4일 이내에 내 눈은 정상이 되었다고 말할 수 있습니다. 언니와 이모에게 기국지황환을 추천할 생각입니다.❞

❝안구건조증 때문에 다른 안약 3병을 사용했는데, 약이 다 떨어졌을 때 다시 눈이 건조해졌다는 것을 느꼈어요. 그래서 기국지황환을 복용했는데, 한 병을 복용한 이후 눈 증상이 크게 개선되고 시력도 약간 향상되었습니다.❞

❝기국지황환은 내 눈 자극을 줄이는 데 도움이 됩니다. 이것이 모든 것을 치료하는 것은 아니지만 건조한 콜로라도 기후에 도움이 됩니다.❞

❝나는 빛에 민감하고 눈이 건조합니다. 기국지황환은 내 눈의 따가움을 완화시키는 제품 중에서 가장 좋습니다. 나는 직장에서 회의 전날 10알, 회의 2시간 전에 5알을 복용합니다. 이렇게 하면 내 증상은 하루 동안 사라집니다.❞

❝일을 많이 하면 눈이 건조하고 빨개집니다. 기국지황환은 내 눈을 촉촉하게 하고 혈압을 낮추는 데 도움이 됩니다.❞

구기자와 함께 사용하면 좋은 약초 ❸

황정 黃精

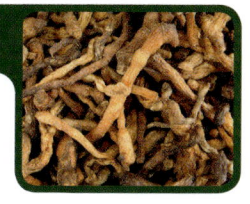

구기자와 황정(**층층둥굴레 뿌리**)을 함께 사용하면 약해진 체력을 보강하면서 당뇨병과 치매를 예방하는 데 도움이 된다. 한의학에서 황정은 자음(滋陰), 익기(益氣)의 효능이 있다고 말한다. 자음은 신체에 필요한 체액을 더해준다는 뜻이고, 익기는 기력을 더해준다는 의미이다. 따라서 구기자와 황정을 함께 사용하면 전반적으로 신체의 기능이 좋아진다. 특별한 부작용 없이 장기간 복용할 수 있다는 장점도 있어서 중년 이상의 남녀에게 적합한 조합이라고 할 수 있다.

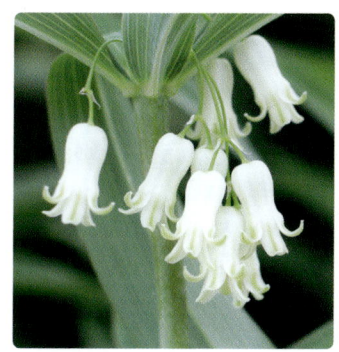

층층둥굴레 꽃

이럴 때 구기자와 황정을 함께 사용해요

- ▶ 나이가 들면서 쉽게 피로감을 느낄 때
- ▶ 예전과 달리 체력이 약해졌다고 느낄 때
- ▶ 노화가 빠르게 진행되는 경우
- ▶ 혈당조절이 안되는 경우
- ▶ 기억력이 떨어진 경우

구기자와 황정이 포함된 처방

이정환 二精丸

"이정환은 피로를 풀어주고 노화를 지연시키는 처방"

- 신경쇠약
- 기억력 감퇴
- 당뇨병
- 체력저하
- 치매 예방
- 노인 보약

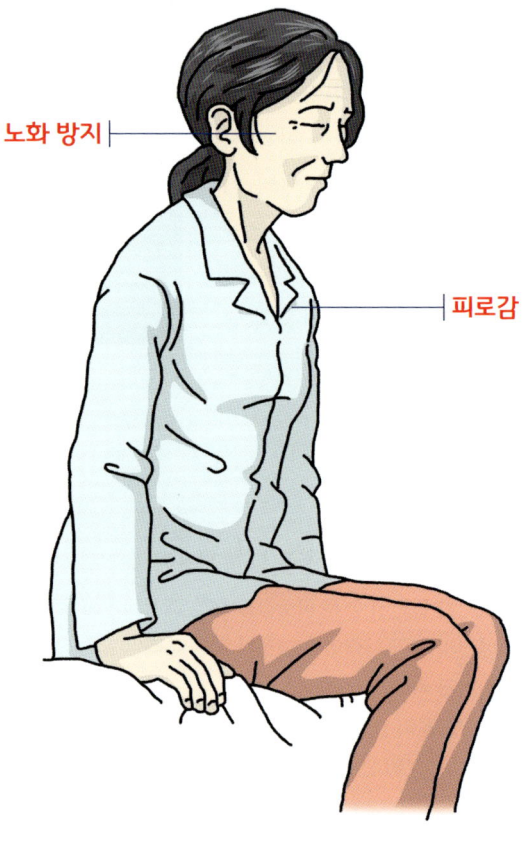

노화 방지

피로감

이정환의 구성

구기자 300g, 황정 300g

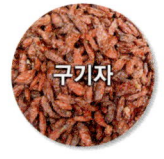
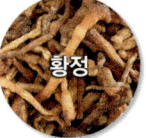

[용법] 구기자와 황정을 곱게 가루 낸 다음 꿀로 반죽해서 오자대(梧子大) 크기의 환을 만들어 1회에 70개씩 복용한다.

[효능] 피로를 풀어주고 노화를 지연시킨다.

[주치] 노화 방지, 피로, 치매 예방, 당뇨병 예방

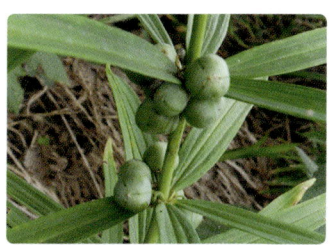
층층둥굴레 열매

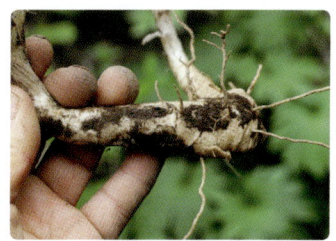
층층둥굴레 뿌리

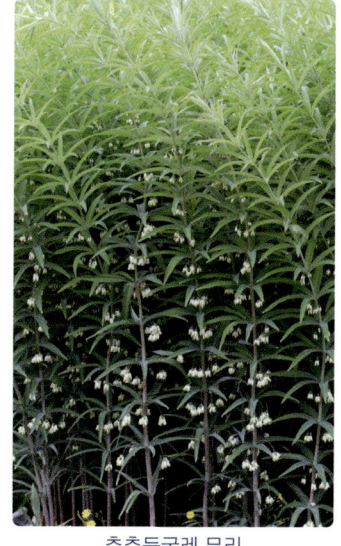
층층둥굴레 무리

이정환 복용사례

 피로 회복에 정말 좋아요!

김양수 男 60세

평소 건강상에 문제는 없습니다. 나이가 들면서 피로가 쌓인다는 느낌은 있지만 아픈 곳은 없어요.

- ▶ 평범한 남성이며 평소 과로하지 않으면 피곤하지 않다.
- ▶ 나이가 들면서 예전처럼 피로가 풀리지 않는다.
- ▶ 최근 과로를 했는데 이후로 피로 회복이 되지 않는다.
- ▶ 소화력은 보통이고, 식사를 규칙적으로 한다.
- ▶ 추위와 더위를 타지 않는다.

교수님의 권유로 이정환을 만들어 복용했어요. 일단 맛이 좋아서 복용하기 편했고 처음에는 몰랐는데 보름 정도 복용한 뒤로는 피로감이 덜하다는 것을 느낍니다.

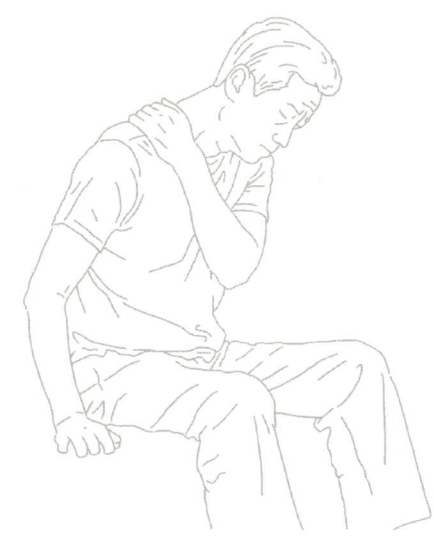

| 심하영 | **신경쇠약에서 벗어났어요!** |
| 女 50세 | |

최근 스트레스가 심해서 너무 힘들었어요. 몸도 피곤하고 만사가 귀찮아서 눕고만 싶어요.

- 너무 무기력하다.
- 기운이 없고 일을 하지 않아도 피곤하다.
- 의욕이 없어서 밥을 먹는 것도 싫다.
- 스트레스 받은 후로 소화가 안된다.
- 평소 추위를 타는 편이다.
- 물을 많이 마시지 않는다.

지인이 이정환을 만들었다며 먹어보라고 해서 10일 정도 먹었는데, 지금은 피로감이 훨씬 덜해지면서 의욕이 생겨요. 기운이 나고 전체적으로 컨디션이 좋아졌습니다.

구기자를 활용한 처방

당귀를 활용한 처방

식물 이름 산형과의 여러해살이식물
 일당귀 · 참당귀
약용 부위 뿌리
약초 이름 당귀(當歸)
맛과 성질 일당귀의 맛은 달고, 참당귀의 맛은 달면서 쓰고 맵다. 성질은 따뜻하다.

당귀는 혈액을 보충하는 약초입니다. 혈액은 나무의 수액처럼 사람에게는 반드시 필요한 생명줄이죠. 청춘 남녀가 밤을 지새울 수 있는 것은 혈기(血氣)가 왕성(旺盛)하기 때문입니다. 혈액은 곧 힘이고 혈액이 부족하면 인체의 모든 기능이 약해집니다. 따라서 당귀는 혈액을 보충하는 약초이며 힘을 더해주는 약초이기도 합니다.

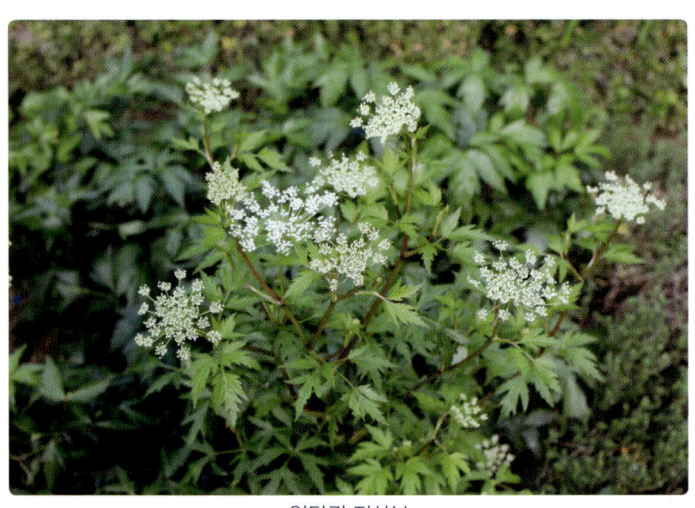

일당귀 지상부

자생지 및 생태

약으로 사용하는 당귀는 우리나라에 자생하는 참당귀, 중국 원산의 중국당귀, 일본 원산의 일당귀이다. 이 중에서 현재 우리나라 농가에서 재배하는 당귀는 참당귀와 일당귀이다. 야생하는 참당귀는 산지의 계곡이나 습한 땅에서 자라

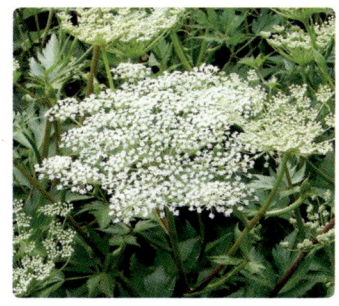

일당귀 꽃

기 때문에 등산로에서는 볼 수 없다. 전체에 자줏빛이 돌고 8~9월에 피는 꽃도 자줏빛이며, 뿌리에서는 강한 향기가 난다. 일당귀는 야생하는 것은 없으며 농가에서 재배하고 있다. 일당귀는 8~9월에 흰색 꽃이 피므로 참당귀와 구분된다. 일당귀는 따뜻한 중부와 남부 지방에서 재배하는 것이 유리하고, 참당귀는 중부 이북의 서늘한 고산지대가 유리하다. 참고로 중국당귀는 야생하는 것도 없고 재배하는 농가도 없다.

채취 및 건조

당귀처럼 뿌리를 사용하는 약초는 약의 기운(氣運)이 뿌리에

당귀의 효능

▶ 빈혈을 치료한다.
▶ 혈액을 보충하고 기력(氣力)을 더해준다.
▶ 월경불순 및 불임증을 치료한다.
▶ 임신부 및 노인의 변비를 치료한다.

집중되었을 때 채취해야 한다. 적기는 늦가을 잎이 진 이후, 또는 이른 봄 잎이 나오기 전이다. 잎이 무성해지면 약의 기운이 잎으로 몰리기 때문에 뿌리에서 약효를 기대할 수 없다. 당귀는 늦가을에

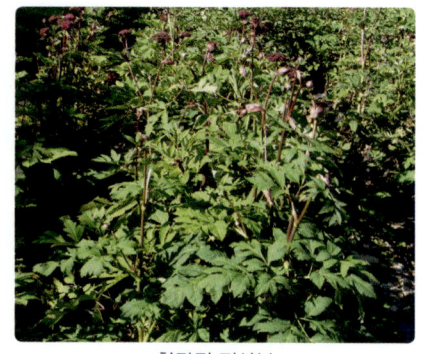
참당귀 지상부

뿌리를 캐서 줄기와 잎, 흙을 제거하고 바람이 통하는 그늘진 곳에서 며칠 동안 말린 다음 크기에 따라 나누어 작은 단으로 묶고 약한 불에 쬐어 다시 말린다. 당귀는 유질이 많아서 변질되기 쉽고 벌레가 생기므로 반드시 건조한 곳에 저장해야 한다.

당귀의 참고사항

- 당귀의 1회 복용량은 건조된 것으로 4~20g이다. 달여서 복용해도 좋고 가루 내어 분말이나 환을 만들어 복용해도 된다.
- 일당귀의 뿌리를 물에 달이면 단맛이 나므로 국이나 죽을 끓일 때 활용하면 좋다.
- 가루 낸 당귀로 마스크팩을 하거나 당귀 달인 물을 얼굴에 바르면 피부에 윤기가 난다.
- 연한 일당귀 잎은 쌈 재료로 활용할 수 있으며, 나물로 먹거나 김치에 넣어도 좋다.
- 참당귀 새순을 끓는 물에 살짝 데쳐서 먹으면 맛이 좋다.
- 일당귀와 참당귀의 말린 잎을 차로 활용하면 좋다.

당귀와 함께 사용하면 좋은 약초 ❶

황기 黃芪

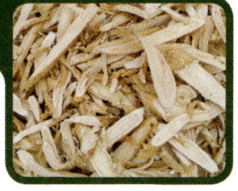

당귀와 황기를 함께 사용하면 기혈(氣血)을 보충하는 효능을 얻을 수 있다. 한의학에서는 황기가 보기(補氣)하고 고표(固表)한다고 말한다. 보기는 기력을 더해준다는 뜻이고, 고표는 피부나 점막을 튼튼하게 한다는 뜻이다. 당귀와 황기를 함께 사용하면 기력을 더해주는 효능이 강해지는데, 특히 혈액이 부족해진 탓으로 기력이 약해졌을 때 두 가지 약초를 함께 사용하면 좋다.

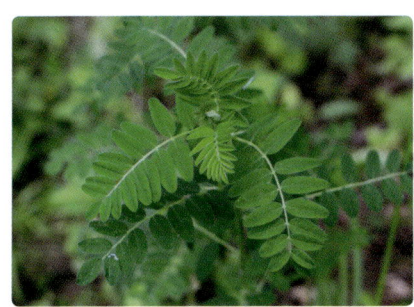

황기 잎

이럴 때 당귀와 황기를 함께 사용해요
- 안색이 창백하거나 누렇게 보일 때
- 가슴이 두근거리고 뛰는 경우
- 기운이 없고 쉽게 피로할 때
- 몸에서 열이 나고 얼굴이 붉어지고 갈증이 날 때
- 피부의 상처가 오랫동안 낫지 않을 때

당귀와 **황기**가 포함된 **처방**

당귀보혈탕 當歸補血湯

"**당귀보혈탕**은 평소 약했던 사람이 **과로**(수술, 항암 등)로 **허열**(虛熱)이 생겼을 때 최고"

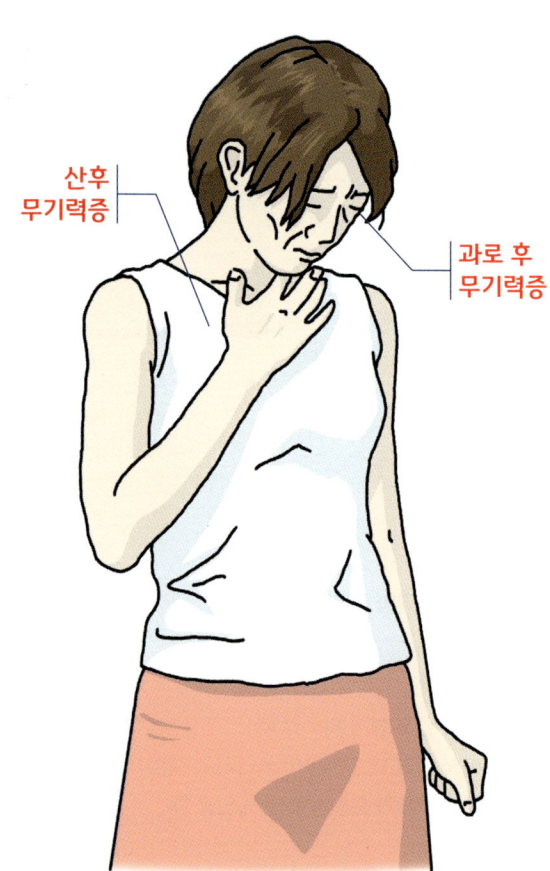

산후 무기력증

과로 후 무기력증

항암치료 후 보약

수술 후 보약

타박상

상처 치유 촉진

당귀보혈탕의 구성

황기 20g, 당귀 8g

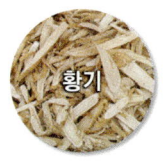
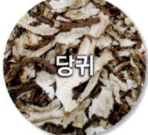

용법 각 약재 중량의 두 배가 하루 분량이다. 여기에 물 1L 이상을 붓고 중불로 1~2시간 달인다. 이것을 나눠서 하루 3번 공복에 복용한다.

효능 기혈(氣血)을 쌍보(雙補)하여 허약한 상태를 개선한다.

주치 피로, 눈충혈, 갈증, 다한(多汗)

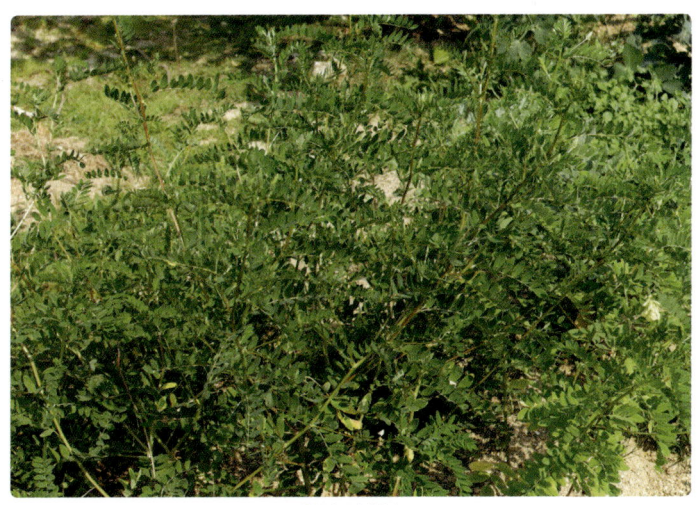

황기 지상부

당귀보혈탕 복용사례

 두통이 사라졌어요!

아내는 두통(頭痛)과 안통(眼痛)을 자주 호소하는데 시간이 지나면 자연히 없어지기 때문에 신경 쓰지 않고 지내곤 했어요. 그런데 이번에는 심하다고 해서 어깨와 목 뒤를 중심으로 지압을 했더니 조금 좋아지는 듯하다가 다시 아프다고 합니다. 그래서 근육경직으로 인한 두통이 아니라고 판단하여 평소 한번 써보고 싶었던 당귀보혈탕을 달여 주었습니다.

- 오후 2시부터 눈이 충혈되고 아프기 시작했다.
- 눈이 빠질 듯이 아프다.
- 눈을 감고 있어도 아프다.
- 눈이 아프면서 머리 뒤쪽이 아프기 시작하여 앞쪽도 아프고 점점 심해진다.
- 오후 5시쯤 몸에서 열이 약간 난다. 이마에 손을 대보니 약간의 열이 있다.
- 소화가 안되는지 트림과 헛구역을 자주 한다.
- 손발이 차고 추위와 더위를 많이 탄다.
- 월경주기가 계속 늦어진다.
- 쉽게 피로를 느낀다.

아내에게 당귀보혈탕 2첩을 냄비에 넣고 30분간 달여서 한 번에 마시게 했어요. 그런데 약 복용 후 40여 분이 지나자 몸의 열은 그대로이지만 두통과 안통은 호전되었고, 2시간 후에는 몸의 열이 모두 없어졌습니다. 이마에 손을 대보니 따뜻했던 것이 시원함을 느낄 정도였어요. 두통도 완전히 없어졌고, 안통은 약간 좋아진 듯하다고 합니다.

당귀와 함께 사용하면 좋은 약초 ❷

녹용 鹿茸

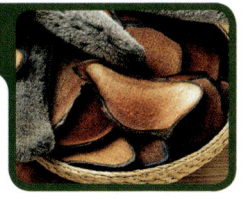

당귀와 녹용을 함께 사용하면 허약한 몸을 급히 보강하는 효과를 얻을 수 있다. 녹용은 **수컷 매화록(梅花鹿), 수컷 마록(馬鹿), 수컷 대록(大鹿)의 미골화(未骨化)된 뿔**인데, 한의학에서는 보신양(補腎陽), 익정혈(益精血)의 효능이 있다고 말한다. 햇볕 좋은 곳에 식물을 심으면 잘 자라는 것처럼 녹용은 인체를 보양(補陽)하여 약해진 몸의 기능을 활성화시킨다. 동시에 혈액을 보충하는 효능이 있는데 당귀와 함께 사용하면 그 효능이 더욱 강해진다.

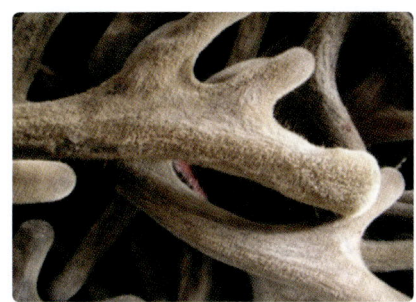

사슴 뿔

이럴 때 당귀와 녹용을 함께 사용해요

▶ 선천적으로 허약하게 태어난 아이의 보약
▶ 과로와 질병 때문에 급격하게 체력이 떨어진 경우
▶ 간기능이 저하되어 만성적인 피로감이 있을 때
▶ 음주 후에 숙취가 오래 가는 경우
▶ 남녀의 성기능이 약해진 경우

당귀와 **녹용**이 포함된 **처방**

공진단 拱辰丹

"공진단은 약해진 기능을 살려주는 부스터(촉진제)"

- 피로감
- 선천적인 허약

- 수술 후 보약
- 병후 보약
- 발기부전
- 소아 발육부진

공진단의 구성

녹용 160g, 당귀 160g, 산수유 160g, 사향(목향, 침향) 20g

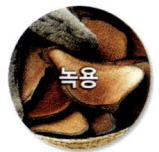
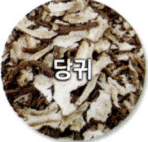
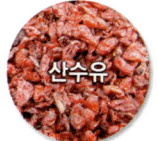
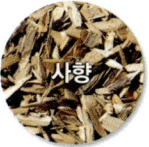

용법 이상의 약재를 가루 낸 다음 주면(酒麵)으로 버무려 오자대(梧子大) 크기로 환(丸)을 지어서 온주(溫酒)나 염탕(鹽湯)으로 70~100알씩 삼킨다. 분말을 꿀에 버무려서 우황청심환 크기로 만들어 하루에 1~2환씩 복용하기도 한다. 이상의 약재를 물에 달여서 복용하기도 한다.

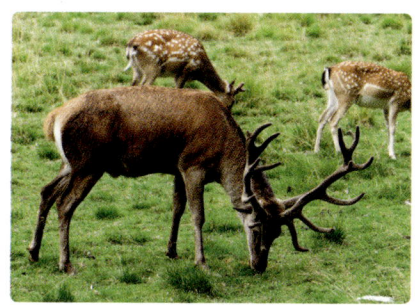

사슴

효능 체질이 선천적으로 허약하더라도, 이 약을 복용하면 천원일기(天元一氣)를 굳혀서 수(水)를 오르게 하고 화(火)를 내리게 하므로 병이 생기지 않는다.

주치 성장부진, 만성피로, 만성기침, 식욕부진, 발기부전

공진단 복용사례

김수로
女 60세

아침에 거뜬히 일어나요!

키는 보통이고 마른 편입니다. 평소 피로감을 많이 느끼는 편인데 남편의 권유로 공진단을 먹게 되었어요. 평소 저의 증상은 다음과 같아요.

- ▶ 아침에 일어나기 힘들다.
- ▶ 무리하게 일을 하지 않았는데도 쉽게 지친다.
- ▶ 병원 검사에서는 아무런 문제가 없다고 한다.
- ▶ 요즘 들어 기억력이 많이 떨어졌다.
- ▶ 소화력이 약한 편이라서 음식을 많이 먹지 못한다.
- ▶ 몇 년 전에 안면신경마비가 왔는데 표가 나지는 않지만 불편함이 남아 있다.

남편이 공진단을 구입했다며 먹어보라고 했어요. 처음에는 쓴맛이 있어 싫었는데 먹다 보니 적응이 되었고, 갈수록 피로감이 덜하다는 것을 느꼈어요. 그래서 꾸준히 한 달 정도 복용했는데, 이제는 예전처럼 아침에 일어나기 힘들거나 쉽게 지치는 증상이 없어요. 남편에게 고맙네요!

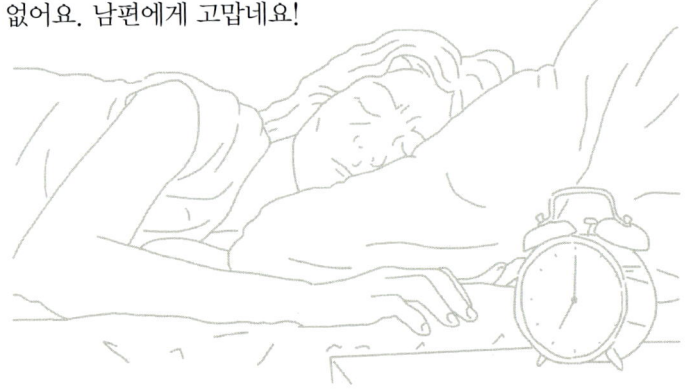

당귀와 함께 사용하면 좋은 **약초 ❸**

천궁 川芎

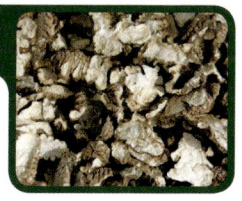

당귀와 천궁을 함께 사용하면 혈액순환과 관련된 여러 질환을 치료할 수 있다. 한의학에서는 천궁에 활혈(活血), 지통(止痛)의 효능이 있다고 말한다. 심장의 혈관이 좁아져서 필요한 만큼의 혈액이 공급되지 않으면 극심한 통증이 나타나는데, 천궁은 혈액순환을 촉진하여 인체의 다양한 부위에서 생기는 통증을 없애준다. 물론 혈액 공급이 부족하다고 해서 모두 통증이 생기는 것은 아니므로 천궁을 통증에만 사용할 필요는 없다. 특히 당귀와 함께 사용하면 혈액을 보충하면서 혈액순환을 촉진하기 때문에 매우 다양한 질환을 치료할 수 있다.

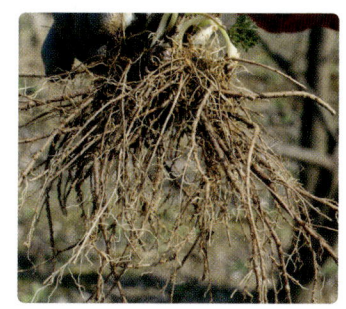

천궁 뿌리

이럴 때 당귀와 천궁을 함께 사용해요

- 안색이 창백하고 기운이 없을 때
- 오랫동안 월경불순이 지속될 때
- 월경통이 있을 때
- 여성의 불임증이 있을 때
- 두통과 어지럼증이 있을 때
- 손발이 저릴 때

당귀와 **천궁**이 포함된 **처방**

사물탕 四物湯

"**사물탕**은 **혈액**을 생성하고 순환시키는 최고의 보약"

- 피부 가려움증
- 두통
- 월경통
- 무기력증
- 손발 저림

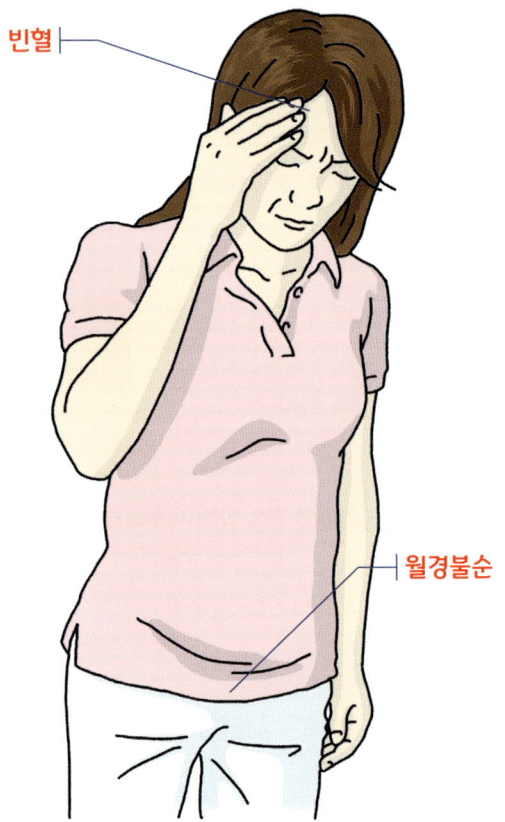

빈혈

월경불순

사물탕의 구성

당귀 5g, 천궁 5g, 숙지황 5g, 백작약 5g

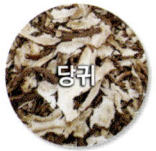 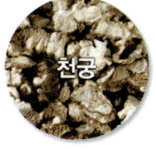 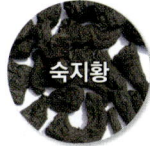 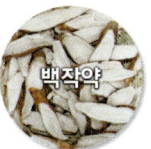

용법 각 약재 중량의 두 배가 하루 분량이다. 여기에 물 1.5L 이상을 붓고 중불로 1~2시간 달인다. 이것을 나눠서 하루 3번 공복에 복용한다.

효능 혈액의 생성을 돕고 혈액 순환을 촉진한다.

주치 안색 불량, 손발 저림, 월경통, 불임증, 마른기침

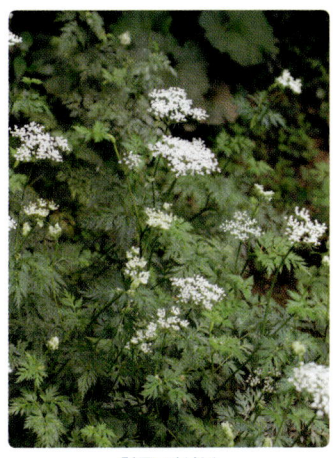
천궁 지상부

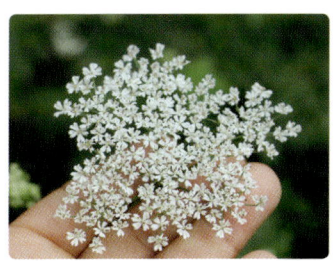
천궁 꽃

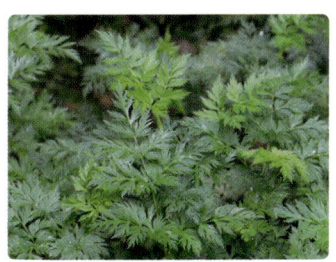
천궁 잎

당귀를 활용한 처방

사물탕 복용사례

두통과 어지럼증이 개선되었어요!

약해 보이는 여성입니다. 저의 증상은 다음과 같아요.

- 편두통과 어지럼증이 있다.
- 특히 아침에 일어날 때 머리가 깨질 듯이 아플 때가 있다.
- 어지러워서 책을 볼 때 집중을 하지 못할 때가 있다.
- 잠을 충분히 자도 피곤할 때가 있다.
- 월경통이 심한데, 월경을 할 때 잘 체하거나 몸에서 식은땀이 날 때가 있다.
- 소화를 잘 못 시키고, 체하는 경우가 많다.
- 몸이 자주 붓고, 피곤하면 얼굴이 붓는다.
- 숙면을 취하지 못할 때가 있다.
- 아침에 일어날 때 몸이 무겁게 느껴질 때가 있다.
- 추위를 잘 타는 편이다.
- 손발이 많이 찬 편이다.
- 맵고 짜고 자극적인 음식을 좋아하는 편이다.
- 물을 많이 마시지는 않는다.

저는 사물탕을 10일간 복용했는데, 복용 5일째부터 설사가 나와서 걱정을 했어요. 하지만 아침에 일어날 때 몸이 가볍고, 두통과 어지럼증이 조금 나아진 느낌이라서 계속 복용했습니다.

극심한 월경통에서 벗어나다!

정수연 女 21세

저는 얼굴이 거칠고 혈색이 없는 편입니다. 전체적으로 약해 보이고 특히 추위를 많이 타는 편인데, 다음과 같은 증상이 있어요.

- ▶ 눈앞이 깜깜할 정도로 월경통이 심하다.
- ▶ 현기증이 있고 밖에 나가면 눈이 부시며 눈이 건조하다.
- ▶ 잠들기가 어렵고 월경 때가 되면 짜증이 심하다.
- ▶ 빈혈이 있고 입술이 잘 튼다.
- ▶ 추위를 많이 타는 편이라 두꺼운 내의를 입는다.
- ▶ 평소에 피로감을 많이 느낀다.

저는 사물탕을 연속으로 한 달 정도 복용했는데, 극심했던 월경통이 사라지고 전체적으로 혈색이 좋아져서 주위에서 건강해졌다며 비결이 뭐냐고 묻네요. 사물탕 참 좋은 약입니다.

두충을 활용한 처방

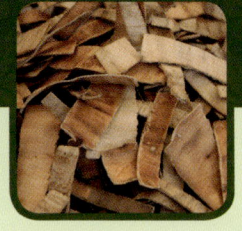

식물 이름   두충과의 낙엽활엽교목 두충
약용 부위   나무껍질
약초 이름   두충(杜冲)
맛과 성질   맛은 달고 약간 맵다. 성질은 따뜻하다.

두충은 근육과 뼈를 강화하는 약초입니다. 나이가 들면 누구나 근육과 뼈가 약해져서 골다공증과 관절염, 허리 통증 등이 나타나죠. 이런 경우에 두충을 복용하면 도움이 됩니다. 또한 두충은 요실금을 치료하고 성기능을 강화하는 데도 활용합니다.

자생지 및 생태

두충은 세계적으로 1과 1속 1종밖에 없는 특별한 나무이며 원산지는 중국이다.

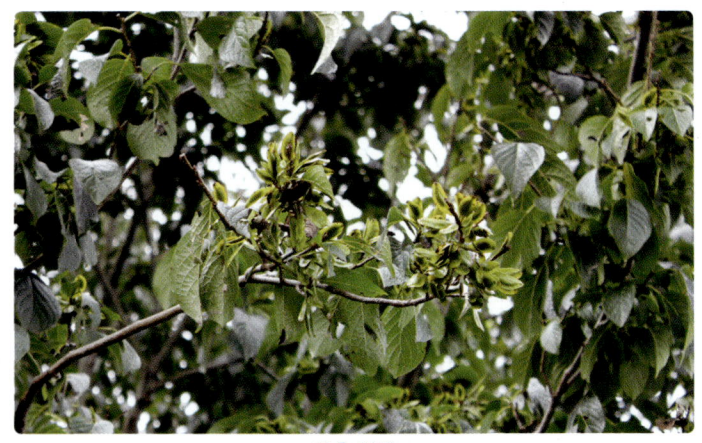

두충 열매

1926년 당시 임업시험장 촉탁이며 동경대학 교수였던 나카이 박사가 최초로 도입하여 임업연구원 수목원에 심었고, 지금은 농가에서 약용식물로 재배하고 있다. 꽃은 5월에 피고 열매는 10~11월에 익는데 느릅나무 종자와 비슷하다. 초겨울까지 푸른 잎이 무성하며 가지와 잎, 나무껍질을 자르면 질긴 섬유성의 실(gutta-percha)이 나오는 특징이 있다. 적당한 수분이 있으면서 비옥하며 토심이 깊고 배수가 잘 되는 사질양토가 두충을 재배하는 적지이며, 산지에서는 산기슭의 완만한 경사지와 개간지가 적지이다. 평지는 하천 유역, 퇴적층, 농경지 주위의 비옥한 곳 등이 적지이고 도심지에서도 생장이 양호한 편이다. 두충은 내한성이 있어 전국 대부분 지역에서 재배가 가능하다.

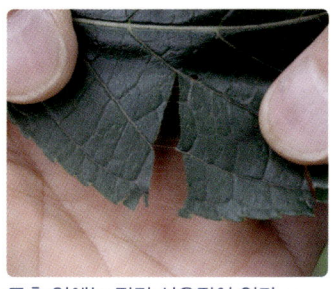

두충 잎에는 질긴 섬유질이 있다.

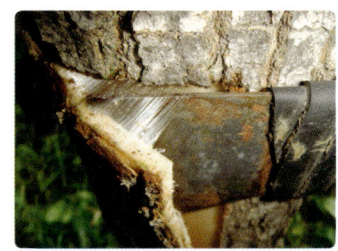

두충 나무껍질에서도 질긴 섬유질이 관찰된다.

두충의 효능

- 요통과 무릎 관절염을 치료한다.
- 요실금을 치료한다.
- 정력을 강화한다.
- 고혈압을 개선한다.

채취 및 건조

나무껍질을 약으로 사용하는 약초는 진액(津液)이 껍질에 충만해졌을 때 채취해야 하므로 봄이 채취의 적기이다. 겨울을 지낸 두충이 봄이 되어 가지와 잎을 펼칠 때 뿌리에서 올라온 진액은 껍질을 타고 꼭대기까지 올라간다. 이때 껍질을 벗기면 잘 벗겨지고 약효도 좋다. 보통 5~6월에 채취하는데, 나무에서 껍질을 벗겨내어 코르크층을 제거하고 적당한 크기로 자른 후 말린다.

두충의 참고사항

- 두충의 1회 복용량은 건조된 것으로 8~12g이다. 달여서 복용해도 되고 가루 내어 분말이나 환을 만들어 복용해도 된다.
- 두충 껍질에 있는 코르크층을 벗기고 약으로 사용해야 한다. 코르크층에는 약효 성분이 없을 뿐 아니라 코르크층이 남아있는 두충을 물에 달이면 불순물이 많아져서 먹기에 불편하다.
- 두충을 다음과 같이 가공한 후에 사용하면 근육을 강화하는 효능이 좋아지고 소화불량 같은 부작용도 예방할 수 있다. 두충을 소금물에 넣고 골고루 뒤집어 소금물이 웬만큼 스며들면 솥에 넣어 중간 불로 볶는데, 내부의 실 같은 섬유질(gutta-percha)이 쉽게 끊어질 때쯤 꺼내어 식힌다. 두충 100kg당 소금 2kg을 사용한다.
- 두충의 처음 나온 어린잎을 면아(櫋芽)라고 하는데, 봄과 초여름에 어린잎을 따서 나물이나 장아찌로 만들어 먹으면 좋다. 두충잎에 대한 동물 연구에서는 두충잎이 콜레스테롤 합성을 억제하고 당뇨병을 개선하는 것으로 나타났다.

두충과 함께 사용하면 좋은 약초 ❶

우슬 牛膝

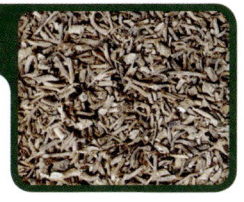

두충과 우슬을 함께 사용하면 인체 하반신의 근육과 뼈를 강화하고 혈액순환을 촉진하는 효능이 강해진다. 우슬은 **쇠무릎의 뿌리**인데, 한의학에서는 활혈(活血), 강근골(强筋骨)의 효능이 있다고 말한다. 활혈은 혈액순환을 촉진한다는 뜻이고, 강근골은 근육과 뼈를 튼튼하게 한다는 뜻이다. 두충과 우슬을 함께 사용하면 하체의 근육과 뼈를 강화하는 효능이 강해지기 때문에 근력이 약한 사람에게 허리 통증, 무릎 통증이 있을 때 활용하면 적합하다.

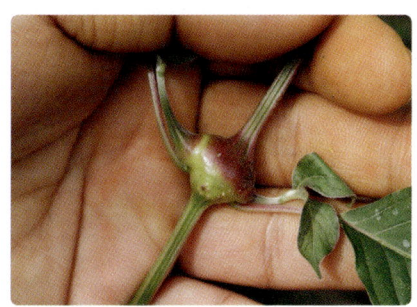

쇠무릎 줄기

이럴 때 두충과 우슬을 함께 사용해요

- ▶ 허리 통증이 지속되는 경우
- ▶ 무릎 통증이 지속되는 경우
- ▶ 퇴행성 관절염이 있을 때
- ▶ 척주관협착증이 있을 때
- ▶ 요추 추간판탈출증이 있을 때
- ▶ 좌골신경통이 있을 때

두충을 활용한 처방

두충과 **우슬**이 포함된 **처방**

대방풍탕 大防風湯

"**대방풍탕**은 **약해진 관절**을 튼튼하게 해주는 최고의 처방"

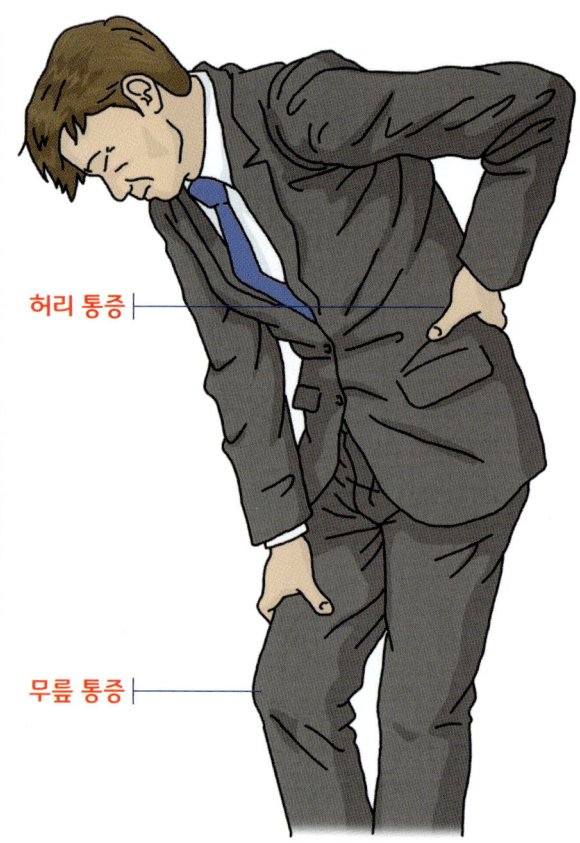

허리 통증

무릎 통증

척주관 협착증

요추 추간판 탈출증

퇴행성 관절염

대방풍탕의 구성

숙지황 6g, 백출 4g, 방풍 4g, 당귀 4g, 백작약 4g, 두충 4g, 황기 4g, 부자 2g, 천궁 2g, 우슬 2g, 강활 2g, 인삼 2g, 감초 2g, 생강 5편, 대추 2개

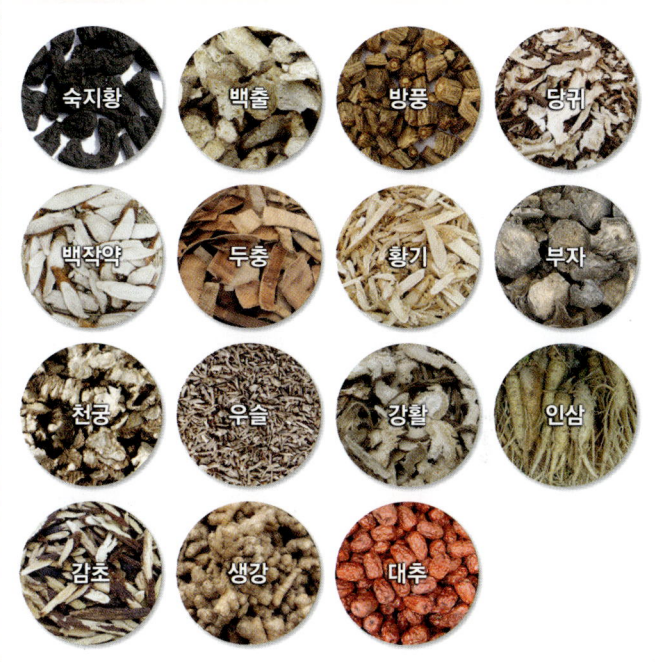

용법 각 약재 중량의 두 배가 하루 분량이다. 여기에 물 1.5L 이상을 붓고 중불로 1~2시간 달인다. 이것을 나눠서 하루 3번 공복에 복용한다.

효능 약해진 관절을 강화하고 통증을 감소시킨다.

주치 무릎 통증, 퇴행성 관절염

대방풍탕 복용사례

 임지숙 女 76세

몸이 따뜻해지고 무릎이 덜 아파요!

평소 몸이 허약하고 허리가 많이 굽은 할머니입니다.

- 10여 년 전부터 양쪽 무릎이 시리다.
- 하지 전체가 시리고 시큰거린다.
- 하지에 부기가 약간 있지만 열은 없다.
- 날씨가 춥거나 거동할 때 대퇴부의 뒷부분에 저리는 느낌이 있다.
- 전체적으로 기운이 없고, 활동을 하면 쉽게 피곤해진다.
- 식욕과 소화력은 좋은 편이다.
- 대변과 소변에 별다른 이상은 없다.

대방풍탕 10일분을 복용했어요. 약을 복용하니 약이 입에 잘 맞는다는 생각이 들더군요. 약을 절반 정도 복용한 후부터 차가웠던 몸이 따뜻해지는 느낌이고, 전체적으로 기운이 나요. 약을 모두 복용한 후에 무릎 통증이 호전되었고, 피로감을 비롯하여 전체적으로 몸이 좋아졌어요.

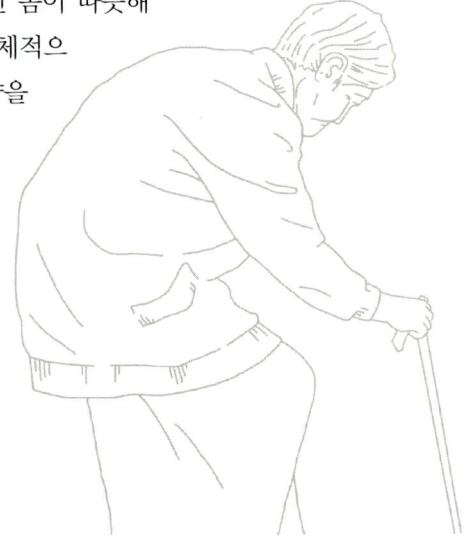

두충과 함께 사용하면 좋은 약초 ❷

독활 獨活

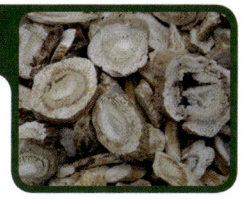

두충과 독활을 함께 사용하면 근육통과 관절통을 치료하는 효능이 강해진다. 독활은 **땅두릅의 뿌리**인데, 한의학에서는 거풍습(祛風濕), 지비통(止痺痛)의 효능이 있다고 말한다. 거풍습은 순환을 방해하는 것을 없앤다는 뜻이고, 지비통은 저리고 아픈 것을 그치게 한다는 뜻이다. 노화, 질병, 비만, 영양불량 등 여러 원인으로 기혈(氣血)의 순환이 원활하지 않고, 이러한 상태가 오랫동안 지속되어 저리고 아픈 통증이 생겼을 때 독활을 사용한다. 통증은 근육이 약해진 상태에서 나타나는 경우가 많기 때문에 근육을 강화하는 두충과 독활을 함께 사용하면 더욱 효과적이다.

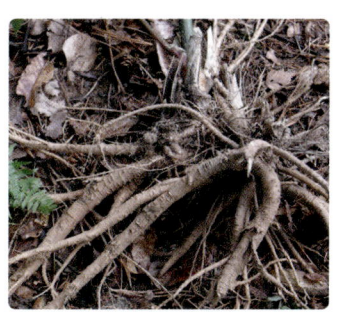

땅두릅 뿌리

이럴 때 두충과 독활을 함께 사용해요

▶ 만성적으로 허리가 아플 때
▶ 만성적으로 무릎이 아플 때
▶ 좌골신경통이 있을 때
▶ 다리가 저리고 당기는 증상이 있을 때
▶ 다리가 뻣뻣하고 통증이 있을 때

두충을 활용한 처방

두충과 독활이 포함된 처방

독활기생탕 獨活寄生湯

"독활기생탕은 근육을 튼튼하게 하면서 통증을 치료하는 최고의 처방"

- 척주관 협착증
- 허리 통증

- 무릎 관절염
- 허리디스크
- 좌골신경통
- 하지 저림

독활기생탕의 구성

독활 3g, 당귀 3g, 백작약 3g, 상기생 3g, 숙지황 2g, 천궁 2g, 인삼 2g, 복령 2g, 우슬 2g, 두충 2g, 진교 2g, 세신 2g, 방풍 2g, 육계 2g, 감초 1.5g, 생강 3편

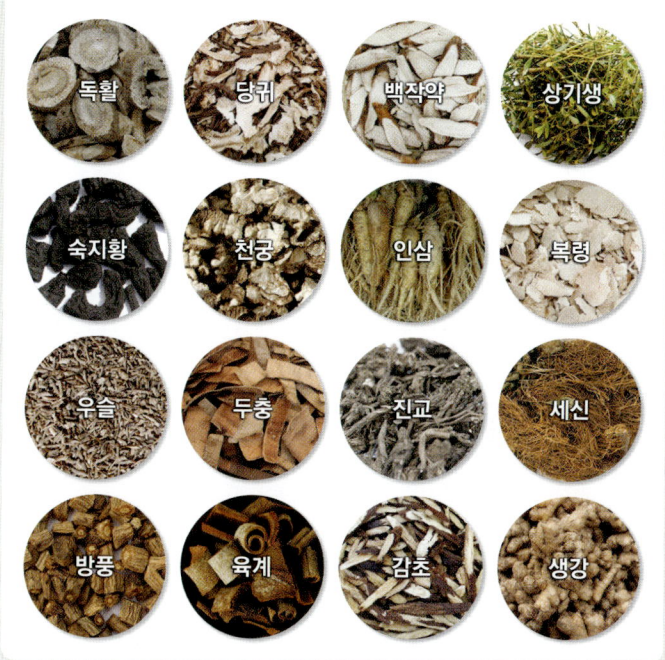

용법 각 약재 중량의 두 배가 하루 분량이다. 여기에 물 1.5L 이상을 붓고 중불로 1~2시간 달인다. 이것을 나눠서 하루 3번 공복에 복용한다.

효능 근골을 강화하면서 긴장된 근육을 이완시킨다.

주치 척주관협착증, 요추 추간판탈출증, 좌골신경통, 퇴행성 관절염

독활기생탕 복용사례

 허리와 다리 아픈 것이 덜해요!

보통 키에 약간 통통한 체형의 주부입니다.

- 7~8년 전부터 허리가 아프다.
- 서 있거나 걸을 때 종아리가 끊어질 것처럼 아픈데, 허리 통증보다 심하다.
- 추위를 타는 편이다.
- 아랫배가 차다.
- 병원에서는 골다공증이 심하여 허리 수술을 할 수 없다고 한다.

수술을 할 수 없다고 해서 독활기생탕을 복용하게 되었어요. 일단 10일분을 복용했는데, 허리와 다리 아픈 증상이 좋아졌어요. 완전히 나은 것이 아니라서 계속 복용할 생각입니다.

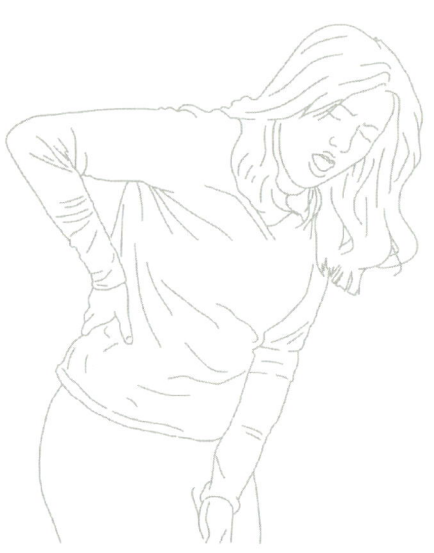

두충과 함께 사용하면 좋은 **약초 ❸**

산수유 山茱萸

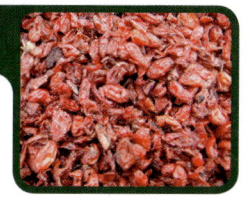

두충과 산수유를 함께 사용하면 근육을 강화하면서 조직의 탄력성을 회복시키는 효능이 강해진다. 한의학에서 산수유는 보간신(補肝腎), 수렴고삽(收斂固澁)의 효능이 있다고 말한다. 보간신은 인체 기능의 주축이 되는 간과 신장의 기능을 강화한다는 뜻이고, 수렴고삽은 약해진 조직의 탄력성을 강화한다는 뜻이다. 따라서 두충과 산수유를 함께 사용하면 근육을 강화하면서 탄력성을 회복시켜 주고 전반적으로 약해진 몸을 보(補)하는 효능이 강해진다. 질병과 노화 때문에 체력이 약해지고 소변이 자주 나오거나 성기능이 약해지는 등의 문제가 생겼을 때 두충과 산수유를 함께 사용하면 좋다.

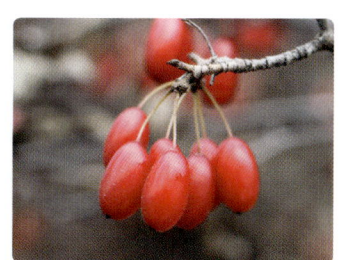

산수유나무 열매

이럴 때 두충과 산수유를 함께 사용해요
▶ 근력이 약해진 탓으로 요실금이 있을 때
▶ 노화가 진행되면서 허리와 무릎이 아픈 경우
▶ 나이가 들면서 성기능이 약해진 경우

두충과 **산수유**가 포함된 **처방**

연령고본단 延齡固本丹

"연령고본단은 만성적으로 약해진 **기초체력**을 강화하는 최고의 보약"

- 불임증
- 관절 통증
- 만성피로
- 건망증
- 전립선질환
- 병후 보약

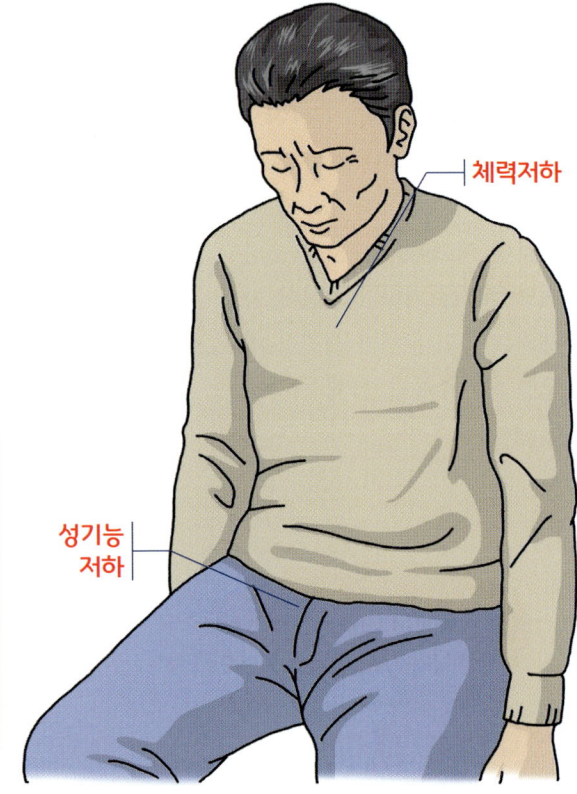

체력저하

성기능 저하

연령고본단의 구성

토사자(법제) 160g, 육종용(법제) 160g, 천문동 80g, 맥문동 80g, 생지황 80g, 숙지황 80g, 산약 80g, 우슬(법제) 80g, 두충(법제) 80g, 파극천(법제) 80g, 구기자 80g, 산수유(법제) 80g, 복령 80g, 인삼 80g, 오미자 80g, 목향 80g, 백자인 80g, 복분자 60g, 차전자 60g, 지골피 60g, 석창포 40g, 천초 40g, 원지(법제) 40g, 택사 40g

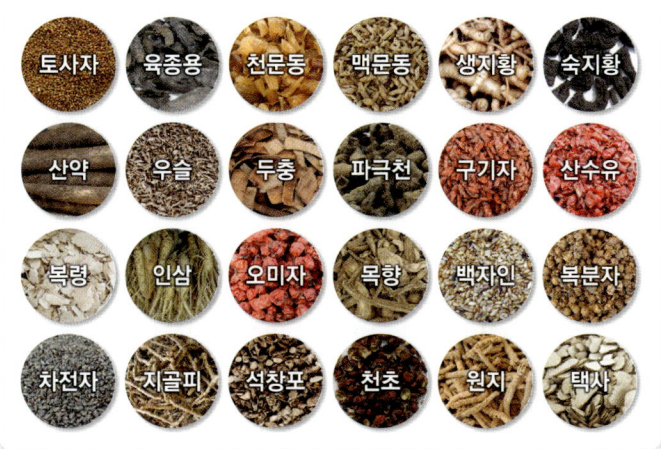

용법 모두 가루 낸 다음 오자대(梧子大) 크기의 환을 만들어 한 번에 80~90개씩 공복에 복용한다.

효능 약해진 기초체력을 강화한다.

주치 강장 작용, 노화 방지, 만성피로, 건망증, 성기능 저하, 불임증, 전립선질환, 허리 통증, 무릎 통증, 요실금

연령고본단 복용사례

 체력이 약한 나를 일으킨 약!
노영미 女 40세

키는 보통이고 약간 마른 체격의 주부입니다.

- ▶ 기운이 없어서 하루 종일 누워 있다.
- ▶ 아침에 일어날 때 몸이 무겁다.
- ▶ 잠들기 어렵고 꿈을 많이 꾼다.
- ▶ 식사 후에 무기력하다.
- ▶ 양쪽 어깨가 당긴다.
- ▶ 왼쪽 팔다리가 저리다.
- ▶ 소화가 잘 안되고 명치가 답답하다.
- ▶ 대변을 1~2일에 1번 정도 보는데, 시원하지 않다.

저는 연령고본단이라는 보약을 처방받았어요. 하루 종일 누워만 있었는데, 이 약을 먹고 나니 기운이 나서 이제는 활동을 합니다. 저처럼 체력이 약한 사람에게 권하고 싶어요.

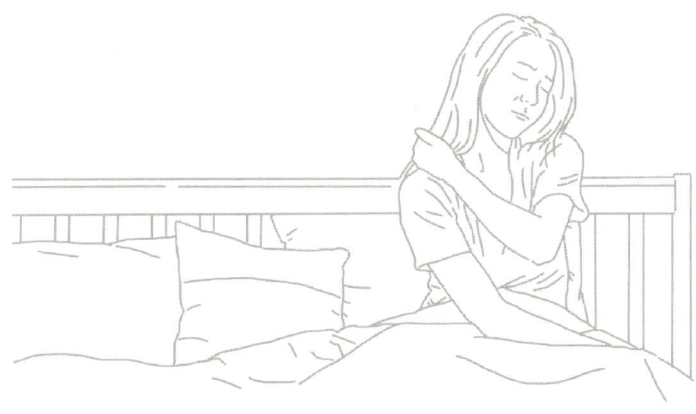

서종민 男 57세 — 발기력이 좋아졌어요!

보통 체격의 남성입니다. 피로가 풀리지 않아서 보약을 짓게 되었어요.

- 1년 반 전부터 발기(勃起)가 되지 않는다.
- 부부 관계는 한 달에 1회 정도 하는데 발기가 아주 약하다.
- 더위를 약간 탄다.
- 식욕과 소화력은 좋다.
- 어깨와 허리, 무릎이 약간 아프다.
- 평소 신경을 많이 쓰는 편이며 자주 피로하고 나른하며 몸이 무겁다.

저는 연령고본단을 처방받아서 복용하였는데, 이후로 발기력이 좋아졌어요. 피곤한 것도 덜하고 좋은 약 같아서 다시 복용할 생각입니다.

맥문동을 활용한 처방

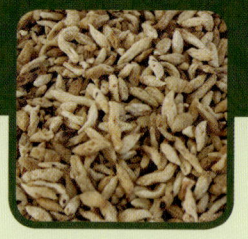

식물 이름 백합과의 여러해살이식물 맥문동
약용 부위 뿌리의 팽대부
약초 이름 맥문동(麥門冬)
맛과 성질 맛은 달면서 약간 쓰고, 성질은 약간 차갑다.

맥문동은 부족해진 체액(體液)을 공급하는 약초입니다. 나이가 들면 몸이 건조해지면서 피부가 거칠어지고 기관지가 마르는 현상이 나타나는데, 이런 경우에 맥문동을 꾸준히 복용하면 좋습니다.

자생지 및 생태

맥문동은 그늘진 곳에서도 잘 자라기 때문에 공원이나 아파트의 그늘진 화단에 많이 심는다. 추위에 약해서 야생하는 것은 중

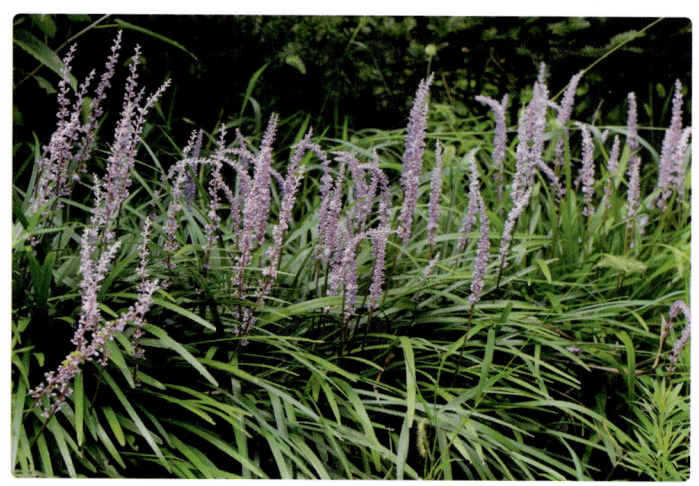

맥문동 무리

부 이남에서 볼 수 있고, 습기가 많은 땅을 싫어하므로 배수가 잘 되는 비탈에서 자란다. 사철 내내 푸른 잎을 볼 수 있고 초여름에 피는 연한 보랏빛 꽃이 아름다워 관상용으로

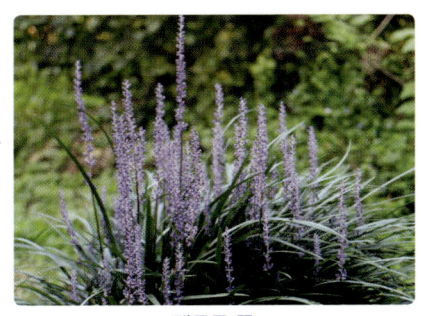
맥문동 꽃

인기가 많다. 맥문동의 잔뿌리 끝에 흰색의 덩이뿌리가 달리는데 이것을 약으로 사용한다. 번식력이 좋아서 가을부터 봄 사이에 뿌리 나누기를 해도 되고, 가을에 채취한 종자를 봄에 뿌려서 번식시켜도 된다.

채취 및 건조

맥문동의 꽃은 5~8월에 피고 열매는 9~10월에 달린다. 겨울을 지낸 맥문동의 성장기는 여름인 것이다. 뿌리를 사용하는 맥문동은 성장기를 피해서 채취해야 하므로 겨울과 봄에 캐야 한다. 보통은 4월에 뿌리가 비대해졌을 때 캐서 잔뿌리와 안에 있

맥문동의 효능

- 기관지의 점액분비와 섬모운동을 촉진하여 기침과 가래를 멎게 한다.
- 인슐린 저항성을 개선하고 혈당을 낮춘다.
- 인지능력과 기억력을 향상시키고 노화를 지연시킨다.
- 맥문동의 다당류는 셰그렌증후군을 개선한다.

는 심(心)을 뽑아내고 깨끗하게 씻어 햇볕에 말린 후에 사용한다.

맥문동의 참고사항

- 맥문동의 1회 복용량은 건조된 것으로 4~16g이다. 달여서 복용해도 되고, 가루 내어 분말이나 환을 만들어 복용해도 된다.
- 맥문동을 관통하는 질긴 심(心)을 제거하고 사용해야 한다. 그렇지 않으면 가슴이 답답해지는 증상이 나타날 수 있다.
- 맥문동을 진하게 달여서 매일 음료수 대용으로 마시면 아주 좋다.
- 맥문동 달인 물로 죽을 쑤어 먹으면 맛도 좋고 건강에도 좋다. 특히 체액이 부족한 노인의 식이요법으로 적합하다. 의서(醫書)에도 '맥문동을 우려낸 물에 쌀을 넣고 죽을 쑤어 먹는다. 임신한 경우에도 먹을 수 있다.'라는 언급이 있다.

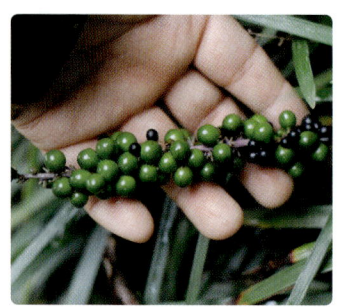

맥문동 열매

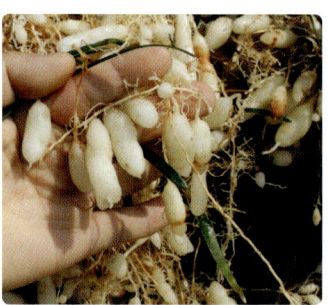

맥문동 덩이뿌리

맥문동과 함께 사용하면 좋은 약초 ❶

사삼 沙蔘

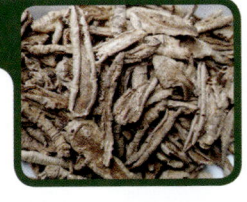

맥문동과 사삼을 함께 사용하면 건조해진 기관지와 폐를 부드럽게 해준다. 사삼은 **잔대의 뿌리**인데, 한의학에서는 양음청폐(養陰淸肺), 거담(祛痰)의 효능이 있다고 말한다. 양음청폐는 기관지와 폐를 촉촉하게 해주면서 염증을 없앤다는 뜻이고, 거담은 기관지에 형성된 가래를 없앤다는 뜻이다. 맥문동 또한 기관지와 폐를 촉촉하

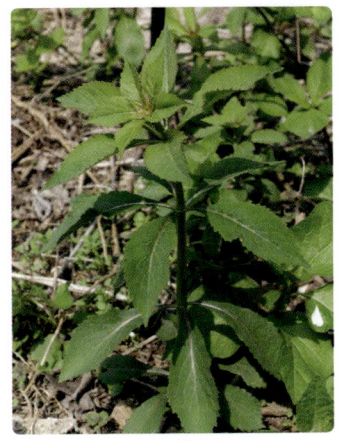

잔대 지상부

게 하면서 가래를 없애는 효능이 있으므로 두 가지 약초를 함께 사용하면 그 효능이 강해진다. 따라서 질병이나 노화 때문에 기관지와 폐가 건조해지고 그 결과로 기침과 가래가 지속될 때 맥문동과 사삼을 활용하면 좋다.

> **이럴 때 맥문동과 사삼을 함께 사용해요**
> - 기관지가 건조해지고 기침이 나오는 경우
> - 오랫동안 마른기침이 멎지 않을 때
> - 혈당조절이 안되는 경우
> - 질병이나 노화 때문에 구강건조증이 있을 때

맥문동을 활용한 처방

맥문동과 **사삼**이 포함된 **처방**

사삼맥문동탕 沙蔘麥門冬湯

"사삼맥문동탕은 체액(體液)을 보충하는 최고의 처방"

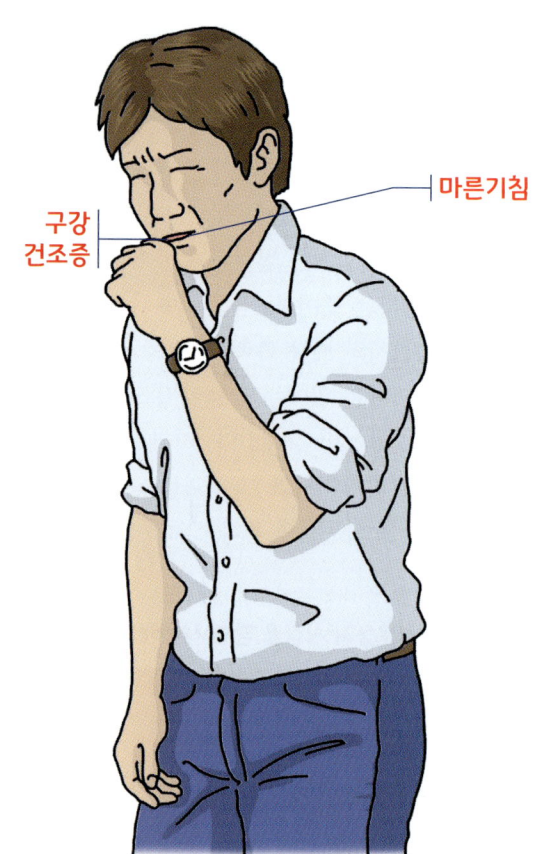

마른기침

구강 건조증

- 노인의 입 마름
- 셰그렌 증후군
- 당뇨병
- 피부건조증
- 만성 기관지염

사삼맥문동탕의 구성

사삼 12g, 황정 12g, 상엽 6g, 백편두 6g, 맥문동 6g, 천화분 6g, 감초 6g

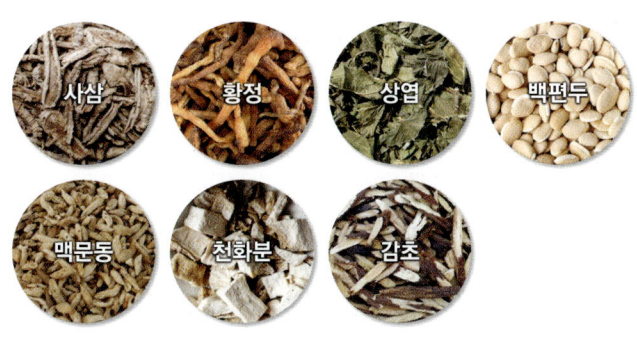

[용법] 각 약재 중량의 두 배가 하루 분량이다. 여기에 물 1.5L 이상을 붓고 중불로 1~2시간 달인다. 이것을 나눠서 하루 3번 공복에 복용한다.

[효능] 부족해진 체액(體液)을 공급한다.

[주치] 마른기침, 갈증, 구강건조증

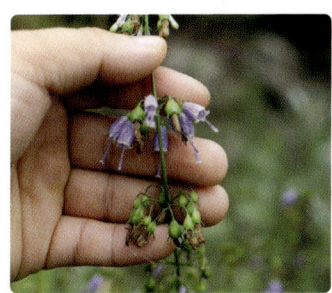
잔대 꽃과 종자 결실

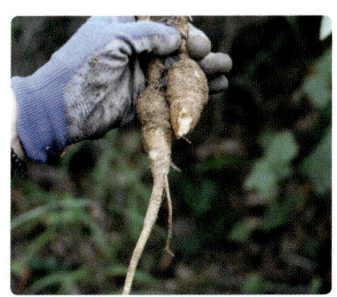
잔대 뿌리

사삼맥문동탕 복용사례

신지연 女 55세

마른기침이 떨어져서 너무 좋아요!

키가 작고 마른 체격의 주부입니다. 젊어서부터 몸이 건조한 편이었는데 나이가 들면서 피부도 건조하고, 특히 가을 이후부터는 목이 건조해서 힘이 듭니다.

- ▶ 건조한 계절에는 마른기침이 그치지 않는다.
- ▶ 병원에서 기침약을 처방받아서 먹을 때는 잠시 좋아지다가 약을 중단하면 다시 기침이 나온다.
- ▶ 일부러 물을 마시지만 큰 효과는 없다.
- ▶ 식욕은 괜찮지만 식사량이 많지는 않다.
- ▶ 대변과 소변에 이상은 없다.

지인의 소개로 사삼맥문동탕을 지어서 복용했어요. 처음에는 몰랐는데 보름 정도 복용했더니 기침이 잦아들더니 지금은 완전히 나았어요. 오랫동안 힘들었기 때문에 예방 차원에서 계속 복용하고 있습니다.

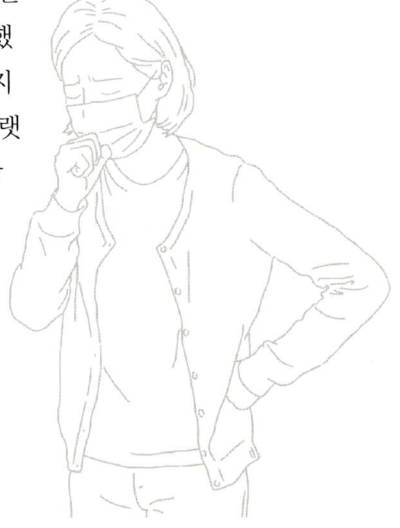

맥문동과 함께 사용하면 좋은 **약초 ❷**

천문동 天門冬

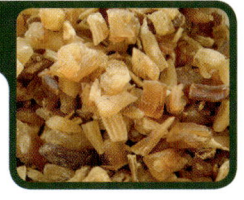

맥문동과 천문동을 함께 사용하면 부족해진 체액(體液)을 공급하는 효능이 강해진다. 한의학에서 천문동은 자음윤조(滋陰潤燥), 청폐강화(淸肺降火)의 효능이 있다고 말한다. 자음윤조는 건조해진 몸에 체액을 보충한다는 뜻이고, 청폐강화는 기관지와 폐에 생긴 염증을 없앤다는 뜻이다. 이와 같이 천문동도 맥문동처럼 기관지와 폐가 건조해지고 염증이 생겼을 때도 사용할 수 있지만, 맥문동과 함께 사용하면 몸 전체적으로 체액이 부족해진 경우에 보다 적합하다.

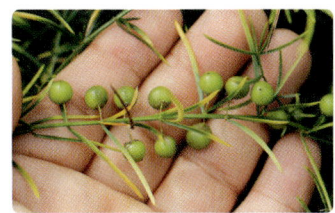

천문동 열매

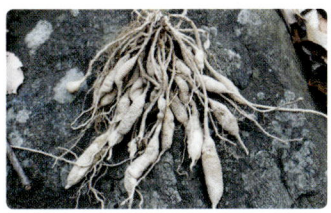

천문동 덩이뿌리

이럴 때 맥문동과 천문동을 함께 사용해요

- 피부건조증이 심한 경우
- 피부 가려움증이 낫지 않을 때
- 구강건조증이 나타날 때
- 기관지가 건조해져 마른기침이 멎지 않을 때
- 혈당조절이 안되는 경우

맥문동과 **천문동**이 포함된 **처방**

생혈윤부음 生血潤膚飮

"생혈윤부음은 **피부건조증**을 개선하는 최고의 처방"

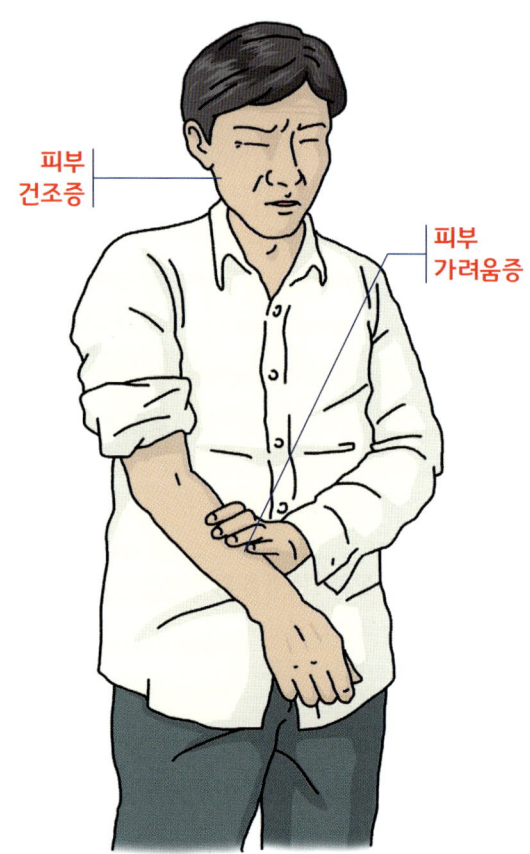

피부 건조증

피부 가려움증

비듬

당뇨병

생혈윤부음의 구성

천문동 6g, 생지황 4g, 숙지황 4g, 맥문동 4g, 당귀 4g, 황기 4g, 황금(술에 법제) 2g, 과루인 2g, 도인 2g, 승마 0.8g, 홍화(술에 법제) 0.4g, 오미자 9알

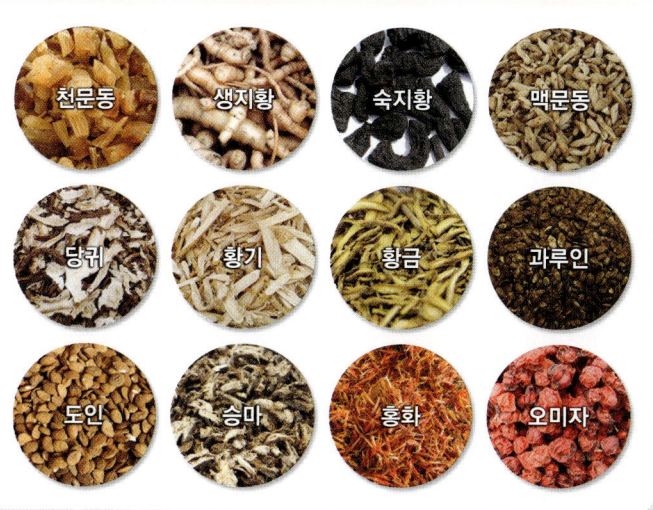

용법 각 약재 중량의 두 배가 하루 분량이다. 여기에 물 1.5L 이상을 붓고 중불로 1~2시간 달인다. 이것을 나눠서 하루 3번 공복에 복용한다.

효능 체액 부족으로 인한 조증(燥證)을 치료한다.

주치 피부건조증, 피부 가려움증, 비듬

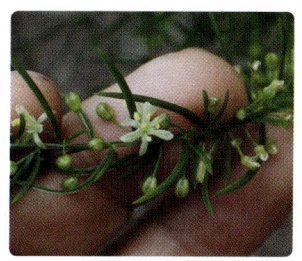

천문동 꽃

생혈윤부음 복용사례

 식후 혈당에 변화가 있어요!
최금녀
女 53세

통통한 체형입니다.

- 4~5년 전부터 당뇨가 있어 양약을 복용하고 있다.
- 식후에 더부룩한 증상이 있고 식후에는 눕고 싶다.
- 앉았다가 일어날 때 어지럼증이 있다.
- 땀은 주로 얼굴에, 식사할 때 난다.
- 식욕이 왕성하고 자주 배가 고프다.
- 소화가 잘되고 육류를 좋아한다.
- 손발과 전신이 따뜻한 편이다.
- 대변은 매일 아침 1회 정도 보며, 되고 굵은 편이다.
- 피부가 약간 검고 두터운 편이며 건조하다.

저는 생혈윤부음 10일분을 복용했는데, 약을 복용하면서 처음에는 몸이 가벼워지더니 모두 복용한 후에는 전반적으로 컨디션이 좋아졌어요. 당뇨는 여전한데, 특이한 것은 전에는 식후에 혈당이 급격하게 떨어졌는데 약을 복용한 후에는 서서히 떨어진다는 것입니다. 이것이 생혈윤부음과 연관이 있는지 모르겠어요.

맥문동과 함께 사용하면 좋은 **약초 ❸**

오미자 五味子

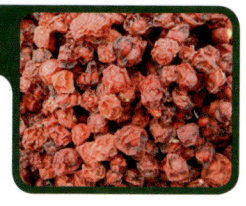

맥문동과 오미자를 함께 사용하면 체액(體液)을 공급하고 기력(氣力)을 보충하는 효능이 강해진다. 한의학에서 오미자는 생진(生津), 염폐(斂肺)의 효능이 있다고 말한다. 생진은 몸에 진액(체액)을 만든다는 뜻이고, 염폐는 호흡기 조직을 수축시켜 기침을 멎게 한다는 뜻이다. 실제로 오미자는 호흡기 조직뿐 아니라 장과 비뇨기 조직을 수축시켜 설사를 멎게 하고 잦은 소변을 개선한다. 따라서 맥문동과 오미자를 함께 사용하면 몸에 체액을 공급하는 동시에 이완된 신체조직을 수축시켜 단단하게 만든다. 신체의 모든 기능은 체액이 충분해야 정상적으로 이루어지기 때문에 체액이 보충되면 신체 기능이 좋아지고 기력이 강해진다. 따라서 맥문동과 오미자는 체액이 결핍되어 기력이 떨어질 때 사용하면 좋다.

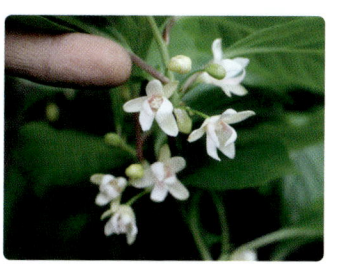

오미자 꽃

이럴 때 맥문동과 오미자를 함께 사용해요

▶ 땀을 많이 흘린 이후 기력이 떨어질 때
▶ 기관지가 건조해지고 기침이 멎지 않을 때
▶ 만성피로가 풀리지 않을 때
▶ 열사병 또는 일사병을 당했을 때

맥문동과 오미자가 포함된 처방

생맥산 生脈散

"생맥산은 부족해진 체액(體液)과 기력(氣力)을 동시에 보충하는 처방"

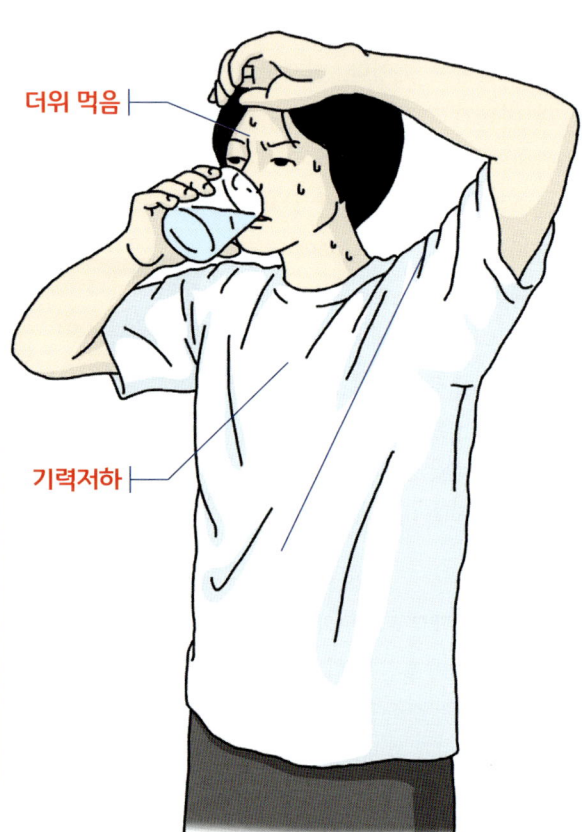

더위 먹음

기력저하

마른기침

탈기(脫氣)

기관지염

폐기종

생맥산의 구성

맥문동 8g, 오미자 4g, 인삼 4g

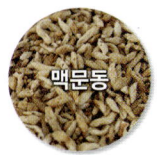 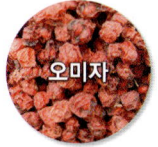 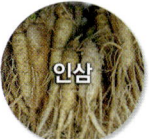

용법 각 약재 중량의 두 배가 하루 분량이다. 여기에 물 1L 이상을 붓고 중불로 1~2시간 달인다. 이것을 나눠서 하루 3번 공복에 복용한다.

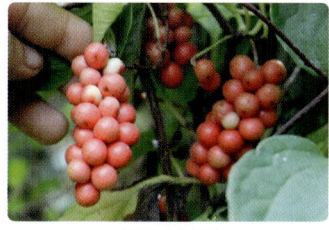

오미자 열매

효능 체액(體液)과 기력(氣力)을 보충한다.

주치 여름철 탈기(脫氣), 일사병, 열사병, 만성기관지염

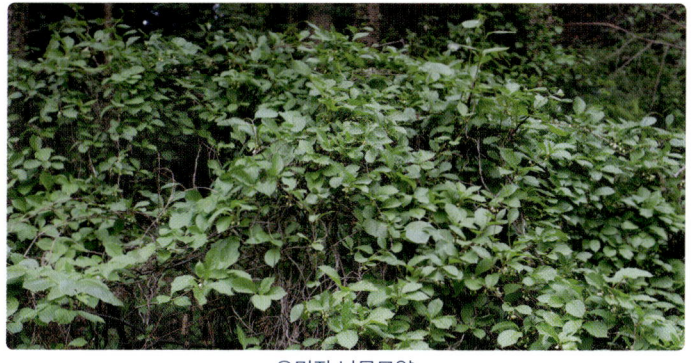

오미자 나무모양

맥문동을 활용한 처방

생맥산 복용사례

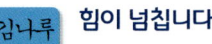
힘이 넘칩니다!

피부가 검붉고 두터우며 단단한 사람입니다. 평소 땀이 많은 체질인데, 이번 여름은 너무 더워서 고생하는 중에 지인의 소개로 약을 복용하게 되었습니다.

- ▶ 여름철에 땀을 무척 많이 흘리는 체질이다.
- ▶ 컨디션이 좋지 않거나 날씨가 흐리고 습도가 높을 때에 땀을 많이 흘리고 나면 전신에 기운이 없으며 식욕도 없고 짜증이 난다.
- ▶ 운동 후에는 말할 수 없을 정도로 땀이 나기 때문에 운동을 마치면 반드시 다량의 음료를 마셔야 한다.

지인이 생맥산을 선물하여 복용했는데, 10일분을 모두 복용한 후로는 전보다 힘이 나고 피곤한 증상이 많이 사라졌습니다.

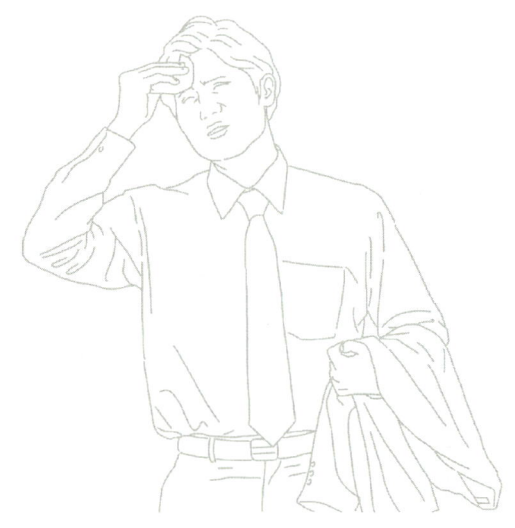

| 현진영 男 37세 | **아침에 거뜬히 일어나고 땀이 줄었어요!** |

제주도에서 감귤 농사를 짓는 농부입니다. 감귤 농사는 여름철 내내 무더운 하우스 안에서 힘든 작업을 해야 하는 특징이 있어요. 원래 더위를 많이 타는 체질인 데다 더운 여름철에 온도가 높은 하우스 안에서 하는 농사일은 무척 힘듭니다.

- 기상 시간이 되어도 일어나기 매우 힘들다.
- 피곤하고 무기력하다.
- 입이 마르고 목이 텁텁하다. 그래서 물을 많이 마신다.
- 체중이 다소 줄었다.
- 평소에 코를 많이 곤다.
- 열이 많고 차가운 것을 좋아한다.

저는 생맥산을 처방받아서 10일간 복용했습니다. 그런데 모두 복용한 뒤로 몸이 많이 좋아졌어요. 전에는 아침에 일어나는 것이 힘들었는데 이제는 일어날 때 개운합니다. 피로감도 많이 줄었고, 땀을 흘리는 양도 줄어들어 일을 할 때 힘들지 않습니다.

맥문동을 활용한 처방

백작약을 활용한 처방

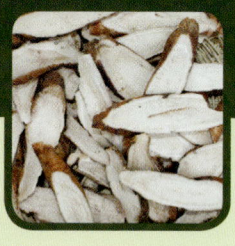

식물 이름 작약과의 여러해살이식물 작약
약용 부위 뿌리
약초 이름 백작약(白芍藥)
맛과 성질 맛은 쓰면서 약간 시고, 성질은 약간 차갑다.

백작약은 위축된 조직을 부드럽게 해줍니다. 나이가 들고 질병에 걸리면 근육이 마르기 때문에 쉽게 결리고 쥐가 나고 통증이 생기는데, 이런 경우에 백작약을 복용하면 근육이 펴지면서 증상이 사라집니다.

자생지 및 생태

원산지는 한국으로 일본, 중국, 사할린 등지에 분포한다. 높이 40~50cm 정도로 자라며 줄기의 밑부분은 비늘 같은 잎으로 둘

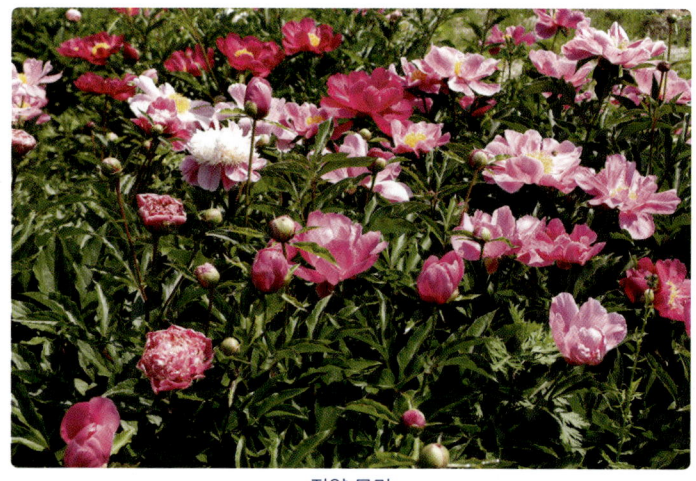

작약 무리

러싸여 있다. 잎은 서너 개가 어긋나며 잎자루가 길고 3개씩 2회 갈라진다. 작은잎은 길이 5~12cm, 너비 3~8cm로 긴 타원형이거나 거꿀달걀 모양이고 양끝이 좁다. 꽃은 6월에 원줄기 끝에 한 송이씩 흰색이나 붉은색 등으로 피는데 지름은 4~5cm이다. 꽃잎은 5~7개로 거꿀달걀 모양이며, 수술은 많다. 뿌리는 굵은 육질의 덩이뿌리를 이룬다. 외근이 분지하는데, 분지된 뿌리에서 잔뿌리가 내린다.

채취 및 건조

백작약처럼 뿌리를 사용하는 약초는 보통 가을에 채취한다. 잎이 지는 가을 이후에라야 약의 기운(氣運)이 뿌리로 내려가기

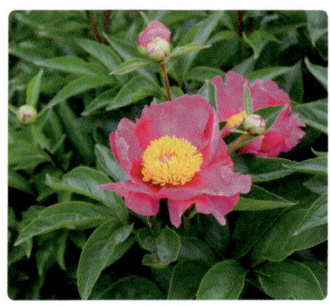
작약 꽃

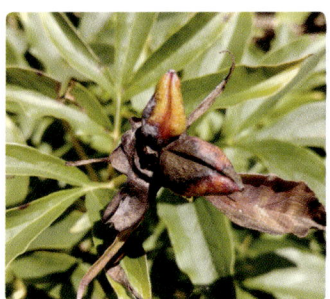
작약 종자 결실

백작약의 효능

- 근육의 경련과 통증을 멎게 한다.
- 급·만성의 위통을 치료한다.
- 하지 경련을 치료한다.
- 혈당과 혈압을 낮춘다.

때문이다. 백작약은 9월 하순에서 10월 중순 사이에 채취하는 것이 가장 좋다. 뿌리를 캐서 잔뿌리와 불순물을 제거하고 햇볕에 절반 정도 말린 후 단으로 묶어 다시 햇볕에 바짝 말린다.

백작약의 참고사항

▶ 백작약의 1회 복용량은 6~12g이다. 달여서 복용해도 되고, 가루 내어 분말이나 환을 만들어 복용해도 된다.

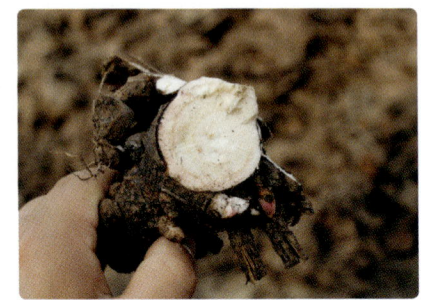
작약 뿌리(단면)

▶ 육체노동자, 체격이 마른 사람, 나이가 들어 근육이 위축된 사람에게 적합하다.
▶ 근육이 긴장되어 통증이 있을 때 적합하다.
▶ '芍'은 작연(灼然)하다는 뜻으로 꽃이 선명하며 아름답다는 뜻이고, 뿌리는 병을 잘 치료하는 약이라는 의미에서 붙여졌다.

백작약과 함께 사용하면 좋은 **약초** ❶

감초 甘草

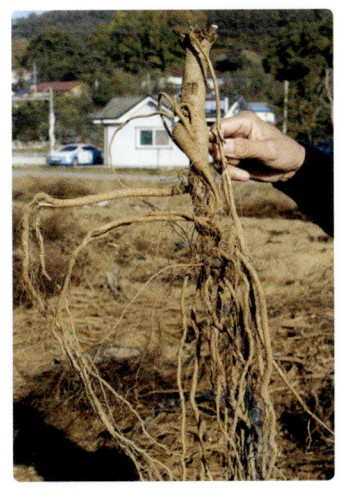

백작약과 감초를 함께 사용하면 근육의 경련을 완화하는 효능이 강해진다. 한의학에서 감초는 완급지통(緩急止痛)의 효능이 있다고 말한다. 갑작스런 경련과 통증을 멎게 한다는 뜻이다. 옛날에는 원인을 알 수 없는 복통이 생겼을 때 감초를 활용했고, 손발에 경련이 일어날 때도 사용했다. 이 경우 백작약과 감초를 함께 사용하면 그 효능이 강해지는데, 백작약이 긴장되고 위축된 조직을 풀어주기 때문이다.

감초 뿌리

이럴 때 백작약과 감초를 함께 사용해요
- 근육경련이 일어날 때
- 신경이 예민한 사람에게 위경련이 일어날 때
- 신경이 예민한 여성에게 월경통이 있을 때
- 근육을 많이 쓰는 사람에게 근육통과 근육경련이 일어날 때
- 나이가 많은 사람에게 쥐 나는 증상이 있을 때

백작약을 활용한 처방

백작약과 **감초**가 포함된 **처방**

작약감초탕 芍藥甘草湯

"작약감초탕은 위축된 근육을 이완시키는 최고의 처방"

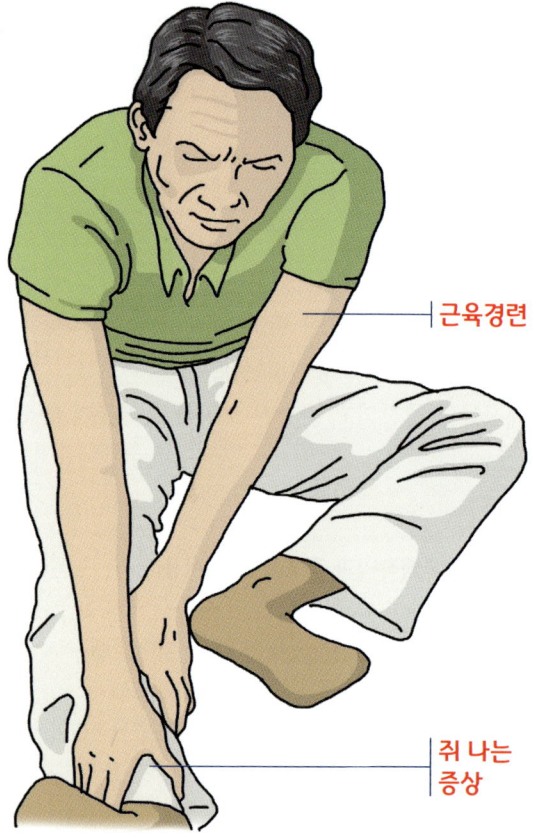

근육경련

쥐 나는 증상

노인의 근육통

이갈이

위경련

월경통

작약감초탕의 구성

백작약 16g, 감초 8g

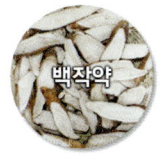
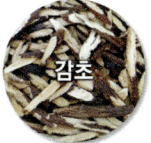

용법 각 약재 중량의 두 배가 하루 분량이다. 여기에 물 1L 이상을 붓고 중불로 1~2시간 달인다. 이것을 나눠서 하루 3번 공복에 복용한다.

효능 근육의 과도한 긴장과 경련을 조절한다.

주치 근육경련, 위경련, 월경통

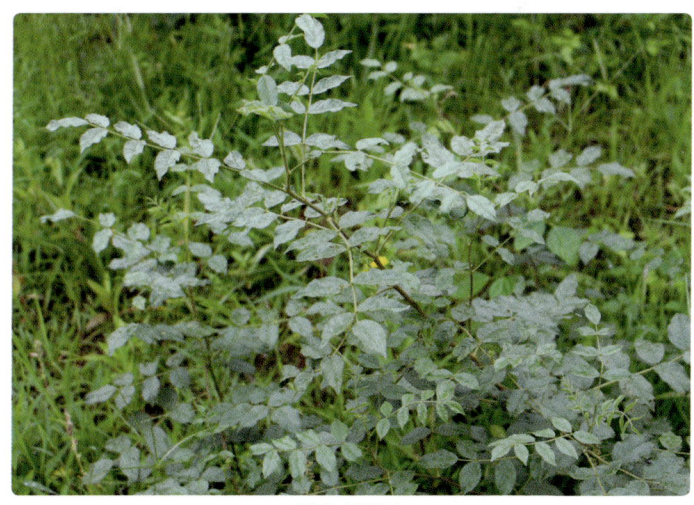

감초 지상부

작약감초탕 복용사례

정기남 男 57세 **복용하자마자 쥐가 나지 않아요!**

저는 키가 작고 마른 체형입니다. 몇 년 전부터 쥐가 자주 나는데, 어제저녁에는 갑자기 손과 다리에 쥐가 심하게 나서 식구들이 주물러주느라 밤새 고생을 했어요. 이런 증상이 며칠 전부터 조금씩 심해지고 있어 걱정입니다.

- ▶ 손가락과 발가락에 쥐가 나는데, 특히 두 번째 손가락과 발가락에 심하다.
- ▶ 식욕과 소화력은 보통이며, 식사량은 늘 일정하다.
- ▶ 단 것과 매운 것, 뜨거운 것을 좋아하며 신 것을 싫어한다.
- ▶ 몸을 따뜻하게 하면 컨디션이 좋기 때문에 여름철 외에는 항상 내의를 입는다.
- ▶ 에어컨이나 선풍기 바람을 싫어한다.

저는 작약감초탕 10일분을 복용했는데, 첫날 약을 복용하고 나서 그날 저녁부터 쥐 나는 증상이 사라졌고 지금까지 증상이 나타나지 않아요. 오래된 증상이었는데 정말 신기합니다.

백작약과 함께 사용하면 좋은 **약초 ❷**

계피 桂皮

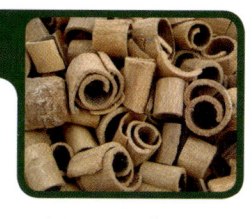

백작약과 계피를 함께 사용하면 긴장되고 경직된 조직을 풀어주는 효능이 강해진다. 계피는 <u>육계나무의 나무껍질[樹皮]</u>인데, 한의학에서는 온후기혈(溫煦氣血)의 효능이 있다고 말한다. 말 그대로 몸을 따뜻하게 만들어서 기혈의 흐름을 촉진한다는 뜻이다. 백작약과 계피를 함께 사용하면 경직된 조직이 이완되고 혈액순환이 촉진되는데, 이는 마치 과로한 사람이 온천욕을 했을 때 피로와 경직된 근육이 풀리는 것과 같은 이치이다.

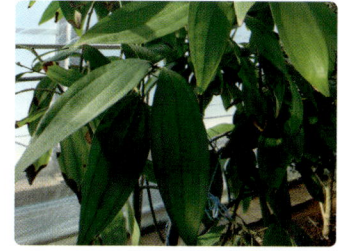
육계나무 잎

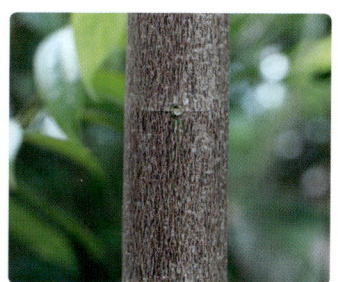
육계나무 나무줄기

이럴 때 백작약과 계피를 함께 사용해요

- 근육이 경직되고 혈액순환이 안될 때
- 과로한 이후에 근육통이 있을 때
- 과로한 이후 몸이 결리고 당기는 증상이 있을 때
- 추위에 노출된 이후 몸살이 났을 때

백작약을 활용한 처방

백작약과 **계피**가 포함된 **처방**

쌍화탕 雙和湯

"쌍화탕은 거듭된 과로 때문에 약해져 있는
신체 기능을 끌어올리는 최고의 보약"

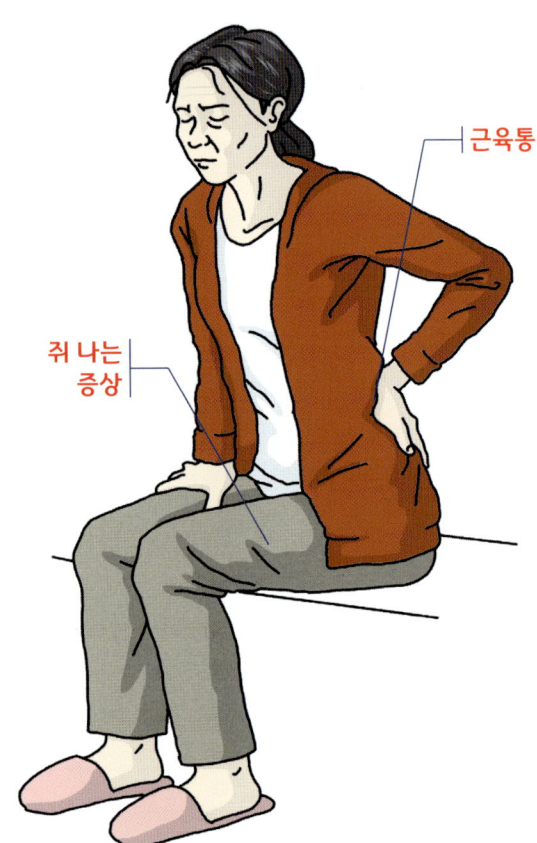

근육통

쥐 나는 증상

- 피로감
- 몸살감기
- 운동선수 보약
- 육체노동자 보약

쌍화탕의 구성

백작약 10g, 숙지황 4g, 황기 4g, 당귀 4g, 천궁 4g, 계피 3g, 감초 3g, 생강 3편, 대추 2개

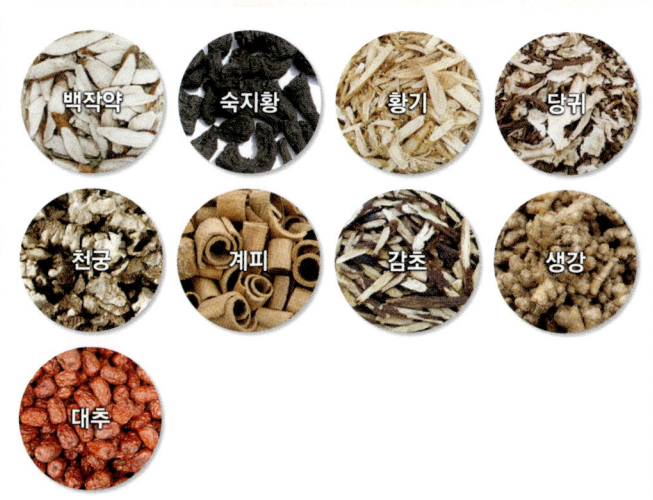

용법 각 약재 중량의 두 배가 하루 분량이다. 여기에 물 1.5L를 붓고 중불로 1~2시간 달인다. 이것을 나눠서 하루 3번 공복에 복용한다.

효능 심신(心身)의 과로에 따른 피로를 풀어준다.

주치 피로감, 근육피로, 근육통, 몸살감기

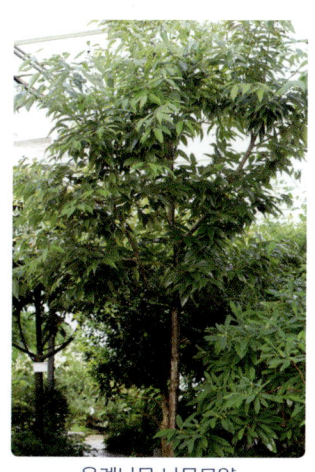

육계나무 나무모양

쌍화탕 복용사례

 누적된 피로가 사라졌어요!

저는 보통 체격의 생산직 근로자이고 주로 서서 일하기 때문에 오후가 되면 매우 피곤해요. 최근 2년간 계속 야간에 연장근무를 해서 피로가 누적되어 풀리지 않습니다. 그런 데다가 허리가 아파서 약을 먹게 되었어요.

- 허리가 아픈데, 늘 그런 것은 아니고 가끔 허리가 뻣뻣해지면서 펴기가 힘들고 아플 때에는 서서 걷기도 힘들다.
- 병원에서 요추 디스크로 진단받았다.
- 8개월째 한의원에서 치료받고 있으나 차도가 없다.
- 월경주기가 몇 년 전부터 조금씩 변해서 요즘은 주기가 28일에서 20일로 짧아졌다.
- 최근 몇 년 전부터 추위를 심하게 타기 시작했다.
- 밤에 족근통(足筋痛)이 심해 잠을 잘 때 발을 침대에 닿지 않게 공중으로 늘어뜨리고 잔다.
- 물을 별로 마시지 않는다. 물을 마시면 바로 소변을 보고 싶어지기 때문이다.
- 피곤하면 눈이 쑥 들어가는 느낌이다.
- 성격이 예민해서 잠자리가 바뀌면 잠을 못 잔다.
- 소화는 잘된다.

제가 처방받은 약은 쌍화탕입니다. 10일분을 복용한 뒤로 허리 통증은 여전하지만 피로감이 많이 호전되었어요. 눈이 쑥 들어갈 정도로 피곤했는데 많이 좋아져서 오후에도 피곤하지 않습니다.

백작약과 함께 사용하면 좋은 **약초 ❸**

숙지황 熟地黃

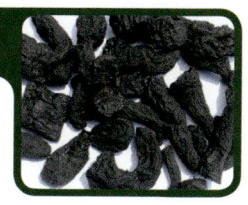

백작약과 숙지황을 함께 사용하면 만성적인 허약을 개선한다. 숙지황은 **말린 지황의 뿌리를 찌고 말리는 과정을 여러 번 거쳐서 만든 약**인데, 한의학에서는 보정익수(補精益髓)의 효능이 있다고 말한다. 정(精)은 인체의 조직을 만들고 호르몬을 생성하는 데 필요한 요소(要素)이고, 수(髓)는 골수를 의미한다. 따라서 부족해진 정수를 보충해야 할 정도로 몸이 허약해졌을 때 숙지황을 사용한다. 또한 백작약과 숙지황을 함께 사용하면 백작약이 경직된 조직을 풀어주기 때문에 허약한 몸을 회복하는 데도 큰 도움이 된다.

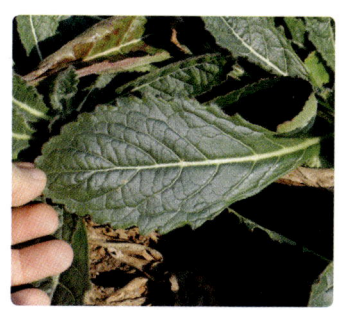

지황 잎

이럴 때 백작약과 숙지황을 함께 사용해요

- ▶ 만성적인 허약으로 몸이 수척해졌을 때
- ▶ 허약한 사람에게 근육경직이 있을 때
- ▶ 만성적인 질병과 노화로 기력저하가 있을 때
- ▶ 안색이 창백하고 기력이 없을 때
- ▶ 허약한 여성에게 월경량이 극히 적은 증상이 있거나, 월경 기간이 길어질 때

백작약과 **숙지황**이 포함된 **처방**

십전대보탕 十全大補湯

"십전대보탕은 만성적으로 **허약해진 몸** 상태를 개선하는 최고의 보약"

- 항암치료 후 보약
- 신경쇠약
- 어지럼증
- 식은땀
- 병후 보약
- 식욕부진

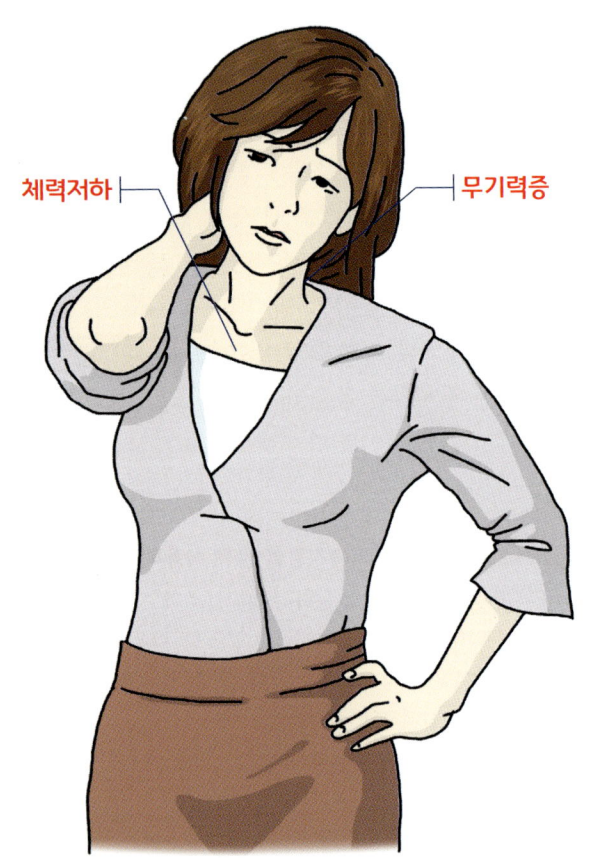

체력저하 | 무기력증

십전대보탕의 구성

백작약 5g, 숙지황 5g, 당귀 5g, 천궁 5g, 인삼 5g, 백출 5g, 복령 5g, 감초 5g, 황기 4g, 육계 4g, 생강 3편, 대추 2개

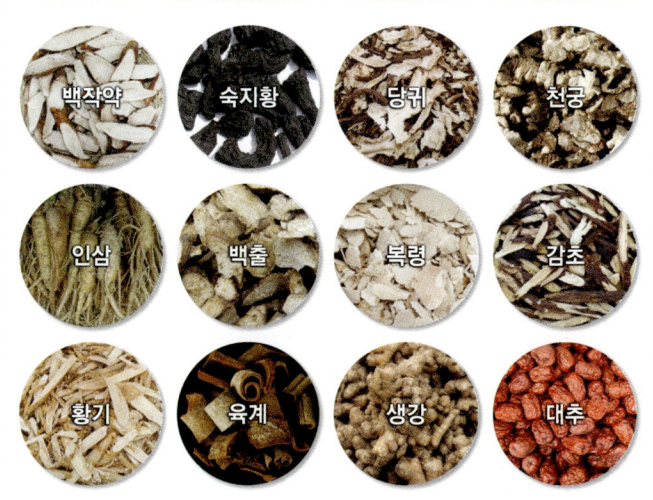

용법 각 약재 중량의 두 배가 하루 분량이다. 여기에 물 1.5L 이상을 붓고 중불로 1~2시간 달인다. 이것을 나눠서 하루 3번 공복에 복용한다.

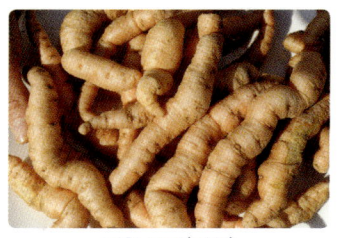

지황 뿌리(채취)

효능 오랜 질병(과로, 노화) 때문에 극도로 허약해져 있는 몸을 보(補)한다.

주치 기력저하, 면역력 저하, 어지럼증, 중풍 후유증

십전대보탕 복용사례

주지혜
女 31세

피로가 사라지고 탈모가 멈췄어요!

평소 건강하여 잔병이 없으며 소화력도 좋고 성격이 활달한 여성입니다. 그런데 출산 후에 다음과 같은 증상이 나타났어요.

- ▶ 기운이 없고 쉽게 피로감을 느낀다.
- ▶ 식욕이 없고 소화가 안되며 살이 빠진다.
- ▶ 왼쪽 머리가 콕콕 쑤시듯이 아플 때도 있다.
- ▶ 머리카락이 많이 빠진다.
- ▶ 눈앞이 가끔 뿌옇게 느껴지고 눈에 피로감이 있다.
- ▶ 뒤로 젖힐 때 허리 오른쪽이 아프다.
- ▶ 잇몸에서 피가 자주 난다. 특히 이 닦을 때 많이 난다.

저는 십전대보탕 10일분을 복용했는데, 이후로 피로감이 덜하고 몸에 기운이 나는 것 같아요. 식욕이 좋아지고 소화도 잘되며 두통이 많이 경감되었어요. 머리카락도 덜 빠지고 새로 자라는 머리카락이 부쩍 늘어났고, 얼굴빛이 좋아졌으며, 살도 조금씩 찌고 있고요.

김진이
女 28세

피로를 못 느끼고 이명이 치료되었어요!

저는 키가 크고 몸이 무척 마른 편인데 얼굴에 혈색이 없어서 주변 분들이 모두 걱정하고 있어요. 저의 증상은 다음과 같습니다.

- 아침에 일어나기가 힘들고 자주 피로감을 느낀다.
- 오후가 되면 미열(微熱)이 난다.
- 식욕이 없고 소화력이 약하다.
- 이명(耳鳴)이 있다.
- 월경은 불규칙적이고 월경통이 있다.
- 설사를 자주 한다.
- 추위와 더위를 모두 심하게 탄다. 특히 환절기 기온 변화에 잘 적응하지 못한다.
- 추운 곳에 있다가 따뜻한 곳으로 들어오면 피부가 가려우면서 두드러기가 올라온다.
- 손발이 찬 편이다.
- 알레르기성 비염이 있다.

저는 십전대보탕 10일분을 복용했는데, 이후부터 아침에 일어나는 것이 쉬워졌고, 피로감이 많이 줄었어요. 오후에 미열이 나던 증상도 없어졌고 식욕도 좋아졌습니다. 이명도 나타나지 않고 추운 곳에 있다가 따뜻한 곳에 들어왔을 때 피부가 가려우면서 두드러기가 올라오는 증상은 경감되었어요.

백작약을 활용한 처방

백출을 활용한 처방

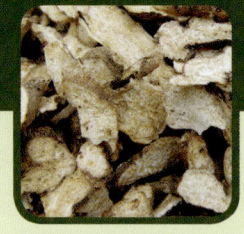

식물 이름 국화과의 여러해살이식물 백출
약용 부위 뿌리줄기
약초 이름 백출(白朮)
맛과 성질 맛은 달면서 쓰고, 성질은 따뜻하다.

백출은 평소 위장이 약한 사람에게 사용하는 약초입니다. 예를 들어 입맛이 없거나 음식을 많이 먹으면 더부룩하고 자주 체하며 대변이 묽게 나오는 경우에 사용하면 아주 좋습니다.

자생지 및 생태

백출의 원산지는 중국이며 높이 30~80cm 정도로 자란다. 산의 구릉지(丘陵地)에서 자생하는데 현재는 야생하는 것이 많지

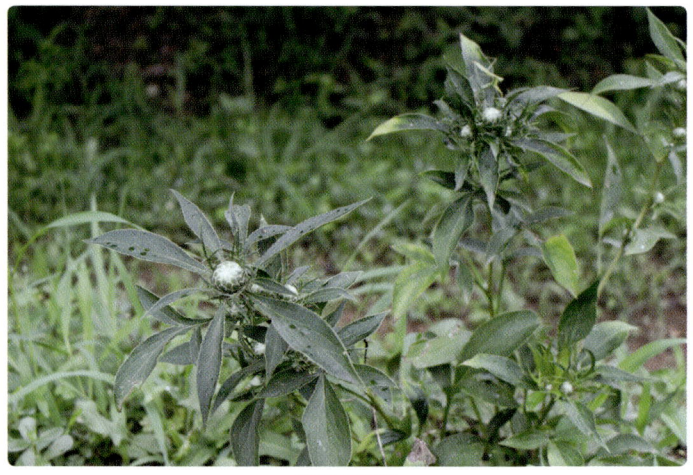

백출 지상부

않고, 약으로 사용하는 것은 대부분 재배한 것이다. 우리나라에서도 종자를 들여와 재배하는 농가가 늘고 있다. 따뜻하고 시원한 기후를 좋아하며 토층이 두껍고 배수가 잘되며 부식질이 풍부한 땅에서 잘 자란다.

채취 및 건조

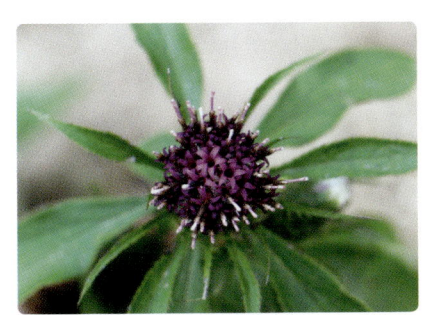

백출 꽃

백출의 뿌리를 캐보면 굵고 크며 주먹 모양이다. 뿌리를 사용하는 약초는 잎이 시들고 난 이후에 채취해야 한다. 잎이 시들지 않으면 약의 기운(氣運)이 잎과 줄기에 남아 있어 뿌리에서 좋은 약효를 기대할 수 없기 때문이다. 백출은 상강(霜降, 10월 중순)에서 입동(立冬, 11월 초순) 사이에 캐서 줄기와 잎, 흙을 제거하고 불에 말리거나 햇볕에 말린 다음 잔뿌리를 제거한 후에 사용한다.

백출의 효능

- 평소 위장이 약한 사람의 식욕부진, 만성위염, 만성설사를 치료한다.
- 위장이 약한 소아의 식욕부진을 치료한다.
- 식생활이 좋지 않은 아이의 체질을 개선한다.
- 원인불명의 부종을 치료한다.
- 조금만 움직여도 땀이 나는 증상을 치료한다.

백출의 참고사항

▶ 백출의 1회 복용량은 건조된 것으로 4~12g이다. 달여서 복용해도 되고, 가루 내어 분말이나 환을 만들어 복용해도 된다.

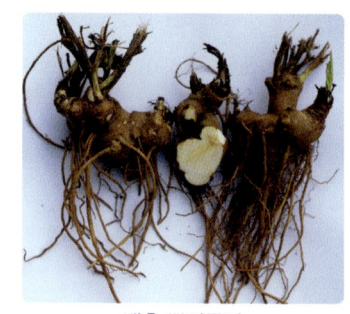

백출 뿌리줄기

▶ 백출은 몸에 있는 잉여 수분을 제거하는 효능이 있어 몸을 건조하게 하는 경향이 있다. 따라서 입이 건조하고 갈증이 날 때, 탈수 증상이 있을 때 사용하면 안 된다.

▶ 백출의 잎을 따서 차로 마시면 땀이 나는 증상과 부종을 치료하는 데 도움이 된다.

▶ 요리에 무를 넣으면 소화를 돕는 효과를 얻을 수 있는데, 무찜을 할 때 백출 달인 물을 사용하면 소화를 촉진하는 효능이 더 좋아진다.

▶ 백출 달인 물을 음료수 대용으로 마시면 좋다. 약간 쓰지만 전체적으로 단맛이 나므로 음용하기에 나쁘지 않다. 인삼 달인 물을 마시는 느낌과 비슷하다.

백출과 함께 사용하면 좋은 약초 ❶

진피 陳皮

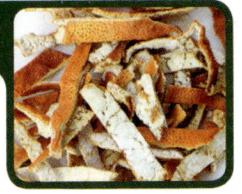

 백출과 진피를 함께 사용하면 위를 튼튼하게 하는 동시에 소화를 촉진하는 효능이 나타난다. 진피는 **귤의 껍질**인데, 한의학에서는 담(痰)을 제거하고 기(氣)의 순환을 돕는 효능이 있다고 말한다. 이는 진피가 위장의 운동을 촉진한다는 뜻으로 이해할 수 있다. 따라서 백출과 진피는 평소 위장이 약해서 식욕이 없고 소화가 잘되지 않는 사람에게 적합한 조합이다. 노화나 질병, 항암치료 후 위장이 약해진 경우에 활용해도 좋다.

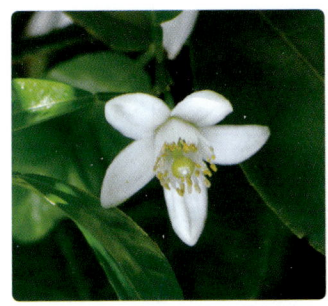

귤나무 꽃

이럴 때 백출과 진피를 함께 사용해요

▶ 만성적으로 식욕이 없을 때

▶ 음식을 먹으면 매번 소화가 안되는 경우

▶ 배에 가스가 차는 경우

▶ 속이 비었는데도 구역감이 있을 때

▶ 자주 체하는 증상이 있을 때

▶ 매번 대변이 묽게 나오는 경우

▶ 설사를 자주 할 때

백출을 활용한 처방

백출과 **진피**가 포함된 **처방**

백출고 白朮膏

"**백출고**는 **위장**이 약한 사람에게 좋은 가장 간편한 처방"

- 항암치료 후유증 (위장 장애)
- 만성 소화불량
- 위하수
- 위무력증
- 잦은 체증
- 만성설사

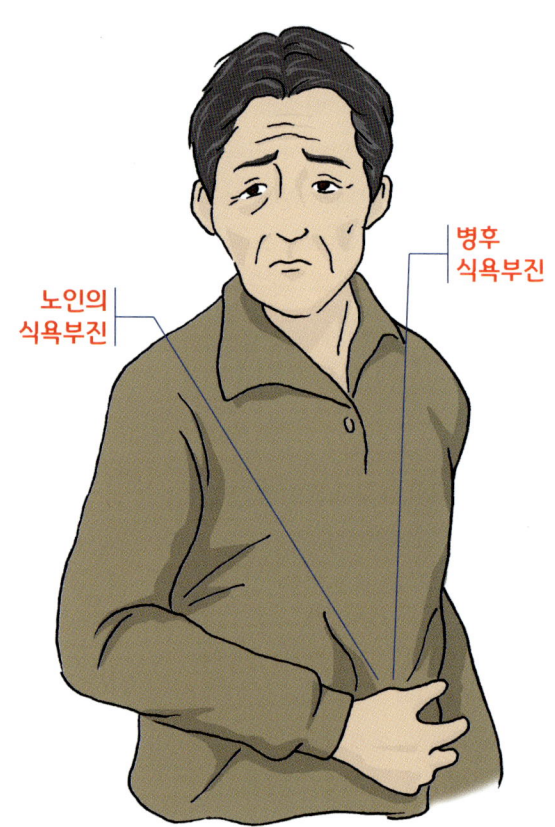

- 병후 식욕부진
- 노인의 식욕부진

백출고의 구성

백출 600g, 진피 160g, 꿀 160g

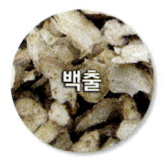 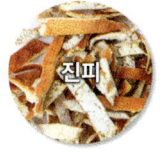 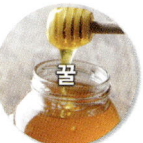

용법 백출 600g, 진피 160g에 물 10사발을 붓고 달여서 2사발이 남도록 한다. 여기에 꿀 160g을 넣고 걸쭉하게 졸여서 하루에 2~3번 끓인 물에 타서 복용한다.

효능 약해진 위장 기능을 강화하고 소화를 돕는다.

주치 식욕부진, 소화불량, 설사

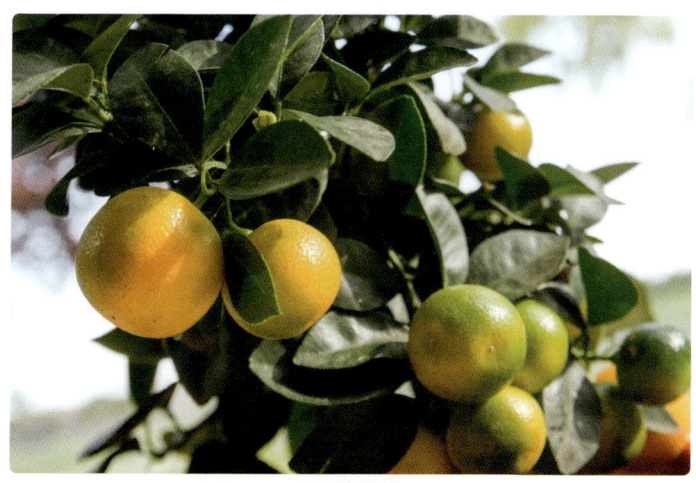

귤나무 열매

백출고 복용사례

김영애 女 50세

가슴에 돌덩어리가 없어졌어요!

평소 몸이 약하고 스트레스를 많이 받는 여성입니다.

▶ 어느 때부터 음식을 먹으면 체하는 느낌이 있다.
▶ 심한 경우에는 토하기까지 한다.
▶ 이런 증상이 생길 때는 음식을 아무것도 먹지 못한다.
▶ 때로는 가슴에 주먹 크기의 돌덩어리가 있는 것처럼 느껴져 숨을 쉬는 것도 힘들 정도로 고통스럽다.

조경남 교수님의 약초강의를 듣고 백출고를 직접 만들어서 복용하게 되었어요. 그런데 너무 놀라운 일이 일어났습니다. 백출고를 먹다 보니까 어느 순간 속이 편하고 가슴에 돌덩어리처럼 뭉쳐 있던 것도 없어진 거예요. 속이 너무 편하니까 '언제 이런 증상들이 있었나?' 생각이 들 정도였지요. 지금은 음식도 잘 먹고 잘 지내고 있습니다. 교수님께 감사드려요.

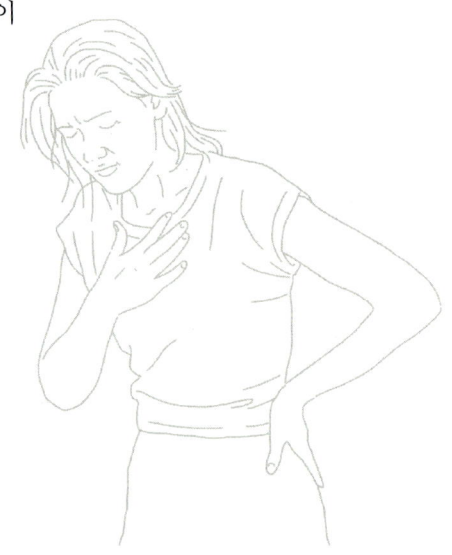

백출과 함께 사용하면 좋은 **약초 ❷**

산약 山藥

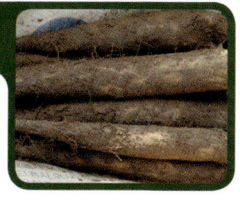

  백출과 산약을 함께 사용하면 장을 튼튼하게 하는 효능이 좋아진다. 산약은 **마의 뿌리**인데, 한의학에서는 보비(補脾), 보폐(補肺), 보신(補腎)의 효능이 있다고 말한다. 이는 약해진 위장과 폐, 체력[腎]을 강화한다는 의미이다. 즉, 산약은 약해진 신체를 전반적으로 강화하기 위해 사용하는 약초인데, 백출과 함께 사용하면 특별히 장이 튼튼해지는 결과를 얻게 된다. 따라서 평소 장이 약한 사람이거나 질병 또는 항암치료 후에 장이 약해져서 설사를 할 때 사용하면 좋다.

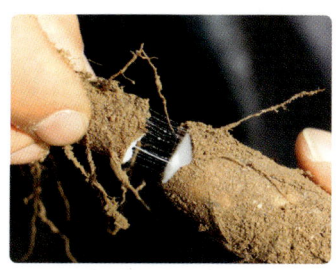

마 뿌리 점액질

이럴 때 백출과 산약을 함께 사용해요

- ▶ 평소 대변이 묽게 나올 때
- ▶ 설사를 자주 할 때
- ▶ 식욕이 없고 소화불량이 있을 때
- ▶ 큰 질병을 앓은 이후 장이 약해졌을 때
- ▶ 항암치료 이후 대변이 묽게 나올 때
- ▶ 나이가 들면서 장이 약해진 경우

백출을 활용한 처방

백출과 **산약**이 포함된 **처방**

삼령백출산 蔘苓白朮散

"삼령백출산은 장이 약한 사람에게 가장 좋은 보약"

- 선천적인 위장 허약
- 무기력증
- 노인의 식욕부진
- 복부팽만
- 병후 식욕부진
- 항암치료 후유증 (위장 장애)

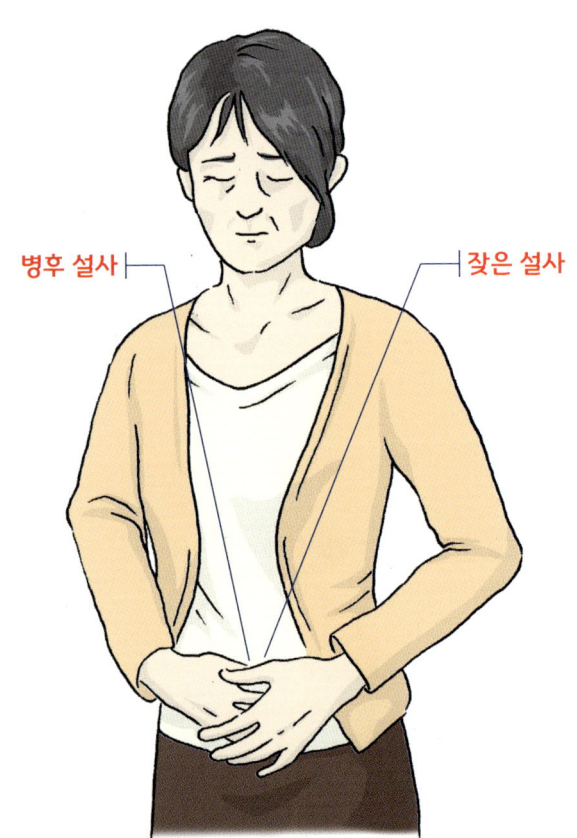

병후 설사 | 잦은 설사

삼령백출산의 구성

인삼 12g, 백출 12g, 복령 12g, 산약 12g, 감초 12g, 의이인 6g, 연자육 6g, 길경 6g, 사인 6g, 백편두 6g

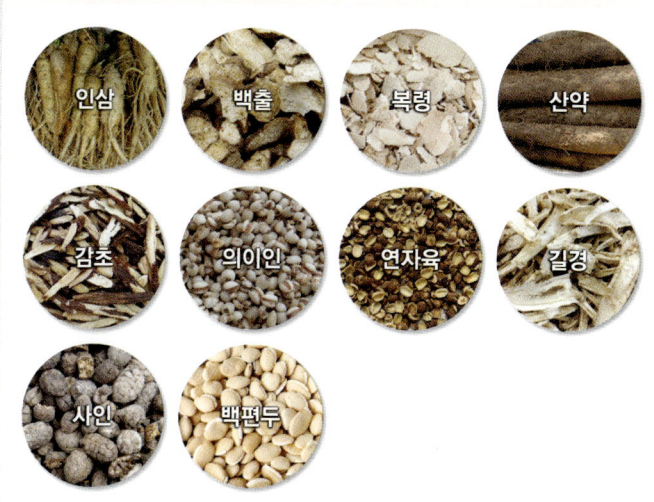

용법 각 약재 중량의 두 배가 하루 분량이다. 여기에 물 1.5L 이상을 붓고 중불로 1~2시간 달인다. 이것을 나눠서 하루 3번 공복에 복용한다.

효능 약해진 위와 장을 튼튼하게 하고 설사를 멎게 한다. 오래 복용하면 기운이 나고 정신이 맑아진다.

주치 식욕부진, 소화불량, 설사, 만성피로, 기력저하

삼령백출산 복용사례

 강진구 男 25세 — **이틀 만에 설사가 멈추다**

현재 복학하여 대학에 다니고 있는 학생입니다. 군대에 있을 때 시작되어 최근까지 아래와 같은 증상이 있어서 너무 힘들었어요.

- ▶ 매일 설사를 한다.
- ▶ 음식을 많이 먹지 않는데도 소화가 안된다.
- ▶ 밥을 먹으면 더부룩한 느낌이 있고 가스가 많이 찬다.
- ▶ 머리는 꽉 찬 느낌이고 마치 구름이 낀 것 같으며 집중이 잘 안된다.
- ▶ 아침에 일어날 때 기운이 없고 몸이 축 처지는 느낌이다.
- ▶ 요즘에는 의욕도 없고 쉽게 피로를 느낀다.
- ▶ 물을 거의 마시지 않는다.

이러한 증상을 치료하려고 삼령백출산을 가루로 만들어서 먹었어요. 그런데 놀라운 일이 일어났습니다. 약을 먹고 이틀 만에 설사가 멎었어요. 게다가 식후 더부룩한 느낌도 사라졌고, 머리에 꽉 찬 느낌도 많이 좋아졌어요. 피로감도 덜합니다. 삼령백출산 너무 좋은 처방 같아요.

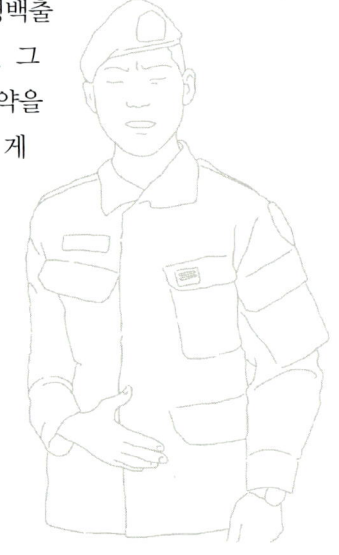

백출과 함께 사용하면 좋은 **약초 ❸**

지실 枳實

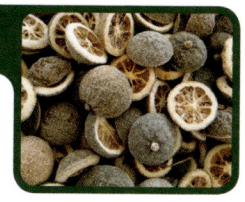

 백출과 지실을 함께 사용하면 위장이 약한 사람의 소화불량과 변비를 동시에 치료할 수 있다. 지실은 **탱자나무의 미성숙한 열매**인데, 한의학에서는 담(痰)과 적체(積滯)된 것을 없앤다고 말한다. 담과 적체된 것이 무엇일까? 이는 신진대사 과정에서 형성된 노폐물 또는 독소라고 할 수 있다. 즉 노폐물과 독소가 인체의 기능을 방해하고 있을 때, 특별히 위장의 기능을 방해하고 있을 때 이것을 없애주는 역할을 지실이 한다. 따라서 약해진 위장을 튼튼하게 하는 백출과 노폐물과 독소를 없애주는 지실을 함께 사용하면 소화불량뿐 아니라 변비까지 해결된다. 특히 이러한 증상이 만성적일 때 백출과 지실의 조합이 적합하다.

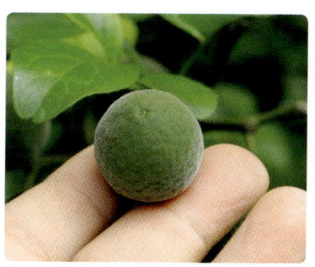

탱자나무 덜 익은 열매

> **이럴 때 백출과 지실을 함께 사용해요**
> ▶ 평소 식욕이 없을 때
> ▶ 자주 체하는 증상이 있을 때
> ▶ 만성적인 소화불량이 있을 때
> ▶ 배에 가스가 차는 경우
> ▶ 만성적인 변비가 있을 때

백출을 활용한 처방

백출과 **지실**이 포함된 **처방**

삼출건비탕 蔘朮健脾湯

"삼출건비탕은 위장이 약하고 **변비**가 있을 때 최고의 보약"

- 선천적인 비위허약
- 노인 변비
- 잦은 체증
- 병후 소화불량
- 식욕부진

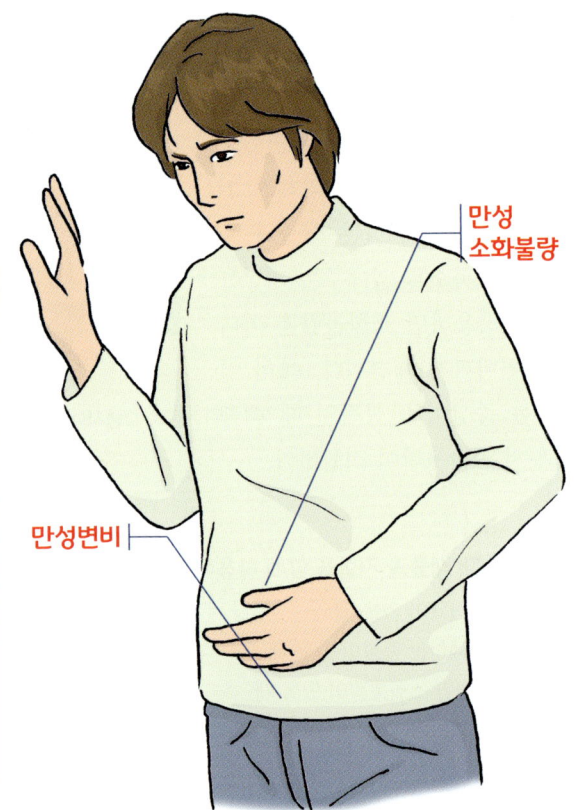

만성 소화불량

만성변비

삼출건비탕의 구성

인삼 4g, 백출 4g, 복령 4g, 후박 4g, 진피 4g, 산사 4g, 지실 3g, 백작약 3g, 사인 2g, 신곡 2g, 맥아 2g, 감초 2g, 생강 3편, 대추 2개

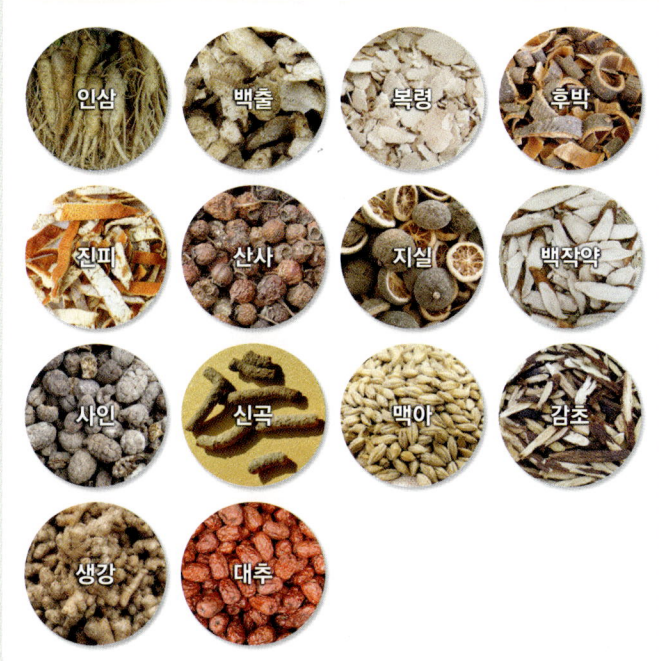

[용법] 각 약재 중량의 두 배가 하루 분량이다. 여기에 물 1.5L를 붓고 중불로 1~2시간 달인다. 이것을 나눠서 하루 3번 공복에 복용한다.

[효능] 기력을 돋우고 위장을 튼튼하게 하며 음식을 소화시킨다.

[주치] 식욕부진, 소화불량, 변비

삼출건비탕 복용사례

 서미화 女 23세 — 물만 마셔도 체하는 증상이 없어졌어요!

키가 크고 날씬한 여성입니다. 어릴 때부터 소화력이 약한 편이라서 약을 지어 먹게 되었어요. 증상은 다음과 같습니다.

- ▶ 1년 전부터 소화불량이 더욱 심해져서 항상 가슴이 답답하다.
- ▶ 식욕은 좋지만 식후에는 명치가 답답하다.
- ▶ 뜨거운 음식을 먹으면 속이 시원하다.
- ▶ 물을 마셔도 체하는 기분이고, 밀가루 음식이나 고기를 먹으면 소화가 안된다.
- ▶ 단 음식과 과자를 무척 좋아한다.
- ▶ 변비가 있다.
- ▶ 자고 나면 손발과 얼굴이 붓고, 힘든 일을 하거나 빨래를 해도 많이 붓는다.
- ▶ 아랫배와 손발이 차다.

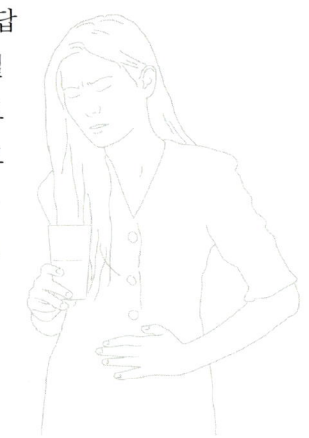

삼출건비탕을 처방받았는데, 이 약을 복용한 이후에 소화가 조금씩 되고 답답하고 막혀 있는 것이 사라졌어요. 얼굴의 부종도 줄어들었고 숨 쉬는 것도 조금씩 나아지는 느낌이 들어요. 그래서 계속해서 같은 처방을 복용했는데, 이제 소화불량은 완전히 없어졌고 물만 마셔도 체하던 증상이 사라졌어요. 물론 부종과 변비도 해결되었습니다. 삼출건비탕 너무 좋아요!

심수현 女 47세 **토끼 똥 같았던 변비가 없어졌어요!**

신경이 예민한 전문직 여성입니다. 저의 증상은 아래와 같아요.

- 10년 이상 지속된 변비가 있다.
- 대변이 마치 토끼 똥처럼 나온다.
- 최근에는 얼굴에 잡티가 많이 생겼다.
- 최근에 위염으로 입원한 적이 있다.
- 평소 식욕이 없어서 하루에 두 끼 정도 겨우 먹는다.
- 소화가 잘 안되는 편이며 속이 더부룩하고 가스가 찬다.
- 저혈압 경향이 있고, 항상 피곤하다.
- 피곤할 때는 소변에서 냄새가 난다.

지인이 삼출건비탕을 추천해서 복용했는데, 이후에 달라진 것이 있습니다. 시원하지는 않지만 거의 매일 대변을 볼 수 있게 되었고 완전하지 않아도 얼굴에서 잡티가 많이 사라졌어요. 삼출건비탕을 계속해서 복용할 생각입니다.

백출을 활용한 처방

산사를 활용한 처방

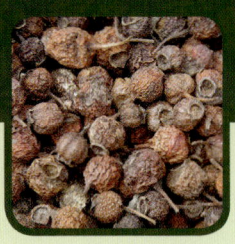

식물 이름 장미과의 낙엽활엽교목 산사나무
약용 부위 성숙한 열매
약초 이름 산사(山楂)
맛과 성질 맛은 시고 달다. 성질은 약간 따뜻하다.

산사는 지방과 단백질을 분해하는 효능이 좋은 약초입니다. 고기를 자주 먹을 수 없었던 시절에는 고기를 섭취한 후 급체를 했을 때 응급약으로 사용했지만, 지금은 과도한 지방과 연관이 있는 고지혈증, 고혈압, 당뇨병, 비만 등을 개선하는 데 활용합니다.

자생지 및 생태

산사나무는 전국의 산지에 자생하며 3~6m로 자라는 소교목이지만, 꽃과 열매가 아름답고 가지치기를 하면 작게 키울 수도

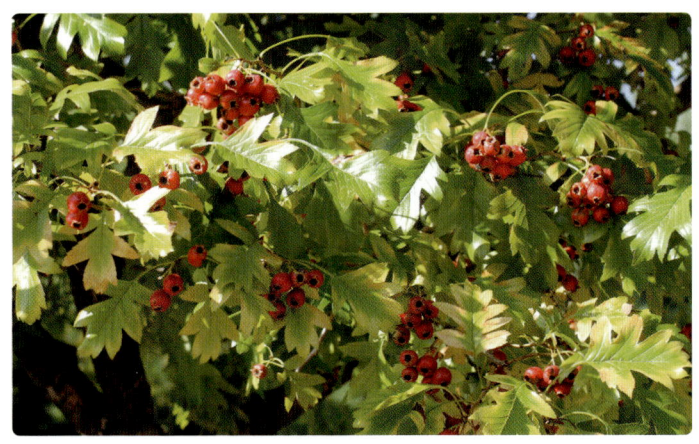

산사나무 열매와 잎

있어 조경용 나무로 인기가 높다. 일조량이 풍부하면서도 수분이 적당한 땅에서 잘 자라기 때문에 산지의 계곡이나 비탈면의 아랫부분, 그리고 숲속이나 숲 가장자리에서 볼 수

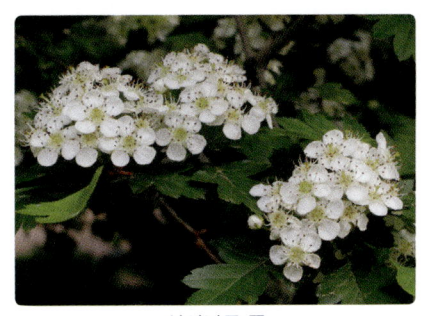
산사나무 꽃

있다. 반면 깊은 산속 음지에서는 잘 자라지 못한다. 산사나무는 내한성이 강한 북방 식물이므로 시베리아에도 분포하며, 우리나라의 경기도 북부와 경상북도 등지에서 자생한다. 5월 하늘에 뭉게구름이 떠 있는 것처럼 뭉실뭉실 피는 산사나무의 하얀 꽃은 설화(雪花)를 연상케 하고 꿀이 많이 들어 있어서 꽃이 피어 있는 동안에는 벌과 나비가 끊이지 않는다. 열매는 9~10월에 붉은색으로 익으며 흰색 반점이 있다.

채취 및 건조

열매를 사용하는 약초는 가을이 되어 열매가 완전히 성숙했을

산사의 효능

- ▶ 고지혈증과 고혈압, 당뇨병을 치료한다.
- ▶ 지방간을 개선한다.
- ▶ 소화불량을 개선한다.
- ▶ 위장 장애에 의한 피부질환을 치료한다.
- ▶ 산후 어혈(瘀血)을 제거한다.

때 채취한다. 9~10월에 산사나무 열매가 붉게 익었을 때 채취하는데, 너무 늦게 채취하면 과육이 마르고 약효도 떨어진다. 열매를 채취한 뒤에 횡으로 얇게 잘라서 곧바로 햇볕

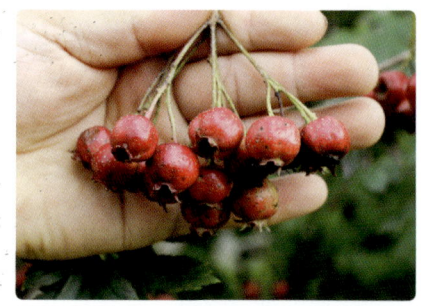

산사나무 열매는 가을에 붉은색으로 익는다.

에 말린다. 야산사(野山樝)는 채취한 후 햇볕에 그냥 말리거나 떡 모양으로 눌러서 햇볕에 말린 후에 약으로 사용한다.

산사의 참고사항

- 산사의 1회 복용량은 건조된 것으로 4~20g이다. 달여서 복용해도 되고, 가루 내어 분말이나 환을 만들어 복용해도 된다.
- 식혜를 만들 때 산사 달인 물을 사용하면 새콤달콤한 맛이 나고, 소화제로 활용하기에 안성맞춤이다.
- 삼계탕을 할 때 산사를 넣으면 고기가 연해져서 맛이 아주 좋다. 송나라 시인 소동파의 《물류상감지(物類相感誌)》에 이런 말이 나온다. '살이 질긴 늙은 닭을 삶을 때 산사 몇 개를 넣으면 살이 잘 무른다.'
- 산사를 활용해서 죽을 쑤어도 좋다. 중국에서는 육류를 먹고 난 다음 산사로 만든 죽을 먹는 풍습이 있다.
- 원인불명의 두드러기가 생겼을 때는 산사 30g, 지실 15g을 1회 분량으로 달여서 하루 2~3회 복용하면 효과가 좋다.

산사와 함께 사용하면 좋은 **약초 ❶**

구기자 枸杞子

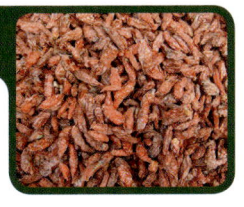

　산사와 구기자를 함께 사용하면 약해진 몸을 보(補)하면서 지방을 분해하는 효능이 강해진다. 한의학에서 구기자는 보간신(補肝腎), 명목(明目)의 효능이 있다고 말한다. 보간신은 인체 기능의 주축이 되는 간과 신장의 기능을 강화한다는 뜻이고, 명목은 눈을 밝게 한다는 뜻이다. 즉 구기자는 보약의 기능이 있는데, 약리학적으로도 간을 보호하고 간 손상을 억제하는 것으로 밝혀졌다. 또한 실험결과 구기자는 혈당과 혈압을 낮추는 것으로 알려졌다. 따라서 구기자와 산사를 함께 사용하면 고지혈증, 고혈압, 당뇨병을 개선하는 데 도움이 될 뿐 아니라 약해진 몸을 보(補)하기 때문에 장기간 복용할 수 있다는 장점이 있다.

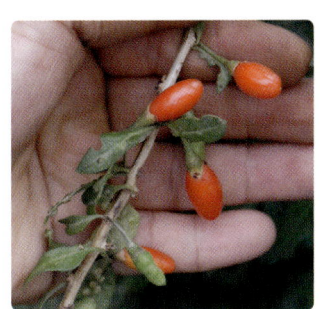

구기자나무 열매

이럴 때 산사와 구기자를 함께 사용해요
- 고지혈증이 있는 경우
- 고혈압이 있는 경우
- 당뇨병이 있는 경우
- 비만증이 있는 경우
- 지방간이 있는 경우

산사를 활용한 처방

산사와 구기자가 포함된 처방

산사천마환 山楂天麻丸

"산사천마환은 콜레스테롤과 혈당을 내려주는 최고의 처방"

- 뇌졸중
- 고혈압
- 비만
- 협심증
- 변비

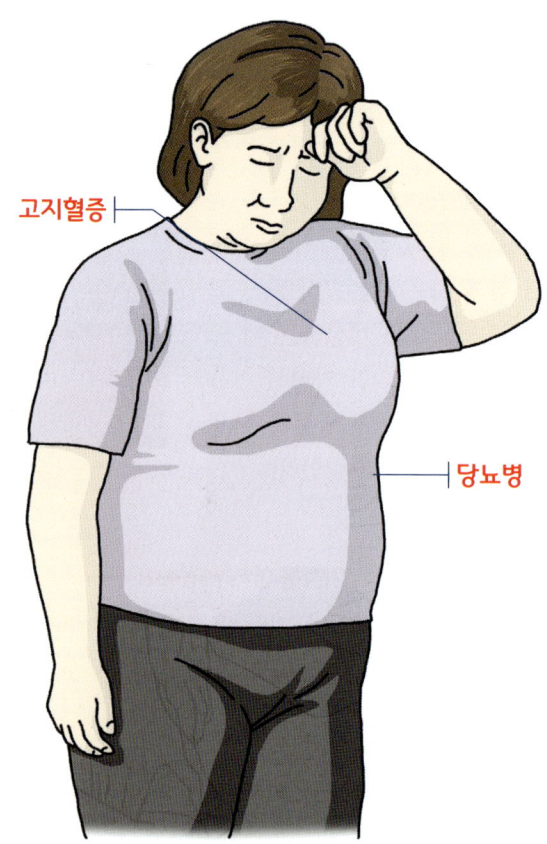

고지혈증

당뇨병

산사천마환의 구성

산사 100g, 단삼 50g, 구기자 50g, 천마 30g

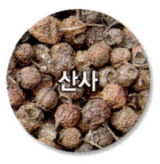 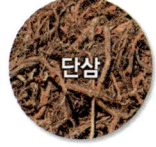 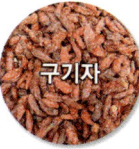 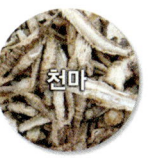

[용법] 이상의 약재를 모두 가루 내어 녹두 크기로 환을 만들어 공복에 40~50알씩 복용한다.

[효능] 지방을 분해하고 혈액순환을 촉진한다.

[주치] 고지혈증, 고혈압, 당뇨병, 비만

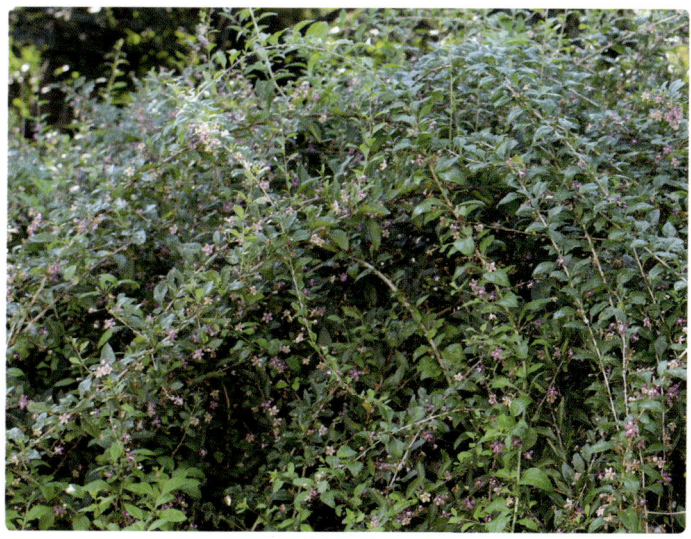

구기자나무 나무모양

산사천마환 복용사례

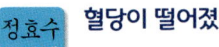
정호수 男 65세

혈당이 떨어졌어요!

서울에서 장사를 하고 있습니다. 15년 전부터 고혈압과 당뇨병 때문에 약을 복용하고 있는데, 아들이 좋은 약이 있다며 권해서 복용하게 되었습니다.

▶ 15년 전부터 고혈압이 있다.
▶ 15년 전부터 당뇨병이 있다.
▶ 식이조절을 하지 못하고 좋아하는 것 위주로 먹는다.
▶ 식욕이 좋고 소화도 잘된다.
▶ 복부비만이 있다.

산사천마환을 두 달간 복용한 이후 혈당이 떨어진 것을 알게 되었어요. 그래서 아들을 통해 다시 구입해서 복용했는데, 혈당 수치가 거의 정상이 되었습니다. 완치라고 할 수 있는지 모르겠지만 몸도 가볍고 아주 좋습니다.

산사와 함께 사용하면 좋은 약초 ❷

지실 枳實

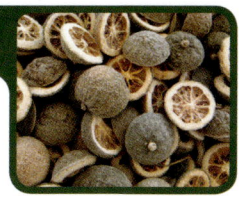

산사와 지실을 함께 사용하면 만성적인 위장 장애를 개선하고 위장질환과 연관되어 있는 피부질환을 치료하는 데 도움이 된다. 지실은 **탱자나무의 미성숙한 열매**인데, 한의학에서는 담(痰)과 적체(積滯)된 것을 없앤다고 말한다. 담과 적체된 것이 무엇일까? 이는 신진대사 과정에서 형성된 노폐물 또는 독소라고 할 수 있다. 즉 노폐물과 독소가 인체의 기능을 방해하고 있을 때, 특별히 위장의 기능을 방해하고 있을 때 이것을 없애주는 역할을 지실이 한다. 따라서 소화를 촉진하고 과잉된 지방을 분해하는 산사와 노폐물과 독소를 없애주는 지실을 함께 사용하면 만성적인 소화불량을 치료하는 데 도움이 된다.

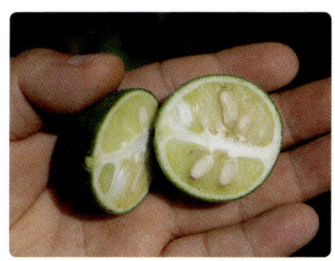

탱자나무 덜 익은 열매(단면)

> **이럴 때 산사와 지실을 함께 사용해요**
> ▶ 소화불량이 계속될 때
> ▶ 체기가 있을 때
> ▶ 위장 장애에 따른 피부질환이 있을 때
> ▶ 식중독에 걸렸을 때

산사와 지실이 포함된 처방

대화중음 大和中飮

"대화중음은 소화를 촉진하는 최고의 처방"

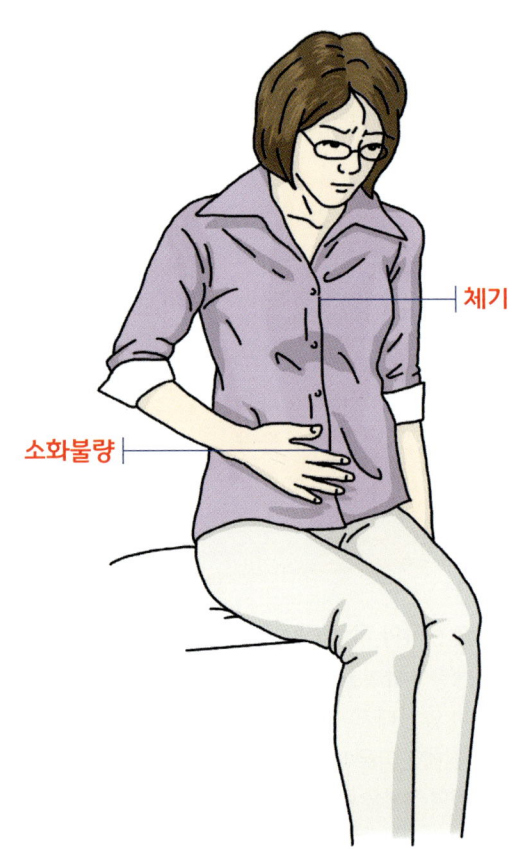

- 체기
- 소화불량

- 식욕부진
- 피부질환
- 복부팽만

대화중음의 구성

산사 8g, 맥아 8g, 진피 6g, 후박 6g, 택사 6g, 지실 4g, 사인 2g

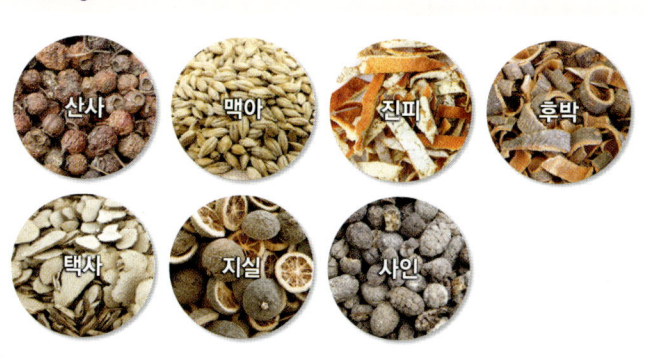

용법 각 약재 중량의 두 배가 하루 분량이다. 여기에 물 1L 이상을 붓고 중불로 1~2시간 달인다. 이것을 나눠서 하루 3번 공복에 복용한다.

효능 식체(食滯)를 치료한다.

주치 소화불량, 체기, 두드러기

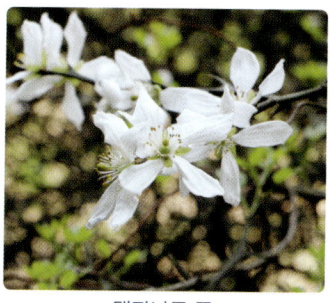

탱자나무 꽃

대화중음 복용사례

 김영희 女 59세

답답하던 속이 편해졌어요!

키와 체격이 보통인 주부입니다. 10일 전부터 소화불량이 생겨 고생하고 있어요.

- ▶ 속이 답답하다.
- ▶ 트림이 자주 나오고 신경을 쓰면 더욱 심하다.
- ▶ 소화가 안되서 10일 동안 죽만 먹었다.
- ▶ 평소에 손발이 차다.
- ▶ 소화가 안되는 경향이 있다.
- ▶ 신경을 쓰면 잘 체한다.
- ▶ 과식을 하면 소화가 더 안된다.
- ▶ 대변이 시원하지 않고 힘들게 본다.
- ▶ 신 것을 좋아한다.

제가 복용한 약은 대화중음인데요, 복용한 이후로 속이 답답했던 증상이 사라지고 트림이 나오는 것도 많이 없어졌어요. 소화도 잘됩니다. 이후 대화중음을 다시 복용하였는데 모든 증상이 없어지고 대변도 시원하게 봅니다.

산사와 함께 사용하면 좋은 약초 ❸

반하 半夏

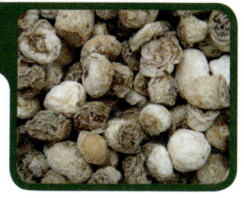

산사와 반하(**끼무릇 덩이뿌리**)를 함께 사용하면 식적(食積)과 담적(痰積)을 없애는 효능이 강해진다. 한의학에서 반하는 조습화담(燥濕化痰)의 효능이 있다고 말한다. 현대인에게는 익숙하지 않은 용어라서 이해하는 것이 쉽지 않지만 반하가 '습담(濕痰)'을 없앤다는 뜻이다. 여기서 습담은 인체의 신진대사 과정에서 형성된 노폐물 또는 독소로 표현할 수 있다. 즉 반하가 몸속에 있는 노폐물과 독소를 없애는 것인데, 인체의 기능이 약해졌을 때 노폐물과 독소가 몸 안에 축적되는 것이므로 반하를 사용한다는 것은 질병이 만성적이라는 의미이다. 따라서 산사와 반하를 함께 사용하면 만성적인 소화장애를 치료하고, 이러한 상태에서 나타나는 피부질환과 두통 등을 개선할 수 있다.

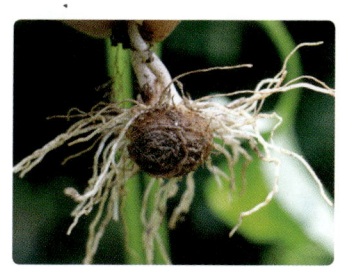

끼무릇 덩이뿌리

이럴 때 산사와 반하를 함께 사용해요

▶ 만성적으로 소화불량이 있을 때
▶ 만성적인 체기가 있을 때
▶ 위장 장애 때문에 피부염이 생겼을 때
▶ 위장 장애 때문에 두통이 생기거나 컨디션이 나빠질 때

산사와 **반하**가 포함된 **처방**

정전가미이진탕
正傳加味二陳湯

"정전가미이진탕은 만성화된 소화불량을 치료하는 최고의 처방"

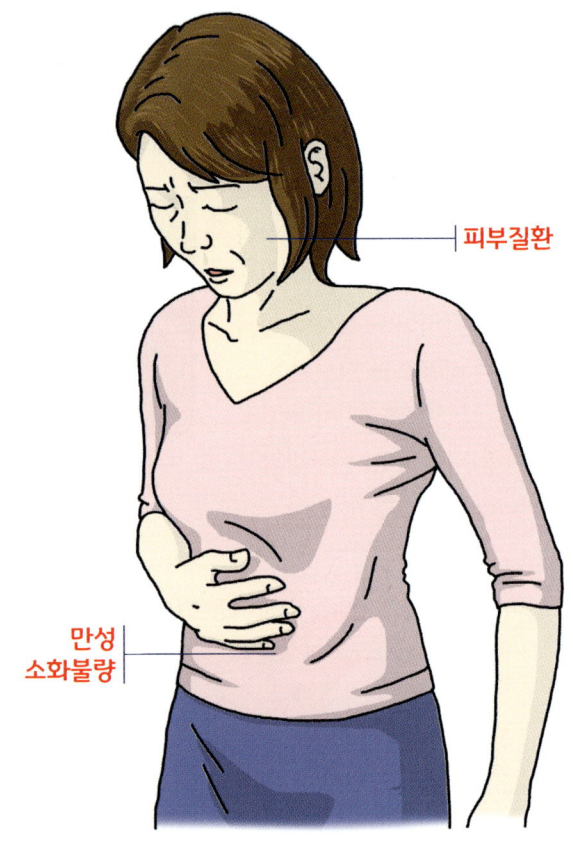

- 피부질환
- 만성 소화불량
- 두통
- 두드러기

정전가미이진탕의 구성

산사 6g, 향부자 4g, 반하 4g, 천궁 3g, 백출 3g, 창출 3g, 귤홍 3g, 복령 3g, 신곡 3g, 사인 2g, 맥아 2g, 감초 1.5g, 생강 3편, 대추 2개

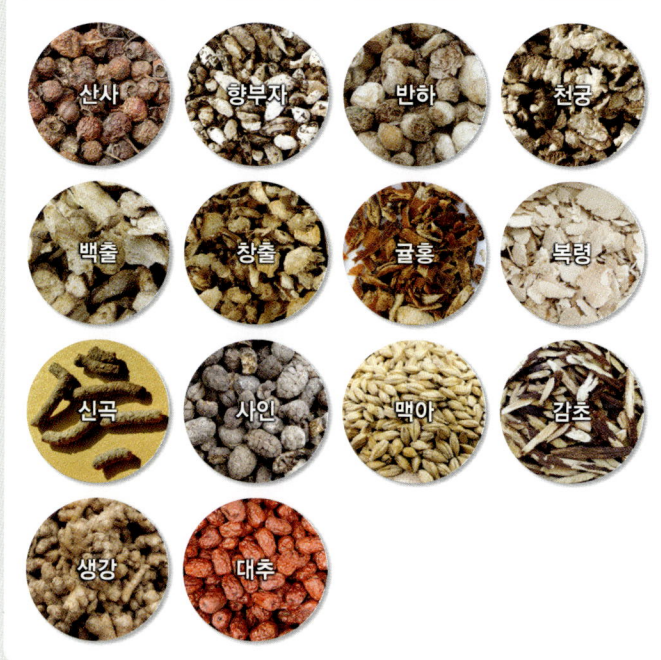

용법 각 약재 중량의 두 배가 하루 분량이다. 여기에 물 1.5L 이상을 붓고 중불로 1~2시간 달인다. 이것을 나눠서 하루 3번 공복에 복용한다.

효능 식적(食積)과 담적(痰積)을 없앤다.

주치 만성 소화불량, 피부질환

정전가미이진탕 복용사례

 구역질과 느글거림이 사라졌어요!

3일 전에 라면과 빵, 떡을 먹고 체기가 생겨 약을 먹게 되었어요.

- ▶ 명치 부위가 답답하고 아프다.
- ▶ 구역질이 자주 나오고 소화가 안된다.
- ▶ 눕고만 싶은데 옆으로 누우면 괜찮지만 바로 누우면 가슴이 답답하고 토할 것 같다.
- ▶ 속이 느글거린다.
- ▶ 체한 후 매일 보던 대변을 한 번도 못 보았다.
- ▶ 가끔 트림이 나온다.

정전가미이진탕 3일분을 복용하게 되었어요. 약을 먹고 많이 좋아져서 소화가 되고 느글거림도 줄었습니다. 하지만 여전히 대변을 보지 못하고 있어서 정전가미이진탕 2일분을 지어서 계속 복용했어요. 이후 소화불량은 완전히 없어지고 대변도 볼 수 있게 되었습니다.

정현정
女 37세

5일 만에 소화불량이 치료되었어요!

가슴이 답답할 정도로 소화불량이 심해서 여기저기 병원에서 치료했으나 효과가 없었어요. 그래서 한약을 복용하기로 했습니다.

- 5~6개월 전부터 소화가 되지 않는다.
- 가슴이 답답하다.
- 간혹 위 부위에 통증이 있다.
- 입 안이 쓰고 마른다.
- 위와 같은 증상이 나타나기 2~3개월 전에 남편과 금전 문제로 몹시 다투었다.

저는 정전가미이진탕 5일분을 복용했는데, 한약이 이렇게 좋은 줄 몰랐어요. 그간 여러 병원에서 치료를 받아도 차도가 없었는데 이렇게 좋아지다니 정말 놀랍습니다.

산사를 활용한 처방

산조인을 활용한 처방

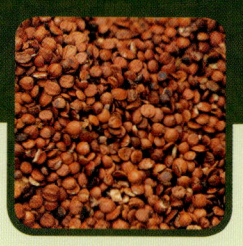

식물 이름 갈매나무과의 낙엽활엽 소교목 또는 관목 묏대추나무
약용 부위 씨앗
약초 이름 산조인(酸棗仁)
맛과 성질 맛은 달면서 시고, 성질은 평(平)하다.

산조인은 신경을 안정시키고 수면을 유도하는 효능이 있는 약초입니다. 더구나 부작용이 없어서 장기간 복용할 수 있고, 스트레스가 많은 현대인의 불면증과 불안증에 활용하면 아주 좋습니다.

자생지 및 생태

묏대추나무는 뫼[山野]에서 야생하는 대추나무이다. 자생하는 곳은 직사광선이 내리쬐고 수분이 부족한 아주 척박한 땅이다.

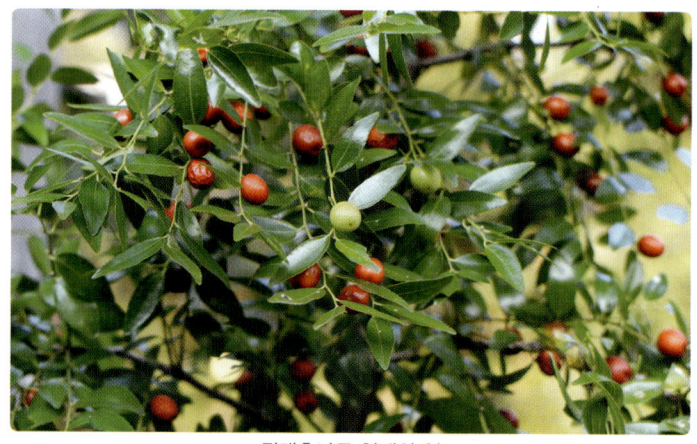

묏대추나무 열매와 잎

따라서 묏대추나무가 자생하는 곳에는 다양한 식물군이 발달하지 못한다. 오래된 하천 절벽의 퇴적암층이 노출된 급경사는 묏대추나무의 전형적인 서식처 가운데 하나이다. 특히 혈암(shale, 점토가 굳어져 이루어진 암석)에서 흔하게 관찰된다. 이런 곳은 건조해지기 쉽고 겨울에는 혹독하게 추운 곳이기도 하다. 이런 생육조건 때문에 묏대추나무는 매우 천천히 성장해 재질이 단단하고 문양이 아름답다. 일찍부터 묏대추나무가 도장을 만드는 재료목으로 주목을 받았던 까닭이다. 묏대추나무의 꽃은 5~6월에 피고, 구슬처럼 생긴 작은 열매는 9~10월에 암갈색으로 익는다. 열매에는 과육이 많지 않고, 씨앗은 단단한 과핵(果核)이 감싸고 있다. 줄기에 있는 날카로운 가시가 특징이다.

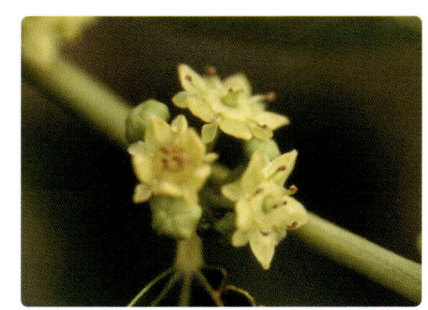

묏대추나무 꽃

산조인의 효능

▶ 불면증과 불안장애를 치료한다.
▶ 신경쇠약을 개선한다.
▶ 혈압을 낮춘다.
▶ 기억력을 개선하고 치매를 예방한다.
▶ 소아의 경기(驚氣)를 치료한다.

채취 및 건조

산조인처럼 씨앗을 사용하는 약초는 열매가 완전히 성숙했을 때 채취해야 한다. 9~10월에 성숙한 열매를 채취하여 하룻밤 물에 담가두었다가 과육을 문질러 제거한다. 과육을 제거하면 과핵(果核)이 나오는데, 과핵을 부수면 씨앗(산조인)이 나온다. 이 씨앗을 햇볕에 말려서 약으로 사용한다.

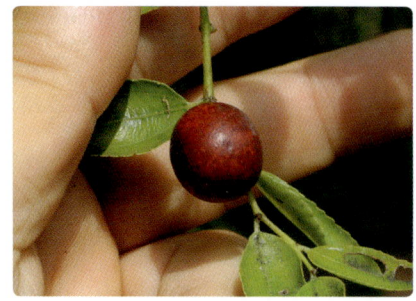

묏대추나무 열매

산조인의 참고사항

- 산조인의 1회 복용량은 건조된 것으로 12~20g이다. 달여서 복용해도 되고, 가루 내어 분말이나 환을 만들어 복용해도 된다.
- 산조인이 들어 있는 처방을 복용하면 대변이 묽어지거나 방귀가 자주 나올 수 있다.
- 산조인을 달일 때는 빻아서 사용해야 약 성분이 잘 우러난다.
- 산조인을 달여서 복용해도 좋지만 분말이나 환으로 만들어서 복용하면 효과가 더 좋다.
- 산조인으로 죽을 끓여서 복용하면 불면증을 치료하는 데 도움이 된다. 방법은 다음과 같다. 먼저 산조인을 물에 달여서 찌꺼기는 버리고 달인 즙을 취한다. 멥쌀로 죽을 쑤다가 절반쯤 익었을 때 산조인 달인 물을 붓고 함께 끓여 저녁에 따뜻하게 해서 먹는다.

산조인과 함께 사용하면 좋은 약초

복령 茯苓

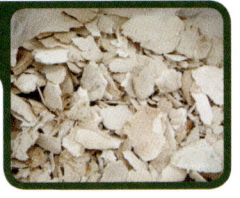

산조인과 복령을 함께 사용하면 불면증을 개선하는 효능이 강해진다. 한의학에서 복령은 건비(健脾), 안신(安神)의 효능이 있다고 말한다. 건비는 비장(脾臟)을 튼튼하게 한다는 뜻이고, 안신은 신경을 안정시킨다는 뜻이다. 복령은 맛이 담담하면서 부작용이 없어 산조인과 함께 사용하면 신경을 안정시키는 효능이 강해진다. 또한 장기간 복용하더라도 특별한 부작용이 없으면서 몸을 튼튼하게 하는 데 도움이 된다. 따라서 질병이나 노화 때문에 마음이 불안하고 불면증이 있을 때 산조인과 복령을 함께 사용하면 좋다.

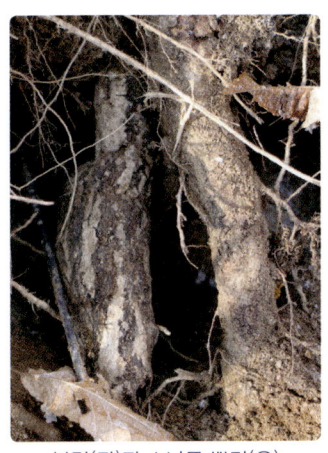

복령(좌)과 소나무 뿌리(우)

이럴 때 산조인과 복령을 함께 사용해요
- 만성적으로 불면증이 있을 때
- 신경이 예민한 사람에게 불안장애가 생겼을 때
- 스트레스를 많이 받아서 신경쇠약증에 빠졌을 때
- 소아에게 경기(驚氣)가 일어날 때
- 기억력이 떨어졌을 때

산조인과 **복령**이 포함된 **처방**

귀비탕 歸脾湯

"**귀비탕**은 **기력**을 더해주고 **신경**을 안정시키는 최고의 처방"

- 불안장애
- 손발 저림
- 갑상샘 저하증
- 질 건조증

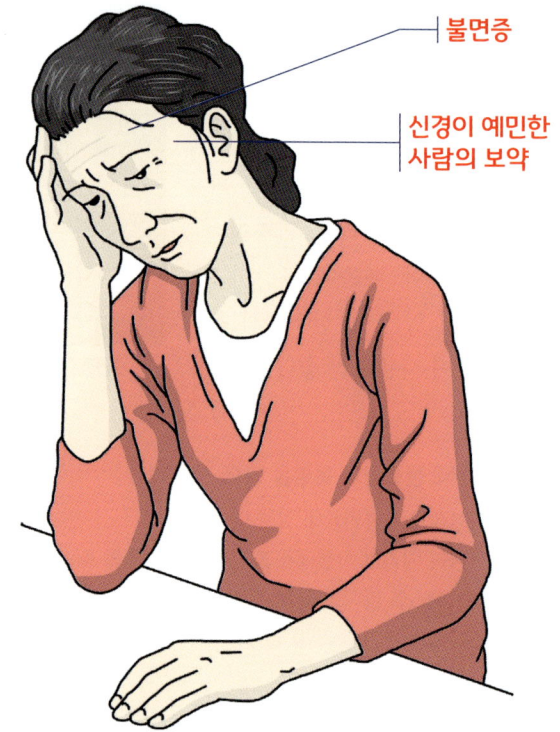

- 불면증
- 신경이 예민한 사람의 보약

귀비탕의 구성

당귀 4g, 용안육 4g, 산조인(볶은 것) 4g, 원지 4g, 인삼 4g, 황기 4g, 백출 4g, 복신(복령) 4g, 목향 2g, 감초 1.2g, 생강 5쪽, 대추 2개

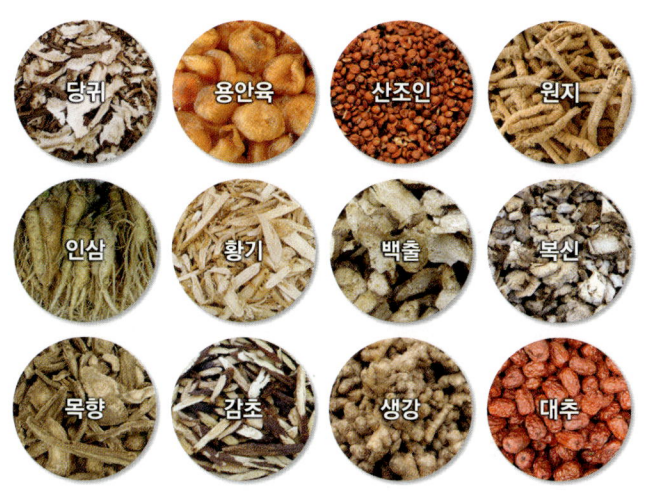

용법 각 약재 중량의 두 배가 하루 분량이다. 여기에 물 1.5L 이상을 붓고 중불로 1~2시간 달인다. 이것을 나눠서 하루 3번 공복에 복용한다.

효능 허약한 몸을 보(補)하고 마음을 안정시킨다.

주치 불면증, 불안장애, 우울증, 갑상샘저하증

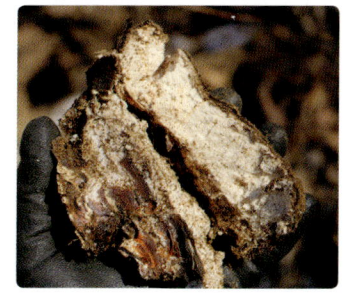

복령(단면)

산조인을 활용한 처방

귀비탕 복용사례

 모든 증상이 한 번에 사라졌어요!

김미자 女 62세

신경이 예민하고 몸이 약한 사람입니다. 최근에 신경 쓰는 일이 많아서 다음과 같은 증상이 생겼어요.

- ▶ 가슴이 두근거린다.
- ▶ 잘 놀란다.
- ▶ 건망증이 있다.
- ▶ 잠을 못 잔다.
- ▶ 신경질이 잦다.
- ▶ 식욕이 없다.
- ▶ 기운이 없다.

귀비탕 10일분을 처방받아서 복용했는데, 약을 복용한 이후 대부분의 증상이 사라졌을 뿐만 아니라 평소 건조했던 피부가 훨씬 윤택해졌어요. 손톱이 메마르고 갈라지면서 위로 휘어지던 증상도 좋아졌고, 손가락 끝과 발뒤꿈치가 건조하고 갈라지면서 피가 날 정도였는데 이것도 없어졌어요.

김선영
女 69세

갑상샘저하증에 효과가 있어요!

농사를 짓는 할머니입니다. 갑상샘저하증 진단을 받고 양약을 복용하는 중입니다.

- ▶ 갑상샘저하증이 있다.
- ▶ 고혈압이 있다.
- ▶ 관절통이 있다.
- ▶ 부종(浮腫)이 있다.
- ▶ 추위와 더위는 별로 안 탄다.
- ▶ 잠을 잘 못 자고 꿈을 자주 꾼다.

귀비탕을 처방받아서 10일분을 복용했어요. 약을 모두 복용하고 병원에서 티록신 수치를 측정하니 정상으로 회복되어 양약을 중단해도 된다고 합니다. 그래서 귀비탕 10일분을 다시 복용하고 티록신 수치를 측정하였는데 여전히 정상으로 나왔어요. 정말 신기합니다.

산조인을 활용한 처방

소자를 활용한 처방

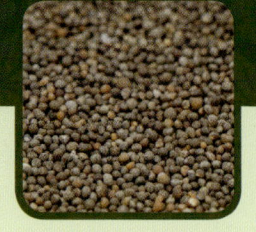

식물 이름 꿀풀과의 한해살이식물 차즈기
약용 부위 씨앗
약초 이름 소자(蘇子)
맛과 성질 맛은 맵고 성질은 따뜻하다.

소자는 약해진 기관지를 보(補)하면서 수축되어 있는 기관지를 이완시키는 효능이 있어 노인의 만성적인 기관지천식에 적합한 약초입니다.

자생지 및 생태

중국이 원산지인 차즈기는 우리나라 농가에서 재배하고 있으며 인가 주변에서 야생으로도 자란다. 들깨와는 이란성 쌍둥이라고 해도 될 정도로 모양이 비슷한데, 들깨는 잎을 포함하여 전

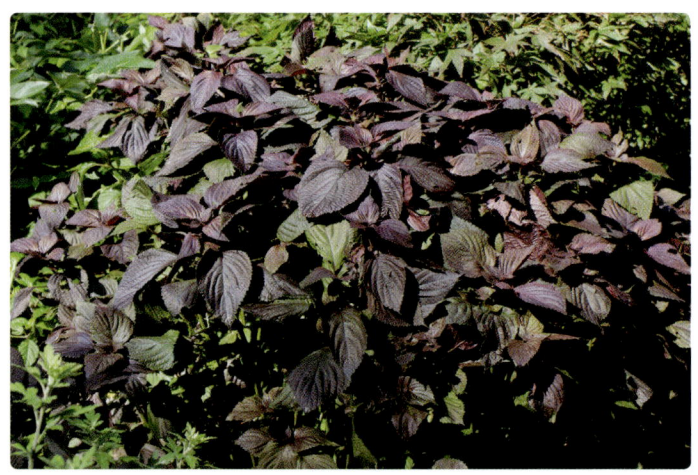

차즈기 지상부

체적으로 녹색을 띠고 차즈기는 전체적으로 보라색을 띠는 것이 차이점이다. 또한 차즈기의 향기는 강하고 특이하여 들깨와 구분된다. 높이는 20~80cm이며 줄기가 곧게 서고 단면이 사각형이다. 꽃은 늦여름에 연한 자줏빛으로 피고 가을이 되면 씨앗이 성숙한다. 차즈기는 병충해가 거의 없고 번식력이 좋아서 일부러 없애지 않으면 주변으로 계속 퍼져 나간다.

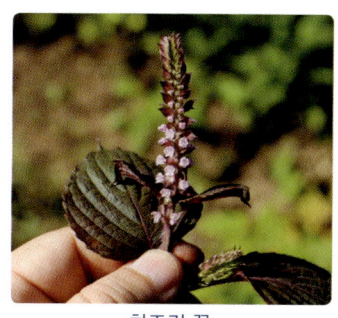
차즈기 꽃

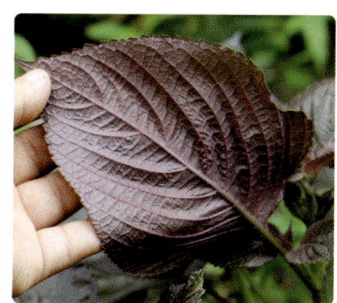
차즈기 잎의 뒷면도 보라색이다.

채취 및 건조

씨앗을 사용하는 약초는 씨앗이 완전히 성숙하여 약의 기운(氣運)이 씨앗에 충만해졌을 때 채취한다. 소자는 가을에 열매가 성

소자의 효능

- ▶ 기관지천식을 치료한다.
- ▶ 만성기관지염을 치료한다.
- ▶ 노인과 산모의 변비를 치료한다.
- ▶ 콜레스테롤 수치를 낮춘다.

숙하였을 때 채취하는데, 전주(全株)나 과수(果穗)를 베어서 씨앗을 떨어내고 불순물을 제거한 후 햇볕에 말린다.

소자의 참고사항

- 소자의 1회 복용량은 건조된 것으로 6~12g이다. 달여서 복용해도 되고, 가루 내어 분말이나 환을 만들어 복용해도 된다.
- 소자를 갈아서 쌀과 함께 죽을 쑤어 먹는다. 《동의보감》에 숨이 차고 기침이 나올 때 '소자를 물에 넣고 찧어서 즙을 낸 다음 멥쌀을 버무려 죽을 쑤어 먹는다.'라는 말이 나온다.
- 수제비와 칼국수에 들깨 대신 소자를 넣으면 맛과 향이 좋다. 들깨가 들어가는 음식에는 모두 소자를 넣어도 된다.
- 소자기름을 짜서 음식에 활용하면 좋다. 《증보산림경제(增補山林經濟)》에 다음과 같은 글이 있다. '소자기름을 짜서 불을 켤 수 있다. 반찬에 넣어 먹거나 머리카락에 바르면 좋다. 소자기름을 종이나 비단에 먹이면 아주 좋다.'
- 소자기름을 짜고 난 후에 남은 유박(油粕)을 알코올에 우려내면 음식의 변패를 막아 보존 기간을 연장시키는 천연 방부제 역할을 한다.

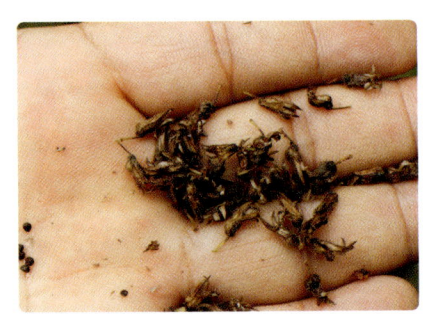

차즈기 씨앗

소자와 함께 사용하면 좋은 **약초**

반하 半夏

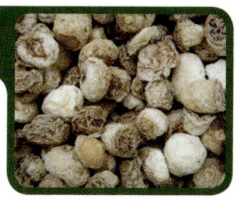

    소자와 반하(**끼무릇 덩이뿌리**)를 함께 사용하면 기침과 가래, 숨참 증상을 치료하는 효능이 강해진다. 한의학에서 반하는 조습화담(燥濕化痰)의 효능이 있다고 말한다. 현대인에게는 익숙하지 않은 용어라서 이해하는 것이 쉽지 않지만 반하가 '습담(濕痰)'을 없앤다는 뜻이다. 여기서 습담은 인체의 신진대사 과정에서 형성된 노폐물 또는 독소로 표현할 수 있다. 즉 반하는 기관지에 형성된 가래를 없애고 기침을 멎게 하는 작용을 한다. 여기에 소자가 더해지면 기침과 가래, 숨참 증상을 개선하는 효능이 강해진다.

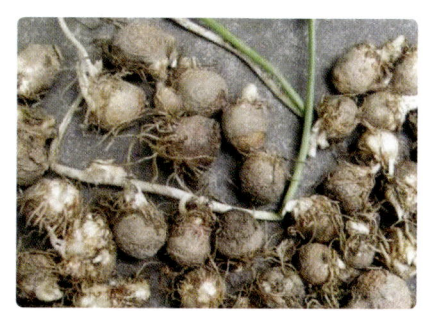

끼무릇 덩이뿌리(채취)

이럴 때 소자와 반하를 함께 사용해요
- 만성적으로 숨참 증상이 있을 때
- 만성적으로 기침과 가래가 떨어지지 않을 때

소자와 반하가 포함된 처방

소자강기탕 蘇子降氣湯

"소자강기탕은 기침과 가래, 숨참 증상을 치료하는 최고의 처방"

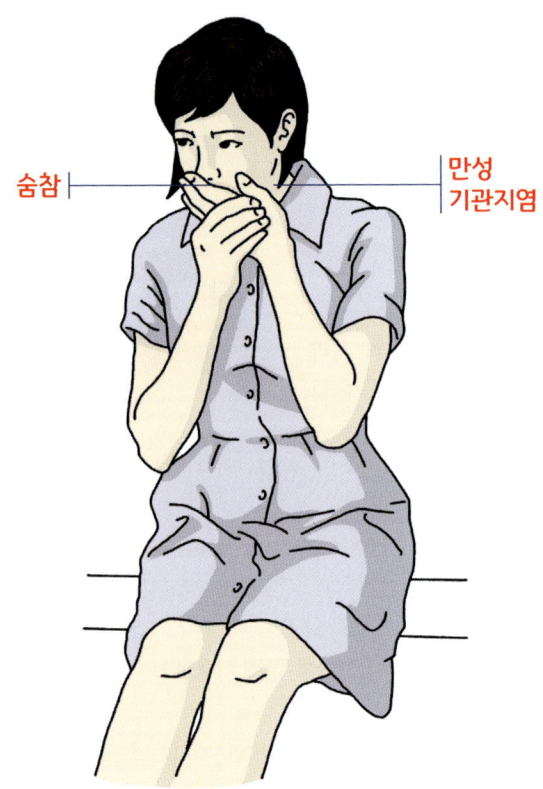

숨참 | | 만성 기관지염

- 가래
- 기관지천식
- 기침

소자강기탕의 구성

반하(법제) 4g, 소자 4g, 육계 3g, 진피(去白) 3g, 당귀 2g, 전호 2g, 후박 2g, 감초 2g, 생강 3편, 대추 2개, 자소엽 5장

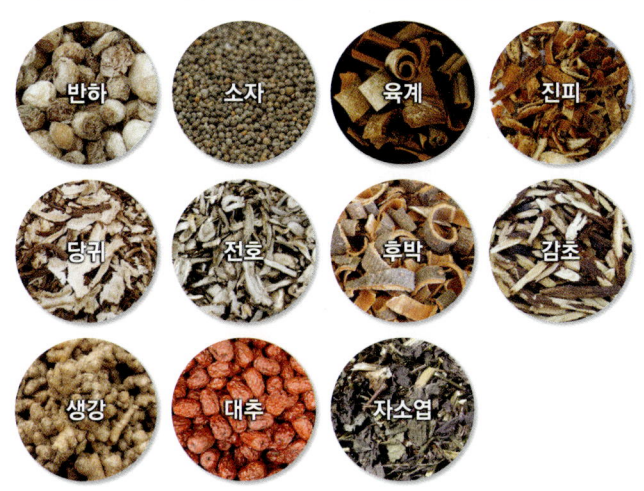

용법 각 약재 중량의 두 배가 하루 분량이다. 여기에 물 1.5L를 붓고 중불로 1~2시간 달인다. 이것을 나눠서 하루 3번 공복에 복용한다.

효능 가래를 제거하고 기침과 숨참을 멎게 한다.

주치 만성기관지염, 기관지천식

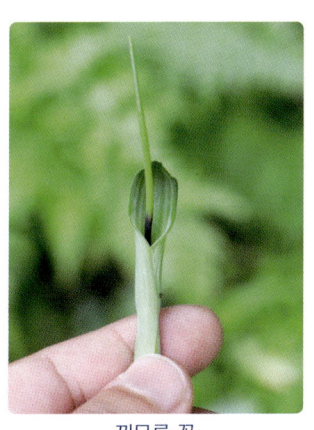

끼무릇 꽃

소자를 활용한 처방

소자강기탕 복용사례

허기호 男 67세

계단을 오르내려도 숨이 차지 않아요!

30년 전에 시작된 기침이 지금까지 치료되지 않고 있어서 한약을 먹기로 했습니다.

- ▶ 기침을 할 때나 언덕을 오를 때면 가슴이 답답하고 숨이 찬다.
- ▶ 가래가 약간씩 나온다.
- ▶ 병원에서는 기관지가 약하다고 한다.
- ▶ 식욕이 없고 식사량이 아주 적다.
- ▶ 소화가 잘되지 않아 속이 답답하고 가스가 차며 더부룩하다.

소자강기탕 10일분을 처방받아 복용했습니다. 약을 복용한 후에 기침과 숨참이 조금 줄어들어 다시 10일분을 지어서 먹었는데, 이후로 기침은 아주 많이 좋아지고 숨참 증상도 거의 없어요. 계단을 오르내릴 때도 숨이 차지 않습니다.

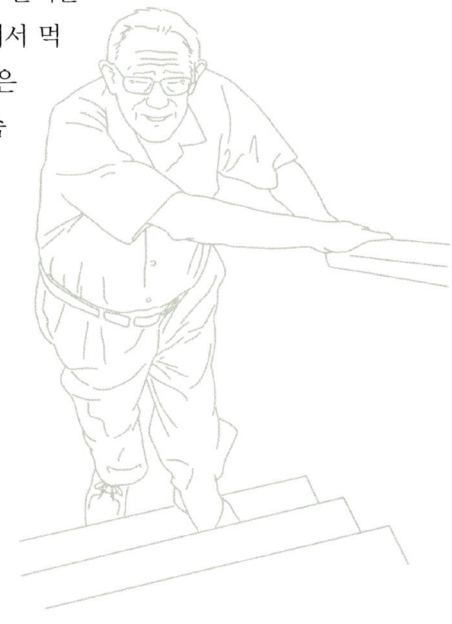

이지영 女 22세 — 잔기침과 숨참 증상이 사라졌어요!

10년 전부터 잔기침이 나오는데, 하루 종일 수시로 기침이 나와요.

- 피로하거나 운동을 하면 기침이 심해지고 밤에는 기침이 더욱 심하다.
- 목에서 가래 끓는 소리가 난다.
- 병원에서는 천식이라고 한다.
- 4~5년 전부터 환절기가 되거나 피로하면 목에 뭔가 걸린 것 같은 기분이다.
- 신경을 쓰면 열이 위로 오르면서 머리가 아프다.

저는 소자강기탕 10일분을 복용했어요. 약을 복용한 이후로 잔기침과 천식 증상이 아주 많이 좋아졌습니다. 그래서 다시 소자강기탕을 지어서 복용하고 있습니다.

숙지황을 활용한 처방

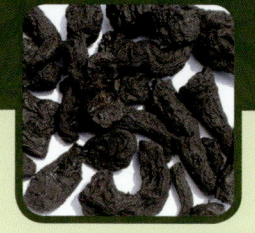

식물 이름 현삼과의 여러해살이식물 지황
약용 부위 뿌리
약초 이름 숙지황(熟地黃)
맛과 성질 맛은 달고 성질은 약간 따뜻하다.

숙지황은 몸에 정(精)을 공급하는 핵심 약초입니다. 여기서 정(精)은 인체의 조직을 만들고 호르몬을 생성하는 데 필요한 요소(要素)인데, 몸이 극히 허약해졌을 때 병원에서 영양제 주사액을 처방하는 것과 같은 의미로 숙지황을 활용하면 됩니다.

자생지 및 생태

지황의 원산지는 중국이며 우리나라 전국 각지에서 재배할 수 있으나 중남부 지방이 더 적합하다. 비교적 추위에 강하다고 하

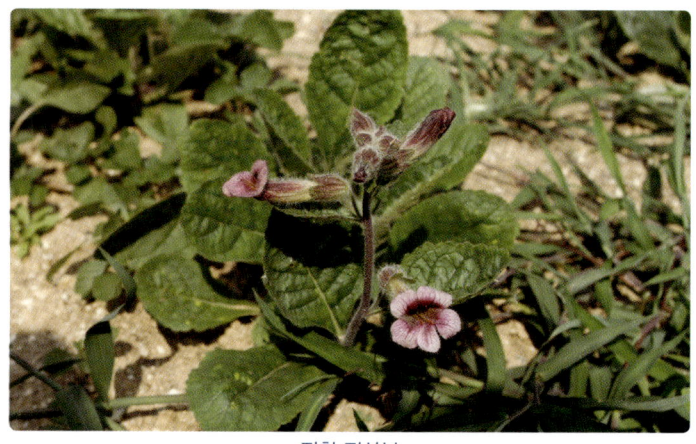

지황 지상부

지만 온난하고 햇볕이 잘 들고 통풍이 좋은 곳에서 재배하는 것이 유리하기 때문이다. 동남쪽으로 향한 경사지나 물빠짐이 좋은 평지에서 재배하는 것이 좋은데, 물 빠짐이 나쁘면 뿌리썩음병이 생기기 쉽

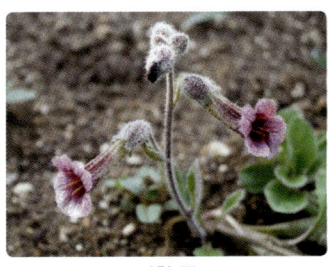

지황 꽃

다. 지황을 재배하는 농가에서 밭의 두둑을 높게 세우는 것도 물 빠짐을 좋게 하기 위함이다. 지황은 뿌리로 번식을 하는데, 하나의 뿌리에 여러 개의 생장점이 있어 뿌리를 끊어서 심으면 된다. 6~7월에 피는 꽃은 기다란 나팔꽃 모양이고, 약으로 사용하는 뿌리는 노란 갈색이며 손가락 두께로 길게 자란다.

채취 및 건조

지황의 싱싱한 뿌리를 생지황, 건조한 것을 건지황이라고 한다. 그리고 건지황을 시루에 넣고 여러 차례 찌고 말린 것을 숙지황이라고 한다. 생지황은 가을(10~11월)에 채취한다. 뿌리를 사용하는 약초는 대부분 가을 이후에 채취하는데, 이는 가을이 되면 약의 기운(氣運)이 뿌리에 집중되기 때문이다. 숙지황을 만

숙지황의 효능

- ▶ 뼈를 튼튼하게 한다.
- ▶ 허리 통증과 무릎 통증을 치료한다.
- ▶ 월경불순과 불임증을 치료한다.
- ▶ 만성기관지염과 천식을 치료한다.

숙지황을 활용한 처방

드는 과정은 다음과 같다. 건지황을 찜통에 넣고 표면이 검게 되도록 쪄서 꺼내어 햇볕에 거의 마르도록 말린 다음 다시 얇게 썰어 햇볕에 말린다. 이 과정을 아홉 차례 거듭하면 숙지황이 되는데, 찜통에 찌는 과정에서 생지황즙을 이용하기도 하고 술이나 생강즙을 이용하기도 한다.

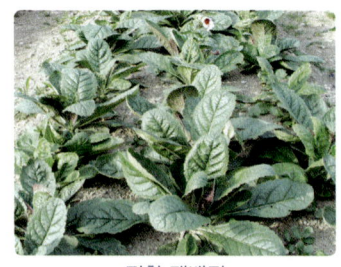

지황 재배지

숙지황의 참고사항

- 숙지황의 1회 복용량은 건조된 것으로 4~20g이다. 달여서 복용하는 것이 일반적이다. 건조하더라도 여전히 점액질이 많아 가루 내기가 어려운데, 이 경우 다른 약초와 배합하면 된다. 따라서 가루나 환으로 복용하려면 증상에 맞춰 다른 약초와 함께 사용해야 한다.
- 아홉 번 찌고 아홉 번 말린 숙지황을 사용해야 부작용이 없다. 만약 완전하게 가공하지 않은 숙지황을 복용하면 설사를 할 수 있다.
- 최근 연구 결과에 의하면 숙지황에 포함된 다당류가 암을 억제하는 것으로 밝혀졌는데, 이는 숙지황이 들어간 처방을 암환자에게 활용하는 근거가 된다.
- 숙지황 달인 물로 삼계탕을 끓이거나 국을 끓일 때 활용하면 맛과 영양 면에서 매우 좋다.
- 숙지황을 물에 달여서 복용하면 심장의 수축력이 좋아져서 저혈압을 개선하는 데 도움이 된다.

숙지황과 함께 사용하면 좋은 약초 ❶

산수유 山茱萸

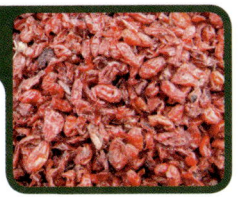

 숙지황과 산수유를 함께 사용하면 정(精)을 보충하는 동시에 정(精)이 소실되는 것을 막는 효과를 얻을 수 있다. 산수유는 **산수유나무의 성숙한 열매의 과육(果肉)**인데, 한의학에서는 보간신(補肝腎), 수삽(收澁)의 효능이 있다고 말한다. 보간신은 신체 기능의 주체가 되는 간과 신장의 기능을 돕는다는 뜻이고, 수삽은 인체의 조직을 수축시키고 어떤 물질이 몸 밖으로 빠져나가는 것을 막는다는 뜻이다. 따라서 숙지황과 산수유를 함께 사용하면 약해진 몸을 보(補)하고 조직의 탄력성을 회복하는 데 도움이 된다.

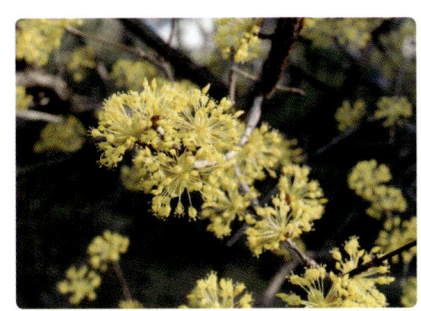

산수유나무 꽃

이럴 때 숙지황과 산수유를 함께 사용해요

▶ 선천적으로 약한 사람에게 만성적인 피로감이 있을 때
▶ 과로와 질병으로 몸이 약해지고 만성피로가 있을 때
▶ 허리가 아프고 무릎이 시큰거릴 때
▶ 소변을 참을 수 없고 소변이 자주 나올 때
▶ 어지럼증과 이명이 있을 때

숙지황과 산수유가 포함된 처방

육미지황환 六味地黃丸

"육미지황환은 약해진 조직의 기능을 회복시키는 최고의 보약"

- 이명
- 난청
- 어지럼증
- 전립선질환
- 요실금
- 무릎 통증

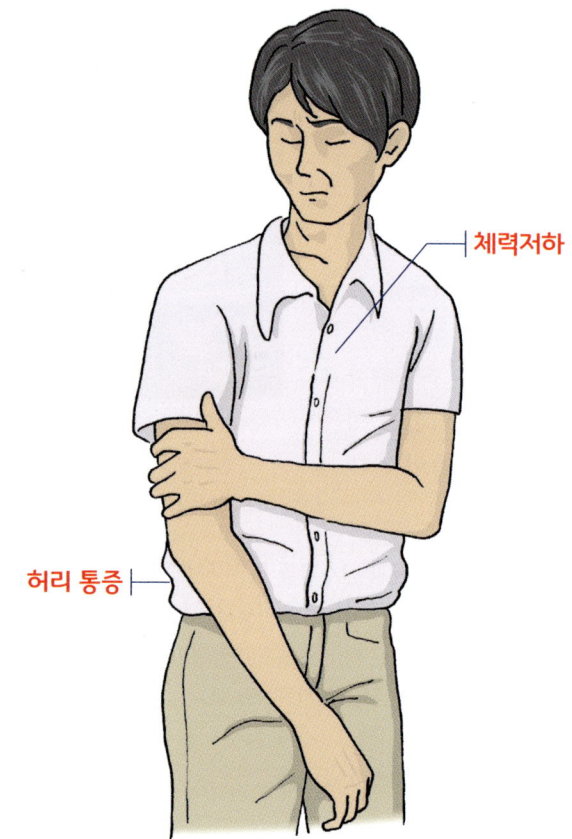

체력저하

허리 통증

육미지황환의 구성

숙지황 320g, 산수유 160g, 산약 160g, 목단피 120g, 택사 120g, 복령 120g

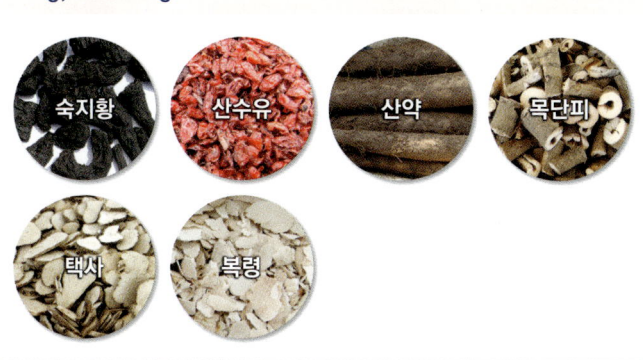

용법 이상의 약재를 모두 가루 내어 오자대(梧子大) 크기로 밀환(蜜丸)을 만들어서 공복에 온주(溫酒)나 염탕(鹽湯)으로 50~70알씩 복용한다.

효능 신수부족(腎水不足)을 다스린다.

주치 허리와 무릎 시큰거림, 두통, 어지럼증, 이명, 난청, 소변빈삭(小便頻數), 소변불금(小便不禁)

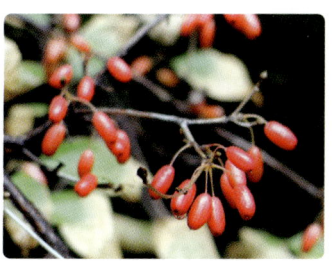

산수유나무 열매

육미지황환 복용사례

男 43세

피로감과 어깨 통증이 사라졌어요!

상체는 발달하고 하체가 마른 검은 피부의 남성입니다. 178cm에 76kg, 전체적으로 건장한 체격이죠. 저는 평소 에너지가 넘치는 사람이라 웬만해서는 피로감을 느끼지 못했는데, 올해 들어 사업 때문에 신경을 쓰는 일이 많아서인지 많이 피곤합니다.

- ▶ 어깨가 항상 뻐근하게 아프다.
- ▶ 요즘 들어 아침에 일어나면 손과 발에 약간의 부종이 있다.
- ▶ 소변에서 거품이 생긴다.
- ▶ 대변도 시원하지 않다. 항상 굵은 변을 보지 못하고 묽게 나온다.
- ▶ 땀이 많이 나는 편이지만 추위나 더위는 타지 않는다.
- ▶ 1년에 한두 번 정도는 허리 통증으로 고생을 한다.
- ▶ 치질이 있다.

제가 복용한 약은 육미지황환 10일분입니다. 환이 아니라 달여서 탕약으로 먹었어요. 이 약을 복용한 이후로 피로감, 어깨 통증, 부종 등이 많이 줄었고 전체적으로 컨디션이 많이 좋아졌습니다. 육미지황환이 저에게 잘 맞는 약이네요.

숙지황과 함께 사용하면 좋은 약초 ❷

인삼 人蔘

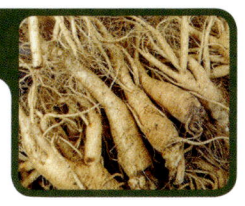

숙지황과 인삼을 함께 사용하면 기혈(氣血)을 보충하는 효능이 강해진다. 한의학에서는 인삼의 효능을 대보원기(大補元氣)라는 말로 표현한다. 그만큼 기력을 보충하는 효능이 강하다는 뜻이다. 그래서 옛날에는 탈기(脫氣)가 심하여 쇼크 상태에 이르렀을 때 대량의 인삼을 급히 달여서 복용시켰다. 숙지황과 인삼을 함께 사용하면 약해진 몸을 급히 보하는 효능이 더 강해진다. 또한 숙지황과 인삼의 조합은 만성적으로 약해진 몸 상태를 서서히 개선하는 측면도 있다. 따라서 자연적인 노화와 질병으로 기력이 떨어지고 면역력이 약해졌을 때 숙지황과 인삼을 장기간 복용하면 큰 도움이 된다.

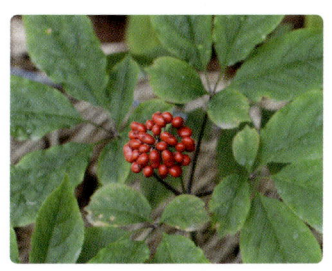
인삼 열매

이럴 때 숙지황과 인삼을 함께 사용해요

- ▶ 면역력이 약해지고 기력이 없을 때
- ▶ 큰 질병을 앓고 난 이후 기력이 없을 때
- ▶ 항암치료 이후 기력이 없을 때
- ▶ 기관지가 약해져서 기침이 멎지 않을 때
- ▶ 몸이 약해지면서 식욕이 없을 때
- ▶ 허약한 사람에게 변비 또는 설사가 있을 때

숙지황을 활용한 처방

숙지황과 **인삼**이 포함된 **처방**

경옥고 瓊玉膏

"경옥고는 **면역력**을 강화하는 최고의 보약"

- 병후 쇠약증
- 만성비염
- 골다공증
- 대상포진
- 만성 기관지염
- 항암치료 후유증
- 변비

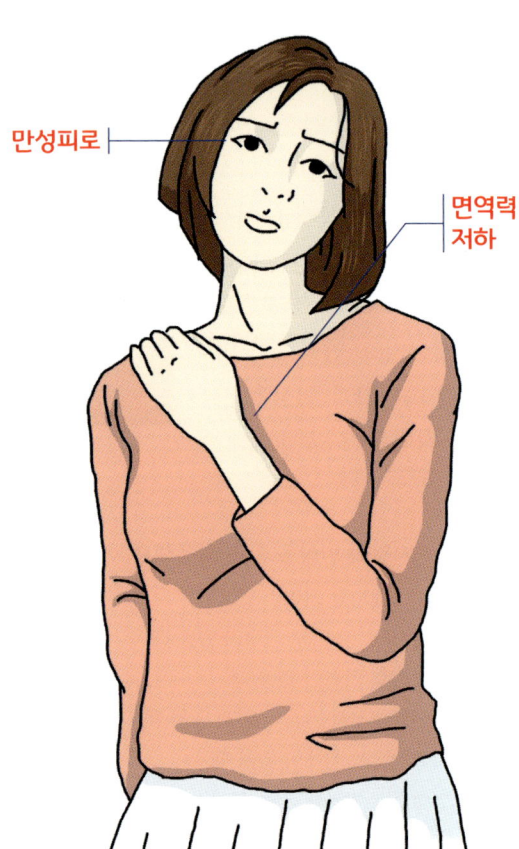

만성피로

면역력 저하

경옥고의 구성

생지황 10kg, 인삼 1kg, 복령 1.2kg, 꿀 6kg

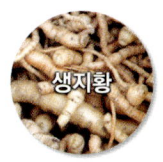 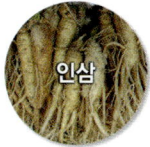 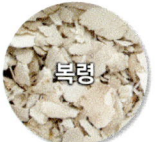 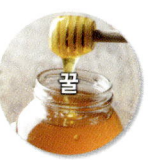

용법 인삼과 복령은 곱게 가루를 낸다. 생지황은 즙을 낸다. 꿀은 약한 불로 끓인다. 모든 준비가 끝나면 이들을 섞어서 반죽한 뒤 미리 준비해둔 항아리에 넣는다. 반죽이 든 항아리를 큰 솥에 넣고 3일 밤낮 연속으로 중탕을 한다. 3일이 지나면 가마솥에서 항아리를 꺼내어 우물물에 하루 동안 담가두고 식힌다. 이렇게 하루가 지난 후 다시 가마솥에 넣고 하루 동안 중탕을 한다. 이처럼 경옥고를 만드는 과정은 총 5일이 걸린다.

효능 면역력을 강화한다.

주치 만성피로, 빈혈, 신경쇠약, 만성 위장병, 만성 폐질환

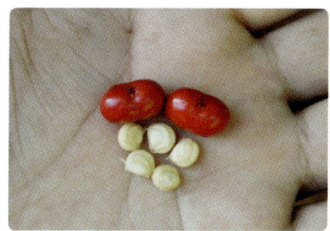

인삼은 열매 1개마다 씨앗 2개가 들어 있다.

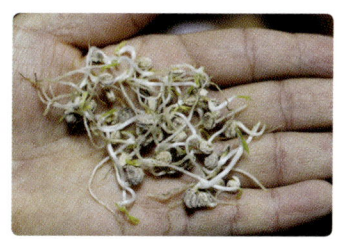

발아한 인삼 씨앗

숙지황을 활용한 처방

경옥고 복용사례

 강영자 女 40세 — **감기에 걸리지 않아요!**
저는 약해 보이지는 않아요. 말과 동작이 빠르고요.

- ▶ 쉽게 피로하여 자주 누워 있다.
- ▶ 젊어서부터 손발이 굉장히 차다.
- ▶ 1년 내내 감기를 달고 산다. 특히 코감기에 잘 걸린다.
- ▶ 대변은 1일 1회 정도 보며 묽은 편이다.
- ▶ 월경 기간이 짧다.
- ▶ 하복부가 차서 항상 이불을 덮고 자야 하고 윗옷을 바지 안에 넣어 입어야 한다.
- ▶ 젊어서부터 추위를 심하게 타고 더위는 타지 않는다.
- ▶ 뜨거운 것, 쓴 것, 담백한 것을 좋아한다.
- ▶ 물은 거의 마시지 않고 소화는 잘된다.

지인이 선물한 경옥고를 한 달 동안 꾸준히 먹은 후로 피로가 없어지고 수족냉(手足冷)이 전보다 좋아졌습니다. 감기에 자주 걸리는 것도 현저하게 좋아져서 경옥고를 복용하고 5개월 동안 코감기만 한 번 걸렸어요. 월경 기간은 복용 당시에는 아무런 변화가 없었는데, 현재까지 다른 조건 변화가 없는데도 4일 이상으로 길어졌고 간혹 7일까지도 합니다.

숙지황과 함께 사용하면 좋은 약초 ❸

당귀 當歸

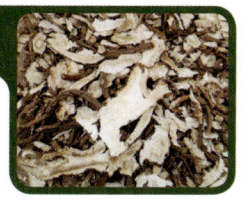

숙지황과 당귀를 함께 사용하면 정혈(精血)을 보충하는 효능이 강해진다. 한의학에서는 당귀가 보혈(補血)한다고 말한다. 말 그대로 혈액을 보충한다는 뜻이다. 인체의 모든 조직은 혈액 공급이 충분해야 그 기능을 할 수 있다. 따라서 보약에는 대부분 당귀가 포함되는데, 숙지황과 당귀를 함께 사용하면 더욱 좋다. 숙지황은 정(精)을 보충하고 당귀는 혈(血)을 보충하는데, 정은 신진대사에 꼭 필요한 물질을 뜻하므로 정혈(精血)이 보충되면 인체의 기능이 정상화되고 강화되는 결과를 얻는다.

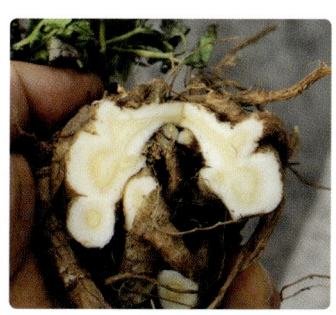

일당귀 뿌리(단면)

이럴 때 숙지황과 당귀를 함께 사용해요

▶ 허약한 사람에게 숨참 증상이 있을 때
▶ 허약한 사람에게 만성적인 피로감이 있을 때
▶ 안색이 창백하고 기력이 없을 때
▶ 허약한 여성에게 월경불순이 있을 때
▶ 허약한 여성에게 불임증이 있을 때

숙지황을 활용한 처방

숙지황과 **당귀**가 포함된 **처방**

정원음 貞元飮

"정원음은 약해진 기관지를 튼튼하게 해주는 최고의 보약"

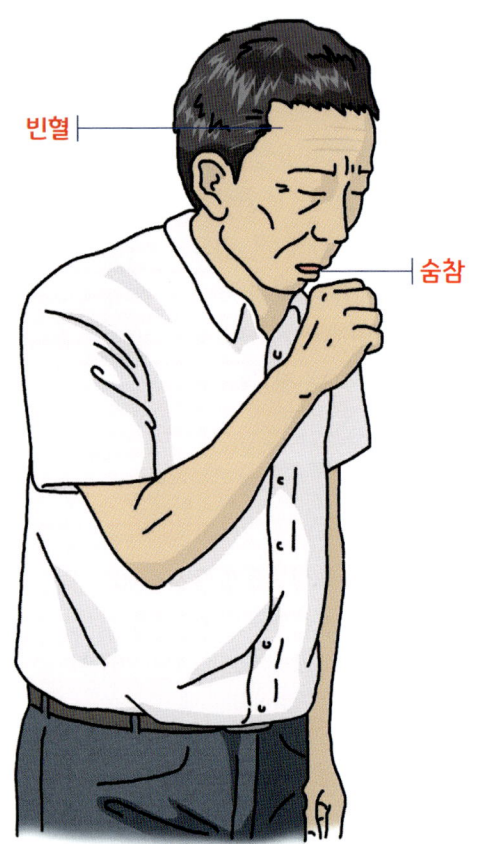

빈혈

숨참

천식

무기력증

정원음의 구성

숙지황 30~80g, 당귀 8~12g, 감초 4~12g

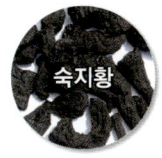 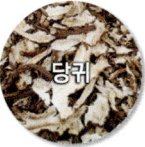 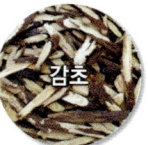

용법 각 약재 중량의 두 배가 하루 분량이다. 여기에 물 1.5L 이상을 붓고 중불로 1~2시간 달인다. 이것을 나눠서 하루 3번 공복에 복용한다.

효능 정혈(精血)을 보충한다.

주치 숨참, 천식, 빈혈, 무기력증

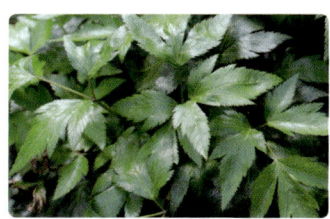
일당귀 잎

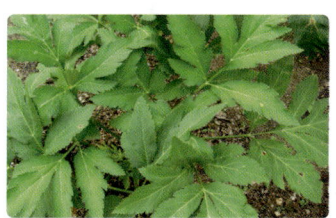
참당귀 잎

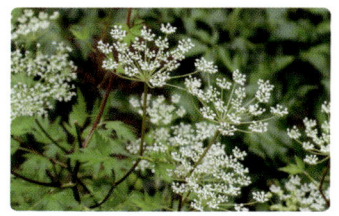
일당귀 꽃

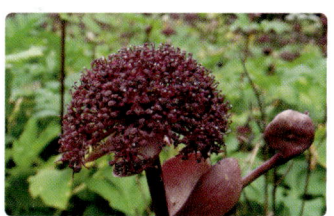
참당귀 꽃

정원음 복용사례

이복례
女 83세

이제 편하게 걸을 수 있어요!

보통 키에 약간 살이 찐 할머니입니다. 숨이 차는 증상이 갈수록 심해져 자식에게 부탁해서 약을 지었어요. 평소 저의 증상은 다음과 같습니다.

- ▶ 가만히 있으면 그렇지 않은데 조금만 움직이면 숨이 찬다.
- ▶ 기운이 없다.
- ▶ 변비가 조금 있다.
- ▶ 병원에서 기관지는 정상이라고 한다.

정원음 10일분을 복용했는데, 숨참 증상이 훨씬 덜해졌어요. 그래서 다시 10일분을 복용했어요. 숨참 증상은 많이 줄어들었고, 계속해서 복용했더니 이제는 걷거나 움직여도 이전처럼 숨참 증상이 나타나지 않습니다. 정원음 너무 좋은 처방입니다.

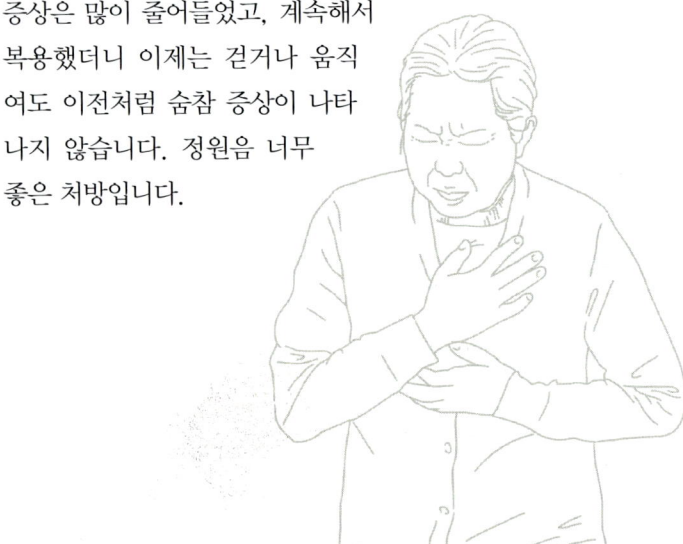

송원영 男 70세

먹기도 좋고 효과도 좋아요!

나이가 많아도 사업을 하면서 건강하게 살고 있습니다. 그런데 몇 년 전부터 숨찬 증상이 생기더니 갈수록 심해지네요. 용하다는 한의원에서 약을 먹어도 효과가 없어 유명한 교수님께 약을 짓게 되었습니다.

- ▶ 5년 이상 숨참 증상 때문에 고생하고 있다.
- ▶ 앉아 있을 때도 약간 숨이 차지만 움직일 때 심하다.
- ▶ 이따금씩 가래 끓는 소리가 난다.
- ▶ 소화력은 좋은 편이다.
- ▶ 변비도 없다.

교수님께서 정원음을 지어주었습니다. 한 달 동안 꾸준하게 복용했는데, 맛이 달달해서 먹기 편했어요. 모두 복용한 후에는 숨찬 증상이 많이 좋아졌습니다. 숨이 차지 않으니 딴 세상에서 사는 기분입니다.

숙지황을 활용한 처방

시호를 활용한 처방

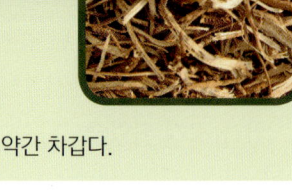

식물 이름 산형과의 여러해살이식물 시호
약용 부위 뿌리
약초 이름 시호(柴胡)
맛과 성질 맛은 쓰고(아린 맛도 있다) 성질은 약간 차갑다.

시호는 정신적인 스트레스 때문에 생긴 울화(鬱火)를 풀어주는 약초입니다. 마음속에 차곡차곡 쌓아둔 스트레스를 풀지 못하여 열불[熱火]이 나고 신경이 날카로워졌을 때 시호를 기억하기 바랍니다.

자생지 및 생태

시호는 우리나라 각처의 산지에서 자라는 여러해살이식물이다. 물 빠짐이 좋은 반그늘 또는 양지에서 40~70cm 높이로 자

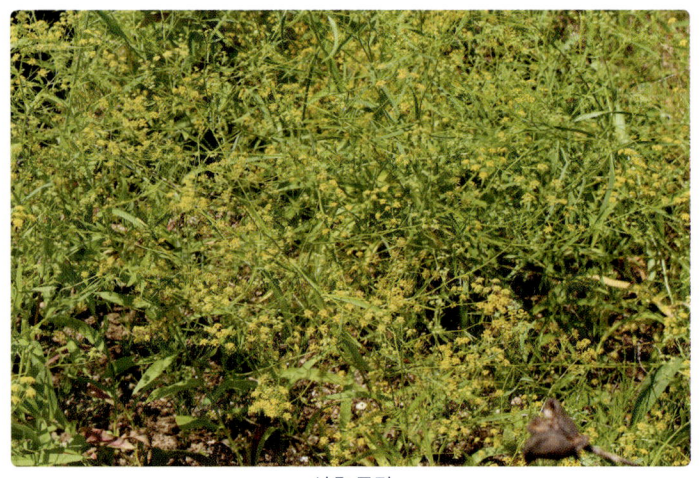

시호 무리

라는데, 줄기는 가늘고 딱딱하며 윗부분에서 약간의 가지를 친다. 뿌리잎은 길이가 10~30cm이며, 줄기잎은 길이가 4~10cm 정도이다. 꽃은 8~9월에 피고 노란색이며, 열매는 9~10월에 맺고 납작한 타원형이다. 약으로 사용하는 뿌리는 줄기처럼 가늘고 딱딱하다.

채취 및 건조

뿌리를 사용하는 약초는 잎이 무성해졌을 때 채취하면 안 된다. 늦봄과 여름에 잎이 무성해지면 약의 기운(氣運)이 뿌리가 아니라 잎으로 가기 때문이다. 시호는 봄과 가을에 채취하는데, 봄에는 싹이 나기 전이나 싹이 날 무렵이 좋고, 가을에는 잎이 마른 이후에 채취하는 것이 좋다. 보통은 10~11월에 채취한다. 뿌리

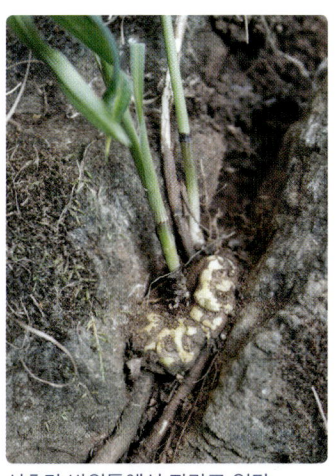

시호가 바위틈에서 자라고 있다.

시호의 효능

- ▶ 갱년기증상을 개선한다.
- ▶ 히스테리 및 화병으로 인한 분노감, 억울감을 완화시킨다.
- ▶ 정신적 장애로 인한 월경통을 치료한다.
- ▶ 만성간염과 지방간을 치료한다.
- ▶ 감염에 의한 발열성 질환에 해열 작용이 있다.

시호를 활용한 처방

를 캐서 불순물과 잔뿌리를 제거하고 물기가 있을 때 절단하여 햇볕에 말린 후에 사용한다.

시호의 참고사항

- 시호의 1회 복용량은 건조된 것으로 4~12g이다. 달여서 복용해도 되고, 가루 내어 분말이나 환을 만들어 복용해도 된다.
- 시호를 살짝 볶아서 차로 마시면 억울감과 분노감을 조절하는 데 도움이 된다. 달였을 때 맛이 나쁘지 않아서 음료 대용으로도 좋다.
- 시호를 식초에 담가 불린 다음 볶아서 차로 마시면 간기능을 개선하는 데 도움이 된다.
- 시호는 신경성 고혈압을 개선하는 효능이 있다. 따라서 신경성으로 갑작스럽게 혈압이 오를 때 시호 달인 물을 자주 마시면 도움이 된다.

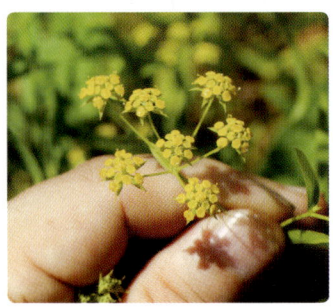
시호 꽃

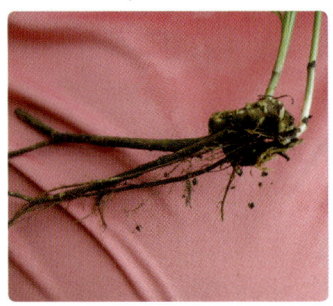
시호 뿌리

시호와 함께 사용하면 좋은 약초

백작약 白芍藥

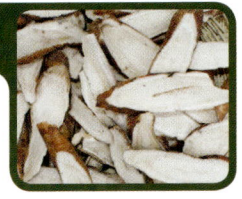

시호와 백작약을 함께 사용하면 몸과 마음의 긴장을 풀어주는 효능이 강해진다. 백작약은 **작약의 뿌리**이며 한의학에서는 화평간양(和平肝陽), 유간지통(柔肝止痛)의 효능이 있다고 말한다. 화평간양은 비정상적으로 항진되어 있는 신체 상태를 안정시킨다는 뜻이고, 유간지통은 긴장되어 있는 신체를 이완시켜 통증을 멎게 한다는 뜻이다. 따라서 정신적인 스트레스 때문에 생긴 몸의 열을 내려주는 시호와 긴장된 몸을 풀어주는 백작약을 함께 사용하면 심신의 안정을 유도하는 데 도움이 된다.

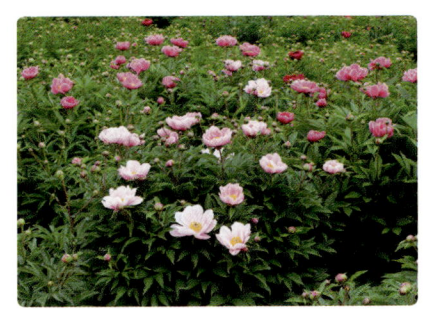

작약 무리

이럴 때 시호와 백작약을 함께 사용해요
▶ 스트레스를 받은 이후 몸과 마음이 안정되지 않을 때
▶ 스트레스 때문에 불면증이 생겼을 때
▶ 화병(火病)의 여러 증상이 나타날 때
▶ 신경성으로 월경불순이 생겼을 때
▶ 갱년기증상이 개선되지 않을 때

시호를 활용한 처방

시호와 **백작약**이 포함된 **처방**

소요산 逍遙散

"**소요산**은 이상 항진되어 있는 **몸의 기능**을 안정시키는 처방"

- 억울감
- 갱년기 증상

- 상열감
- 불안장애
- 불안감
- 불면증

소요산의 구성

시호 4g, 백작약 4g, 백출 4g, 복령 4g, 당귀 4g, 맥문동 4g, 감초 2g, 박하 2g, 생강 3편

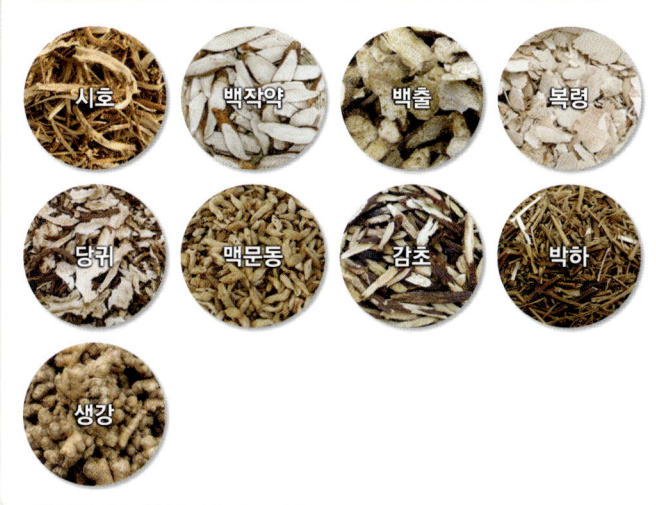

용법 각 약재 중량의 두 배가 하루 분량이다. 여기에 물 1.5L 이상을 붓고 중불로 1~2시간 달인다. 이것을 나눠서 하루 3번 공복에 복용한다.

효능 스트레스 또는 호르몬의 변화 등으로 생긴 몸과 마음의 불균형을 개선한다.

주치 갱년기증상, 월경불순, 화병, 불안장애, 불면증

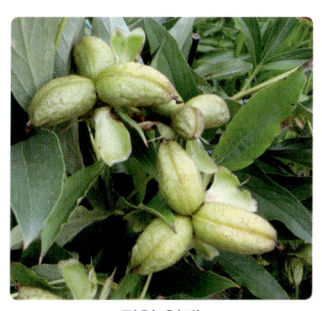

작약 열매

소요산 복용사례

 김소영 女 56세   **화끈거리고 신경질적인 증상이 없어졌어요!**

피부가 희고 체격이 작은 여성입니다. 갱년기증상인지 너무 괴로워서 한약을 먹기로 했어요.

- ▶ 최근 5~6개월 동안 월경이 없다. 폐경(閉經)인 것으로 보인다.
- ▶ 하루에 여러 차례 얼굴에 열이 올라 화끈거린다.
- ▶ 평소에 불안감이 항상 있고, 이유 없이 신경질이 많이 난다.
- ▶ 평소에 몸에 열이 달아올랐다가 갑자기 식어서 추운 증상이 있다.
- ▶ 가슴이 답답하다.
- ▶ 최근에 목덜미 부위가 너무 아프다.
- ▶ 항상 피곤하고 나른하면서 매사가 귀찮다.

처방받은 소요산 10일분을 모두 복용했더니, 얼굴에 화끈거리는 증상과 신경질적인 증상 그리고 몸에 열이 달아올랐다가 식는 증상이 모두 없어졌어요. 하지만 가슴이 답답한 증상은 여전히 조금 남아 있습니다. 약을 계속 복용하면 좋아지겠죠.

황경화
女 46세

심장이 떨어지는 느낌이 없어지다!

저는 초등학생 쌍둥이를 돌보는 엄마입니다. 자녀 문제로 기분 상한 일이 있어 신경을 썼더니 다음과 같은 증상이 나타났어요.

- ▶ 심장이 툭 떨어지는 느낌이 수시로 나타난다.
- ▶ 이 증상은 저녁에 더 심하다.
- ▶ 가슴이 떨리는 것 같고 답답하다.
- ▶ 잠을 자지 못하고, 잠이 들어도 곧 깬다.

저는 소요산 10일분을 처방받아 복용했는데, 모두 복용한 후로는 심장이 떨어지는 느낌이 사라지고 어느 정도 잠을 자게 되었어요.

연자육을 활용한 처방

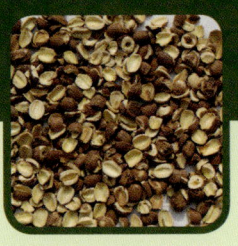

식물 이름 연꽃과의 여러해살이 수생식물 연꽃
약용 부위 씨앗
약초 이름 연자육(蓮子肉)
맛과 성질 맛은 달면서 떫고, 성질은 평(平)하다.

연자육은 스트레스 때문에 생기는 여러 증상을 개선하는 약초입니다. 특히 만성적인 스트레스 때문에 몸과 마음이 모두 쇠약해졌을 때 효과가 좋지요. 연자육이 마음을 안정시키면서도 약해진 위장(胃腸)과 몸을 튼튼하게 해주기 때문입니다.

자생지 및 생태

연꽃은 아시아 남부와 오스트레일리아 북부가 원산지이며, 연못에서 자라고 논에서 재배하기도 한다. 뿌리줄기는 굵고 옆으

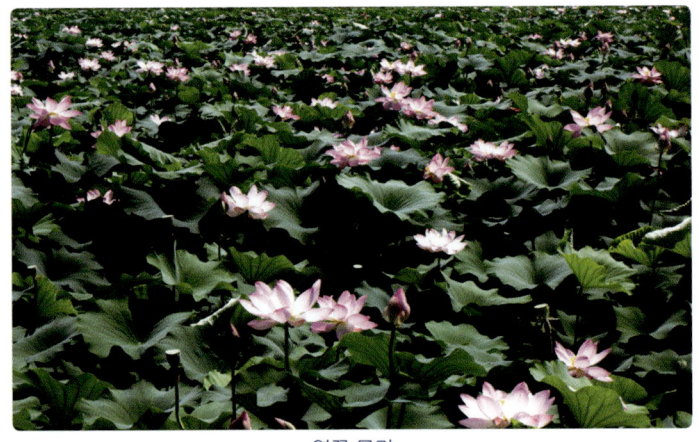

연꽃 무리

로 뻗어가며 마디가 많고 가을에는 특히 끝부분이 굵어진다. 잎은 뿌리줄기에서 나와서 높이 1~2m로 자란 잎자루 끝에 달리고 둥근 방패 모양이다. 잎의 지름은 40cm 내외로 물에 젖지 않으며 잎맥이 방사상으로 퍼지고 가장자리가 밋밋하다. 잎자루의 겉에는 가시가 있고 안에 있는 구멍은 뿌리줄기의 구멍과 통한다. 꽃은 7~8월에 피고 홍색 또는 흰색이며 꽃줄기 끝에 1개씩 달린다. 씨앗은 견과이며 연방(蓮房)에 들어 있다. 씨앗의 수명이 길어서 2천 년 묵은 씨앗이 발아한 예도 있다.

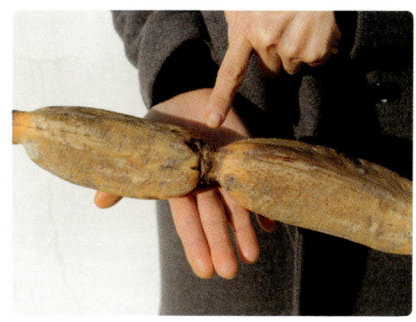

연꽃 뿌리. 뿌리의 마디를 우절이라고 하며, 지혈제로 사용한다.

채취 및 건조

연자육처럼 씨앗을 사용하는 약초는 씨앗이 완전히 성숙했을 때 채취해야 한다. 성숙하지 않은 씨앗에는 약의 기운(氣運)이 온전하지 않기 때문이다. 늦가을부터 초겨울(11~12월)까지 채취한

연자육의 효능

- ▶ 신경쇠약을 치료한다.
- ▶ 장을 튼튼하게 해주고 과민대장증후군을 치료한다.
- ▶ 남성의 조루증(早漏症)을 치료한다.
- ▶ 여성의 대하증(帶下症)을 치료한다.

연방(蓮房)에서 씨앗을 꺼내어 햇볕에 말린다. 또는 물속에 떨어져 있거나 진흙 속에 묻힌 것을 채취하여 깨끗이 씻은 다음 햇볕에 말린다.

연자육의 참고사항

- 연자육의 1회 복용량은 건조된 것으로 8~20g이다. 달여서 복용해도 되고, 가루 내어 분말이나 환을 만들어 복용해도 된다.
- 가루 낸 연자육 10g에 달걀 2개를 풀고 설탕을 약간 넣어서 자주 복용하면 신경이 안정되어 잠을 잘 잘 수 있다.
- 가루 낸 연자육으로 죽을 쑤어 먹으면 만성설사를 치료할 수 있다. 여기에 인삼과 백출을 더하면 더욱 좋다.
- 연자육으로 조림을 해서 먹으면 맛도 좋고 심신(心身)을 보(補)하는 데 도움이 된다.
- 가루 낸 연자육을 쌀과 함께 섞어서 떡을 해 먹으면 아주 좋다.
- 노화나 질병으로 위장이 약해진 사람은 연자육을 장기간 복용하는 것이 좋다.

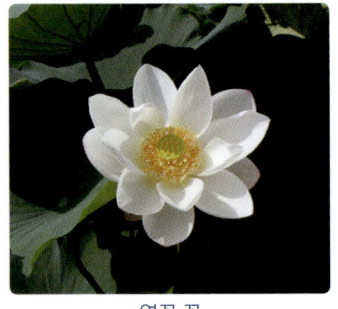

연꽃 꽃

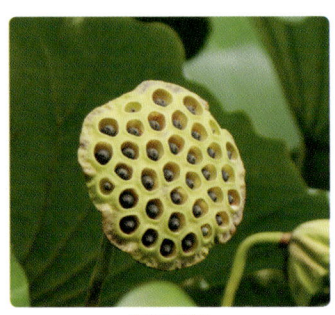

연꽃 씨방

연자육과 함께 사용하면 좋은 **약초**

산약 山藥

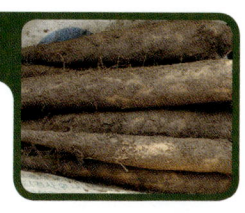

연자육과 산약을 함께 사용하면 약해진 장을 튼튼하게 하는 효능이 강해진다. 산약은 **마의 뿌리**인데, 한의학에서는 보비(補脾), 보폐(補肺), 보신(補腎)의 효능이 있다고 말한다. 이는 약해진 위장과 폐, 체력[腎]을 강화한다는 의미이다. 즉, 산약은 약해진 신체를 전반적으로 강화하기 위해 사용하는 약초인데, 연자육과 함께 사용하면 약해진 위와 장을 튼튼하게 하는 효능이 강해진다.

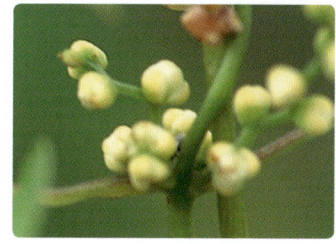
마 수꽃

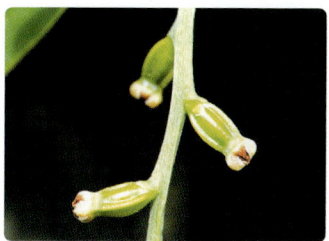
마 암꽃

이럴 때 연자육과 산약을 함께 사용해요

▶ 장이 약해져서 대변이 묽게 나오거나 설사를 할 때
▶ 과민대장증후군이 낫지 않을 때
▶ 식욕이 없고 소화가 안될 때
▶ 남성의 생식기능이 약해진 경우
▶ 여성의 냉이 많이 나오는 경우

연자육을 활용한 처방

연자육과 **산약**이 포함된 **처방**

구선왕도고 九仙王道糕

"구선왕도고는 위장을 보(補)하면서 소화를 돕는 맛있는 떡"

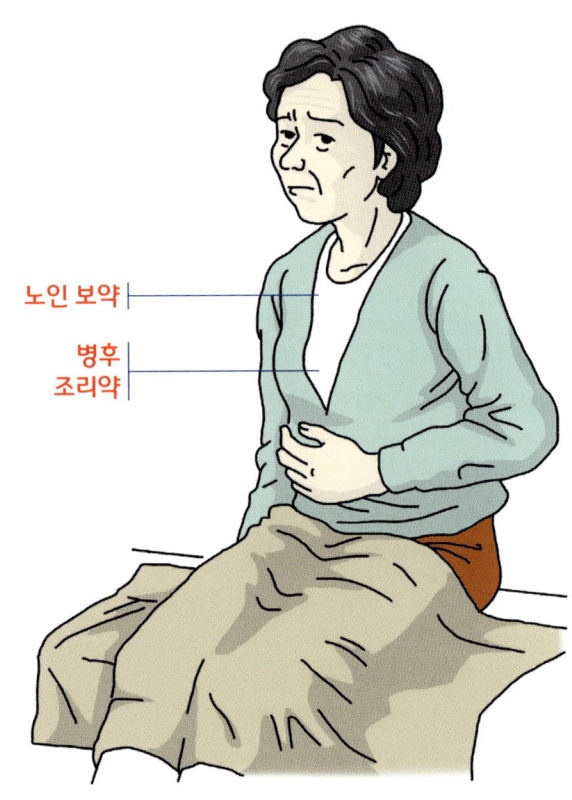

- 노인 보약
- 병후 조리약

- 만성피로
- 만성설사
- 식욕부진

구선왕도고의 구성

연자육 160g, 산약 160g, 복령 160g, 의이인 160g, 맥아 80g, 백편두 80g, 검인 80g, 시상 40g, 사당 800g

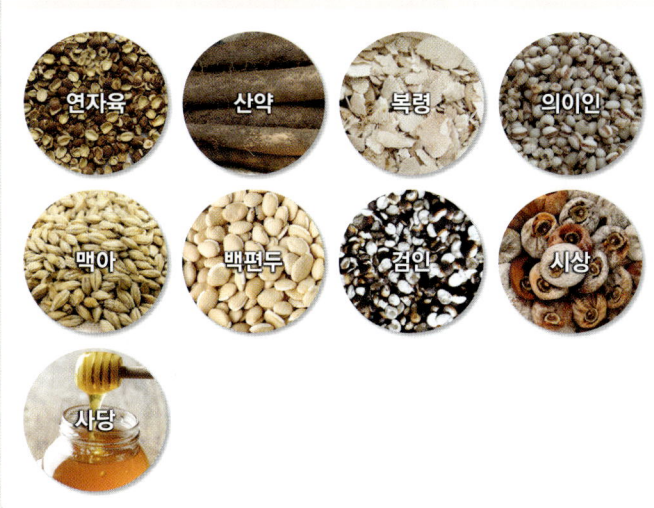

용법 각 약재를 곱게 가루 낸 다음 멥쌀가루 5되에 섞어 떡을 만든다.

효능 정신을 맑게 하고 원기(元氣)를 보하며, 비위를 튼튼하게 하고 입맛을 돌게 하며, 허손된 것을 보하면서 살찌게 한다.

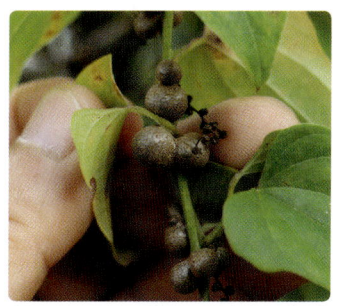

마 구슬눈

주치 식욕부진, 소화불량, 만성설사, 원기부족

구선왕도고 복용사례

 장을 튼튼하게 하는 떡을 만났어요!
윤호중 男 30세

저는 남자인데도 어려서부터 허약해서 잔병치레를 많이 했어요. 신경이 예민해서 그런지 위장이 좋지 않고 평소 입맛이 없어서 약을 짓기로 했습니다.

- ▶ 배가 약간 아프면서 설사를 한다.
- ▶ 식욕이 없다.
- ▶ 신경이 날카롭고 원기(元氣)가 부족하다.

탕약 대신 구선왕도고를 떡으로 만들어 장기간 복용하라는 권유를 듣고 1년간 구선왕도고를 먹었어요. 그런데 구선왕도고를 복용할수록 장이 좋아진다는 것을 느낄 수 있었고, 설사와 복통이 사라졌어요. 식욕이 좋아졌고 기운이 납니다.

김진심
女 53세

떡을 먹어도 신물이 올라오지 않아요!

저는 세무사로 일하고 있는 여성인데 역류성 식도염 증상이 있어 가끔 힘들어요. 그리고 떡을 먹으면 신물이 올라오기 때문에 먹지 않습니다.

- 식욕은 좋은데 소화력이 약하다.
- 업무 때문에 식사를 불규칙하게 한다.
- 자극적인 음식을 먹으면 설사를 한다.
- 추위를 타는 편이다.
- 물을 거의 마시지 않는다.

지인의 소개로 구선왕도고라는 떡을 먹게 되었는데, 원래 떡을 먹지 않기 때문에 처음에는 망설였어요. 하지만 소화가 잘되는 떡이라는 말을 믿고 먹어 보았는데 신물이 올라오지 않고 소화가 잘되는 것을 느꼈어요. 이렇게 좋은 떡이 있었나 생각하게 됩니다.

인삼을 활용한 처방

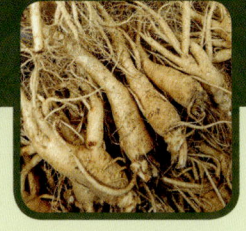

식물 이름 두릅나무과의 여러해살이식물 인삼
약용 부위 뿌리
약초 이름 인삼(人蔘)
맛과 성질 맛은 달면서 약간 쓰고, 성질은 따뜻하다.

인삼은 기력이 없고 면역력이 약해졌을 때 사용하는 약초입니다. 예를 들어 태어날 때부터 몸이 약했거나 자연적인 노화 또는 질병 때문에 몸이 약해져서 기력을 보충해야 하는 경우에 인삼을 사용하면 좋습니다.

자생지 및 생태

인삼의 원산지는 우리나라이며 중국과 러시아에도 분포한다. 전국 각지에서 약용식물로 재배하며 부식질이 많고 배수가 잘되

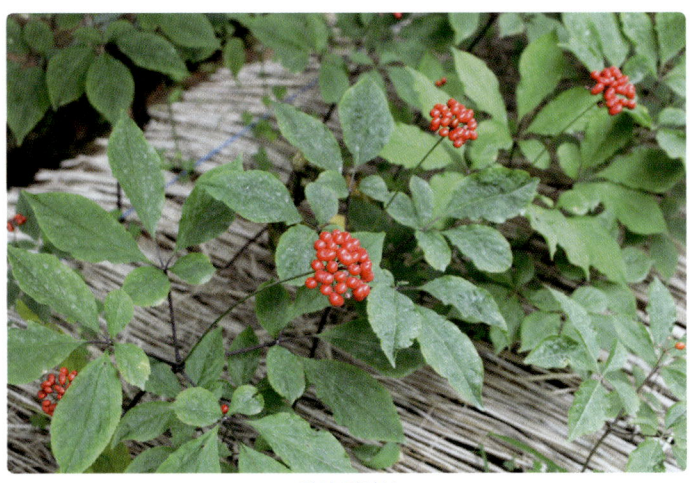

인삼 지상부

는 곳에서 잘 자란다. 꽃은 4월에 연한 녹색으로 피고, 열매는 납작한 구형이며 적색으로 익는다. 농가에서는 꽃이 피기 전에 꽃대를 자르기도 하는데, 이렇게 하면 인삼의 뿌리가 비대해져 수확량이 증가한다. 잘라낸 꽃대는 말려서 화장품이나 제약 원료로 사용하기도 한다. 야생하는 인삼은 깊은 산속에서 자라며 흔히 산삼이라고 한다. 산삼은 햇빛이 잘 차단되는 산의 동북쪽, 그리고 바람이 잘 통하는 비탈진 곳에서 자란다. 산삼은 쉽게 볼 수 없고 약효 또한 인삼보다 좋은 것으로 알려져 있어 귀한 대접을 받는다.

채취 및 건조

뿌리를 사용하는 약초는 가을이 되어 잎이 시들고 약의 기운(氣運)이 뿌리에 충만해졌을 때 채취해야 한다.

인삼도 9월 말에 캐는 것이 가장 좋은데, 채취 시기가 이르면 뿌리에 축적되는 영양분이 줄어들어 무게가 덜 나가고

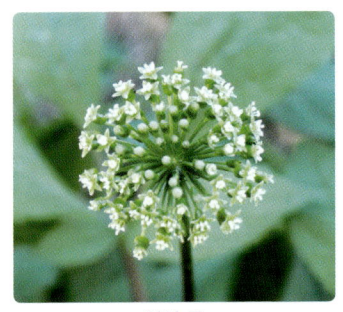

인삼 꽃

인삼의 효능

- ▶ 기력을 더해주고 면역력을 강화한다.
- ▶ 항암 효과가 있고, 항암치료 후유증을 개선한다.
- ▶ 혈당을 낮춘다.
- ▶ 기억력을 향상시키고 정신력을 강화한다.

품질도 떨어진다. 산삼도 마찬가지이다. 이른 봄 잎이 매우 작고 펼쳐지지 않은 상태의 산삼(고패삼)과 가을이 되어 잎이 누렇게 변한 상태의 산삼(황절삼)의 약효는 뛰어나지만, 5월 이후에 잎이 크게 펼쳐지고 꽃대가 올라왔을 때 채취하면 산삼의 약효는 떨어진다.

인삼의 참고사항

- 인삼의 1회 복용량은 건조된 것으로 4~12g이다. 달여서 복용해도 되고, 가루 내어 분말이나 환을 만들어 복용해도 된다.
- 인삼을 보관할 때 세신을 넣어 밀봉하면 여러 해가 지나도 좀이 슬지 않는다.
- 인삼의 약효 성분은 껍질에 많으므로 껍질을 벗기지 않고 말려서 사용해야 한다.
- 인삼의 잔뿌리(미삼)에 사포닌이 많이 함유되어 있으므로 잔뿌리를 버리지 말고 인삼 원뿌리와 함께 약으로 사용해야 한다.
- 인삼은 저혈압에도 효과가 있는데, 인삼 분말을 사과즙과 꿀에 섞어서 장기간 복용하면 저혈압을 개선하는 데 좋다.

'사포닌'이 뭐예요?

다양한 식물종에 존재하는 양친매성 배당체(amphipathic glycoside)로, 물을 섞으면 비누와 같이 지속적으로 거품을 내는 특성을 나타내는 계면활성제이다. 라틴어의 sapo(비누)에서 유래되었으며, 식물(인삼 등)의 입장에서는 주로 곰팡이나 다른 미생물로부터의 공격을 방어하는 역할을 수행한다.

인삼과 함께 사용하면 좋은 약초 ❶

백출 白朮

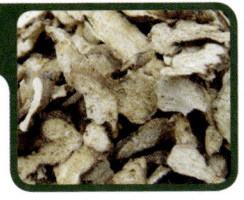

　인삼과 백출을 함께 사용하면 기력을 돕고 위장을 튼튼하게 하는 효능이 좋아진다. 백출은 **당삽주의 뿌리**인데, 한의학에서는 건비(健脾), 지사(止瀉)의 효능이 있다고 말한다. 또한 약하기는 하지만 보기(補氣)의 효능이 있다. 즉 백출은 인삼처럼 몸에 기력을 더해주고 위장을 튼튼하게 하는 효능이 좋은 약초이다. 따라서 몸이 약하고, 특히 위장이 약한 사람에게 인삼과 백출을 함께 사용하면 좋은 효과를 볼 수 있다.

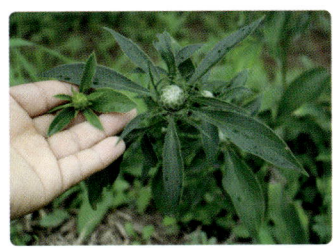

백출(우)을 큰꽃삽주라고도 하는데, 삽주(좌)와 비교했을 때 꽃봉오리가 월등하게 크다.

이럴 때 인삼과 백출을 함께 사용해요

- ▶ 전반적으로 기력(氣力)이 약해졌을 때
- ▶ 소화력이 떨어지고 면역력이 약해졌을 때
- ▶ 식욕이 없고 소화가 안되는 경우
- ▶ 음식을 먹으면 배에 가스가 차는 경우
- ▶ 과식을 하지 않았는데도 구역감이 있을 때
- ▶ 큰 질병을 앓은 이후 위장이 약해졌을 때

인삼을 활용한 처방

인삼과 **백출**이 포함된 **처방**

비화음 比和飲

"비화음은 위장이 너무 약해져서 **식욕**이 없고 구역질이 날 때 최고의 보약"

- 노인의 식욕부진
- 임신부 구토
- 구역감
- 소아 구토
- 소화불량
- 식욕부진

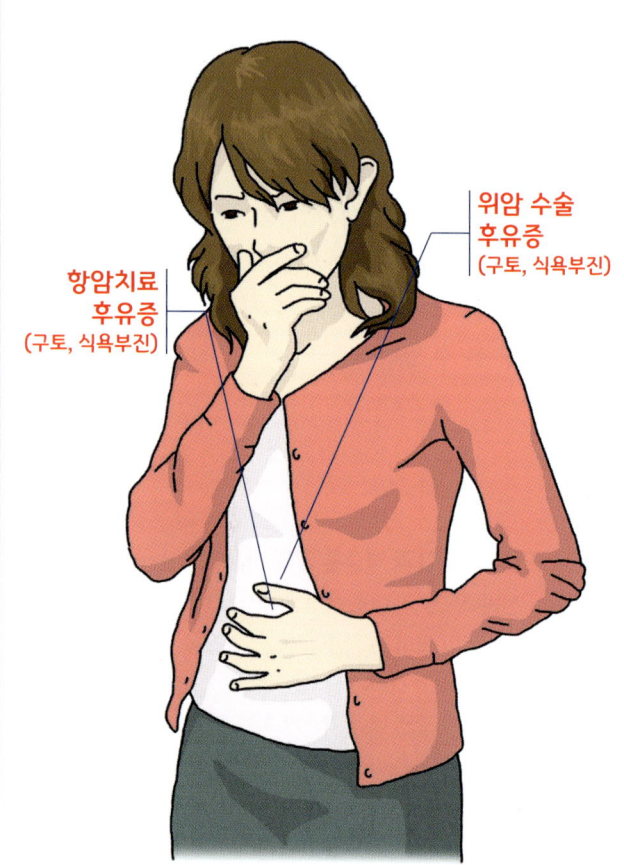

항암치료 후유증 (구토, 식욕부진)

위암 수술 후유증 (구토, 식욕부진)

비화음의 구성

인삼 4g, 백출 4g, 복령 4g, 신곡 4g, 곽향 2g, 진피 2g, 사인 2g, 감초 2g, 생강 4g, 대추 4g, 묵은쌀 1홉

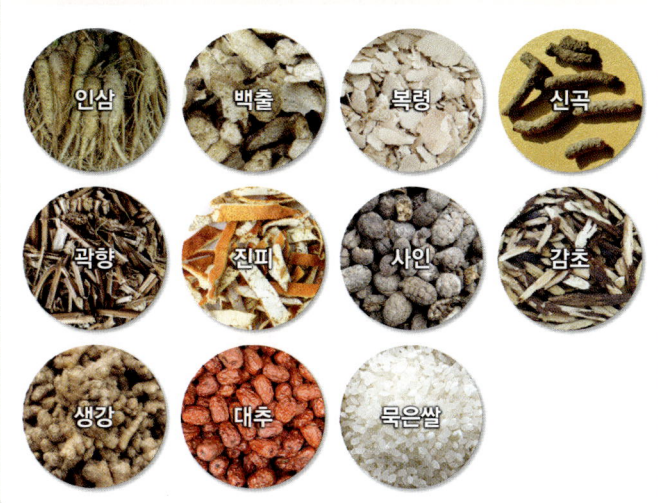

용법 각 약재 중량의 두 배가 하루 분량이다. 여기에 물 1.5L 이상을 붓고 중불로 1~2시간 달인다. 이것을 나눠서 하루 3번 공복에 복용한다.

효능 기력을 보충하고 위장 운동과 소화액 분비를 촉진한다.

주치 구토, 식욕부진, 소화불량, 기력저하

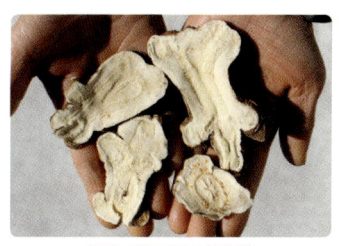

백출 뿌리줄기(단면)

인삼을 활용한 처방

비화음 복용사례

장소영 女 29세 **10년 된 통증이 사라졌어요!**

보통 키에 약간 마른 체형의 여성입니다. 저는 얼굴이 창백해서 누가 봐도 아픈 사람처럼 보여요. 그리고 평소 이런 증상이 있어서 고생하고 있습니다.

- 10년 전부터 명치 부위가 답답하고 아프다.
- 자주 체하는 편이다.
- 설사를 자주 한다.
- 소화가 안되고 헛배가 부르고 가스가 찬다.
- 속이 메스껍고 헛구역질이 나고 간혹 구토를 한다.
- 식욕이 없을 뿐 아니라 음식을 먹어도 맛을 모른다.
- 몸 전체적으로 냉하고 특히 손발이 차다.
- 면이나 고기를 먹으면 소화가 안된다.

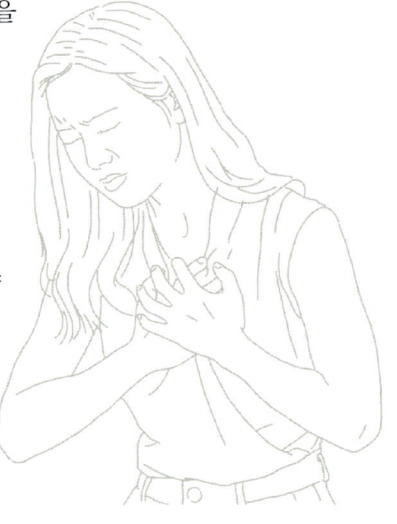

저는 비화음이라는 처방을 10일 동안 복용했어요. 그런데 모두 복용한 이후에 명치 아픈 것도 없어지고 체하는 것도 사라졌어요. 오래된 증상인데 너무 신기하죠. 또한 식욕이 좋아지고 소화불량 증상도 많이 없어졌어요. 저에게는 비화음이 참 잘 맞는 것 같아요.

인삼과 함께 사용하면 좋은 **약초 ❷**

건강 乾薑

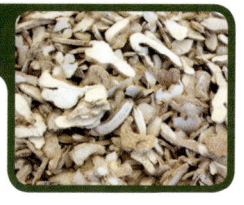

인삼과 건강을 함께 사용하면 체열을 높이고 신진대사를 촉진할 수 있다. 건강은 **생강의 뿌리줄기를 말린 것**인데, 한의학에서는 온중(溫中), 회양(回陽)의 효능이 있다고 말한다. 온중은 몸속을 따뜻하게 한다는 뜻이고, 회양은 체열을 높인다는 뜻이다. 몸이 차다는 것은 인체의 기능이 극도로 약해졌다는 뜻이다. 이럴 때 인삼과 건강을 함께 사용하면 체열을 높여 신진대사를 촉진하는 효과가 나타난다. 특히 몸속(위장)이 냉한 경우에 인삼과 건강을 함께 사용하면 좋다.

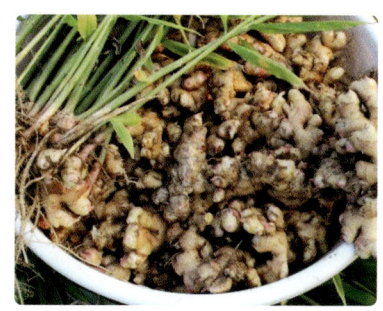
생강 뿌리줄기(채취)

이럴 때 인삼과 건강을 함께 사용해요
- 몸이 차갑고 추위 타는 증상이 있을 때
- 배가 차갑고 자주 설사를 하는 경우
- 배가 차갑고 복통이 있을 때
- 오랜 질병을 앓은 이후 기력이 없을 때

인삼을 활용한 처방

인삼과 **건강**이 포함된 **처방**

이중탕 理中湯

"**이중탕**은 **배**가 차갑고 **대변**이 묽게 나올 때 최고의 보약"

- 외한(畏寒)
- 식욕부진
- 설사
- 소화불량
- 수족냉증

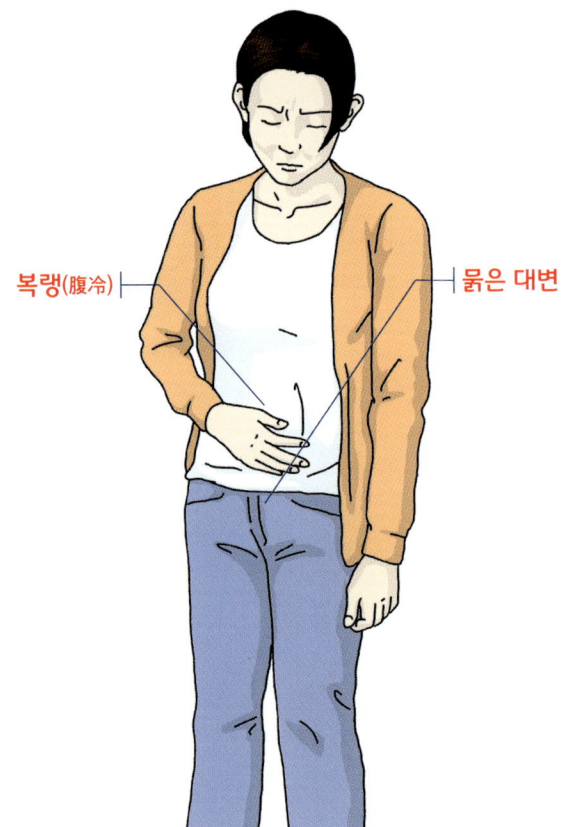

복랭(腹冷)

묽은 대변

이중탕의 구성

인삼 8g, 백출 8g, 건강(구운 것) 8g, 감초 4g

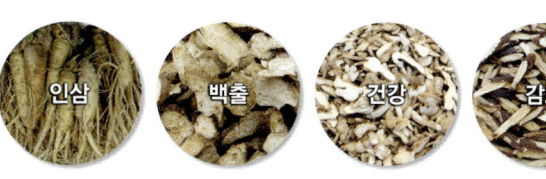

용법 각 약재 중량의 두 배가 하루 분량이다. 여기에 물 1L 이상을 붓고 중불로 1~2시간 달인다. 이것을 나눠서 하루 3번 공복에 복용한다.

효능 신체(특히 복부)의 냉기(冷氣)를 제거하고 위장 기능을 강화한다.

주치 복통, 복랭(腹冷), 설사, 소화불량

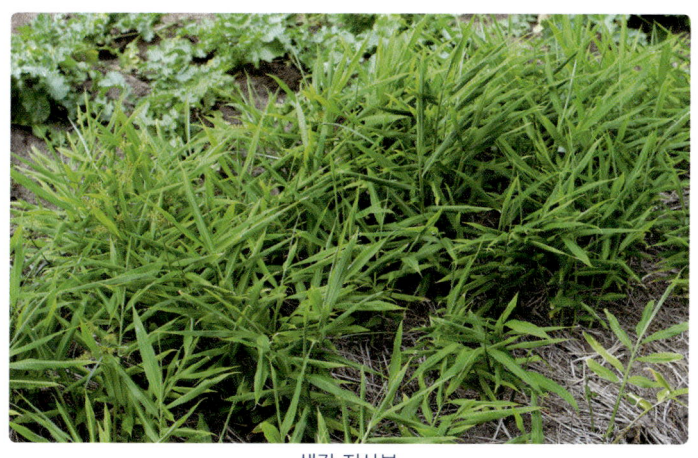

생강 지상부

인삼을 활용한 처방

이중탕 복용사례

이미자 女 26세 **아랫배가 따뜻해졌어요!**

저는 키가 크고 날씬해요. 피부도 하얗기 때문에 누구나 예쁘게 봐주는데 몸이 좋지 않아서 고민이 많아요. 증상은 이렇습니다.

- ▶ 추위를 많이 타고 손발과 아랫배가 항상 차다.
- ▶ 월경주기가 항상 늦어진다.
- ▶ 월경 시 혈액 덩어리가 많이 나온다.
- ▶ 묽은 냉이 많이 나온다.
- ▶ 아침에 일어날 때 많이 피곤하다.
- ▶ 위장이 좋지 않아서 잘 체하는 편이다.

제가 처방받은 약은 이중탕 10일분입니다. 이 약을 복용한 후에 신기하게도 냉이 나오지 않아요. 배에 따뜻한 느낌이 들고 소화도 잘됩니다. 기분이 좋아서 다시 10일분 약을 복용했어요. 그 결과 월경주기가 조금은 짧아졌고, 월경을 할 때 나오던 혈액 덩어리도 없어졌어요. 냉은 완전히 사라지고 배도 따뜻해지고 소화도 잘됩니다. 게다가 피로감도 느껴지지 않아요. 이중탕 이거 물건이네요!

인삼과 함께 사용하면 좋은 약초 ❸

황기 黃芪

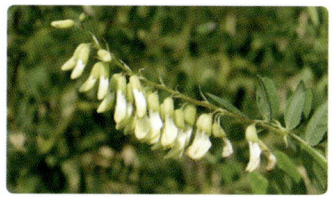

인삼과 황기를 함께 사용하면 기력을 더해주고 면역력을 강화하는 효능이 더 좋아진다. 한의학에서는 황기가 보기(補氣)하고 고표(固表)한다고 말한다. 보기는 기력을 더해준다는 뜻이고, 고표는 피부나 점막을 튼튼하게 한다는 뜻이다. 따라서 인삼과 황기를 함께 사용하면 기력을 더해주는 효능이 훨씬 강해지고 피부(皮膚)나 구강(口腔), 장(腸), 질(膣)에 생긴 만성적인 염증을 치료하는 데 큰 도움이 된다.

황기 꽃

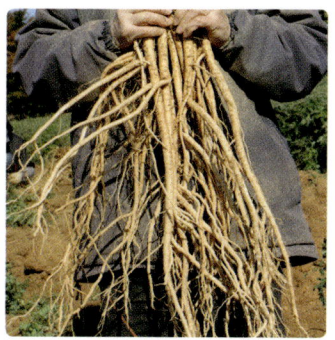

황기 뿌리

이럴 때 인삼과 황기를 함께 사용해요

▶ 면역력이 떨어지고 기력이 없을 때
▶ 항상 피로하고 쉽게 지치는 경우
▶ 상처가 아물지 않을 때
▶ 병후에 회복이 안 될 때
▶ 위하수와 자궁하수가 있을 때

인삼을 활용한 처방

인삼과 **황기**가 포함된 **처방**

보중익기탕 補中益氣湯

"보중익기탕은 기력이 없고 소화가 안될 때 최고의 보약"

- 어지럼증
- 위하수
- 식욕부진
- 병후 보약
- 자궁하수

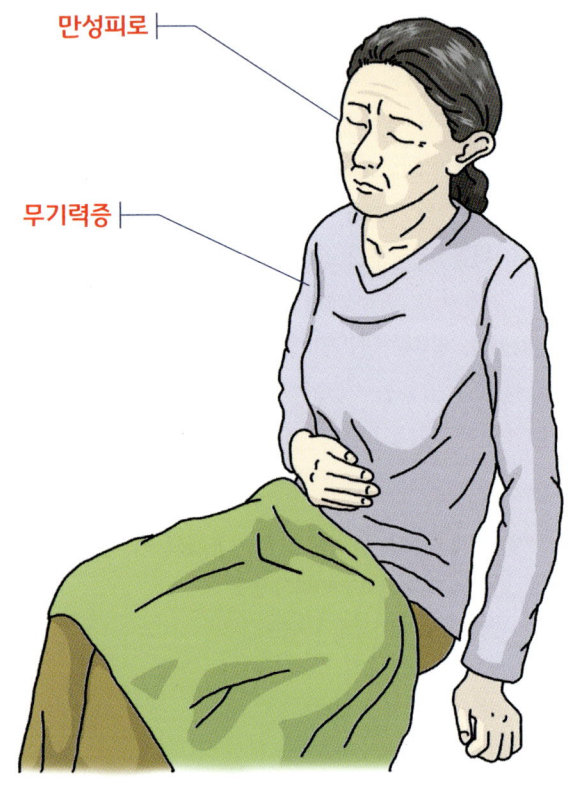

- 만성피로
- 무기력증

보중익기탕의 구성

황기 6g, 인삼 4g, 백출 4g, 감초 4g, 당귀 2g, 진피 2g, 승마 1.5g, 시호 1.5g

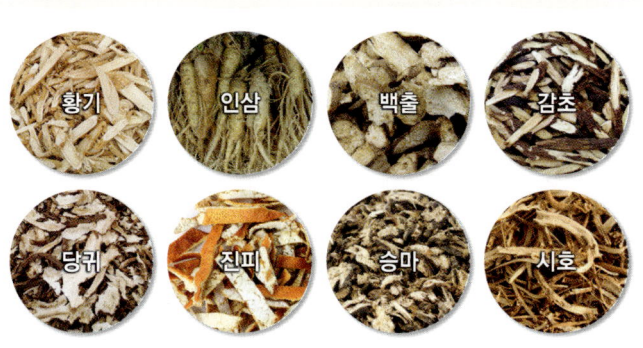

용법 각 약재 중량의 두 배가 하루 분량이다. 여기에 물 1.5L를 붓고 중불로 1~2시간 달인다. 이것을 나눠서 하루 3번 공복에 복용한다.

효능 기력(氣力)을 보(補)하는 작용이 뛰어나며 소화를 촉진한다.

주치 만성피로, 소화불량, 면역력 저하

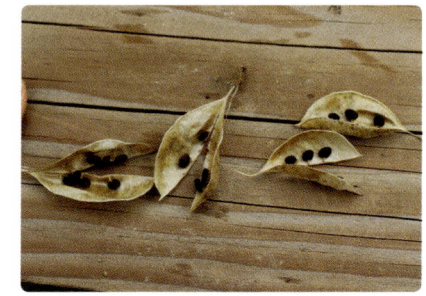

황기 씨앗

보중익기탕 복용사례

정순심
女 60세

무슨 이런 약이 있나요?

보통 체격의 아줌마인데요, 몸이 허약해서 그런지 다음과 같은 증상이 있어요.

- ▶ 기운이 없어 시간만 나면 눕는다.
- ▶ 하루 종일 피곤하고 몸이 무겁고 나른하다.
- ▶ 소변을 조금씩 자주 보고 대변도 자주 본다.
- ▶ 하루에 3끼를 먹지만 식욕이 없어서 소식을 한다.
- ▶ 손이 자주 저리다.
- ▶ 자주 어지럽다.
- ▶ 무릎과 허리가 쑤신다.

보중익기탕 10일분을 먹었는데, 이후로 조금씩 기운이 나고 손 저림이 덜해졌어요. 소변을 자주 보는 것도 좋아지고, 허리와 무릎이 쑤시는 것도 없어졌어요. 무슨 이런 약이 있나 싶어요.

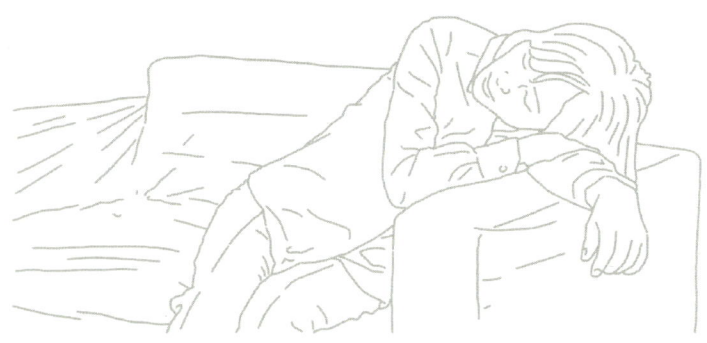

김시덕 男 84세 — 혼자서 걸을 수 있게 되었어요!

키가 크고 몸이 마른 할아버지입니다. 몸이 너무 좋지 않아서 가족의 부축을 받아야 걸을 수 있습니다.

- 2~3년 전부터 몹시 피로하고 기운이 없다.
- 날이 갈수록 기운이 없어 세수할 힘도 없다.
- 다리에도 힘이 없어 걸음을 걷지 못한다.
- 힘들어서 아침에 잘 일어나지 못한다.
- 숨이 차다.
- 식욕이 없어 아주 소량만 먹는다.
- 두 달 전부터 에어컨 바람을 쐰 탓인지 기침이 난다.
- 대변은 하루에 한 번씩 보는데 묽고 가늘게 나온다.

보중익기탕 10일분을 복용했어요. 그런데 이 약을 복용한 후에 혼자서 걸을 수 있게 되었고, 식욕이 좋아지고 기운이 나요. 이후로도 같은 약을 복용했는데 먹을 때는 기운이 나고 먹지 않으면 다리에 힘이 없고 그래요. 나이가 많아서 그런 것 같아요.

천마를 활용한 처방

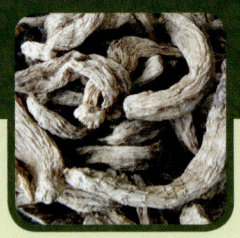

식물 이름   난초과의 여러해살이 기생식물 천마
약용 부위   뿌리
약초 이름   천마(天麻)
맛과 성질   맛은 달면서 맵고, 성질은 평(平)하다.

천마는 두통과 어지럼증, 건망증, 치매를 치료하는 데 도움이 되는 약초입니다. 또한 혈압을 낮추고 중풍으로 인한 후유증을 개선하는 데 도움이 되지요.

자생지 및 생태

천마는 참나무류의 썩은 그루터기에서 자라는 뽕나무버섯 균

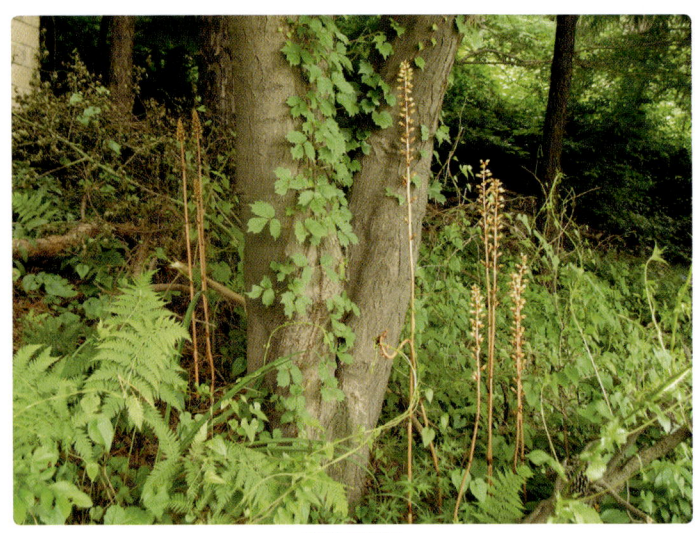

천마 지상부

사에 기생하는 여러해살이식물이다. 제주도를 포함한 전국에 분포하며 다소 깊은 산의 숲속에서 자란다. 습기가 많은 돌 틈과 음지 또는 반그늘에 참나무류가 쓰러져서 썩은 곳은 천마가 가장 좋아하는 서식지이다. 높이는 60~90cm이며, 황갈색 줄기에는 잎이 없고 긴 타원형의 뿌리에는 잔뿌리가 없다. 즉 천마는 광합성은 물론 토양으로부터 영양분 흡수를 하지 않는 완전기생식물이다. 천마의 꽃은 황갈색이며 길이 10~30cm의 꽃차례에 붙어 층층이 많은 꽃이 달린다. 열매는 9~10월에 달리고, 검은 씨방 안에 먼지처럼 작은 종자가 많이 들어 있다.

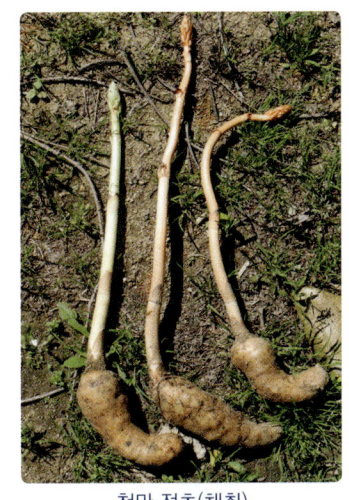

천마 전초(채취)

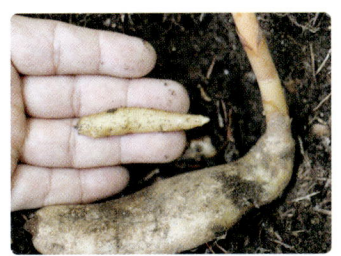

천마 뿌리(큰 뿌리 위에 있는 작은 뿌리에서 이듬해에 싹이 나온다.)

천마의 효능

▶ 건망증과 치매를 개선한다.
▶ 중풍으로 인한 수족 마비를 개선한다.
▶ 고혈압을 개선한다.
▶ 만성적인 두통과 어지럼증을 치료한다.

채취 및 건조

천마는 겨울과 봄에 캐야 한다. 겨울에 채취한 것을 동마(冬麻), 봄에 채취한 것을 춘마(春麻)라고 하는데, 동마의 품질이 더 좋다. 캐낸 후에 지상의 줄기와 흙을 깨끗이 제거하고 맑은 물에 담갔다가 거친 껍질을 벗긴다. 이어서 맑은 물이나 백반(白礬)을 녹인 물에 담갔다가 천마의 중심에 흰 점이 없어질 때까지 다시 물에 삶거나 쪄낸 다음 꺼내어 햇볕에 말린다.

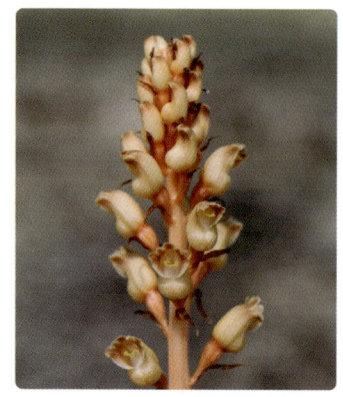
천마 꽃

천마의 참고사항

- 천마의 1회 복용량은 건조된 것으로 4~12g이다. 달여서 복용해도 되고, 가루 내어 분말이나 환을 만들어 복용해도 된다.
- 천마를 물에 달이면 특유의 냄새가 강하여 먹기 불편하다. 따라서 분말이나 환을 만들어 복용하는 것을 추천한다.
- 물에 달일 때 적당량의 술을 섞어서 달이면 천마 특유의 냄새가 약해져서 복용하기 쉽다.
- 천마의 줄기를 정풍초(定風草) 또는 적전(赤箭)이라고 하는데, 효능은 천마와 같다.
- 일본에서는 천마의 뿌리와 줄기(적전)를 같은 목적으로 쓰고 있으며 달여서 복용하면 강장약으로서도 효과가 있고 신경쇠약에도 좋다고 한다.

천마와 함께 사용하면 좋은 약초

반하 半夏

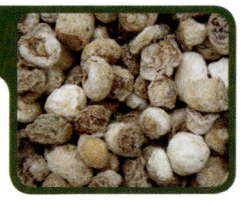

  천마와 반하(**끼무릇 덩이뿌리**)를 함께 사용하면 뇌기능을 활성화하는 효능이 강해진다. 한의학에서 반하는 조습화담(燥濕化痰)의 효능이 있다고 말한다. 현대인에게는 익숙하지 않은 용어라서 이해하는 것이 쉽지 않지만 반하가 '습담(濕痰)'을 없앤다는 뜻이다. 여기서 습담은 인체의 신진대사 과정에서 형성된 노폐물 또는 독소로 표현할 수 있다. 습담은 뇌에 영향을 주어 뇌기능을 방해할 수 있다. 이 경우에 반하를 사용하여 습담을 제거하면 뇌기능이 정상으로 돌아올 수 있다. 따라서 천마와 반하를 함께 사용하면 뇌기능을 활성화하는 데 도움이 된다.

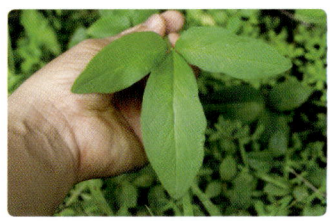
끼무릇 잎

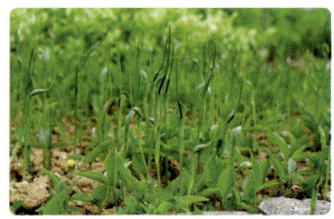
끼무릇 지상부

이럴 때 천마와 반하를 함께 사용해요
- 만성적인 두통이 치료되지 않을 때
- 만성적인 어지럼증이 낫지 않을 때
- 기억력이 떨어졌을 때

천마와 **반하**가 포함된 **처방**

반하백출천마탕
半夏白朮天麻湯

"반하백출천마탕은 원인불명의 두통과 어지럼증을 치료하는 최고의 처방"

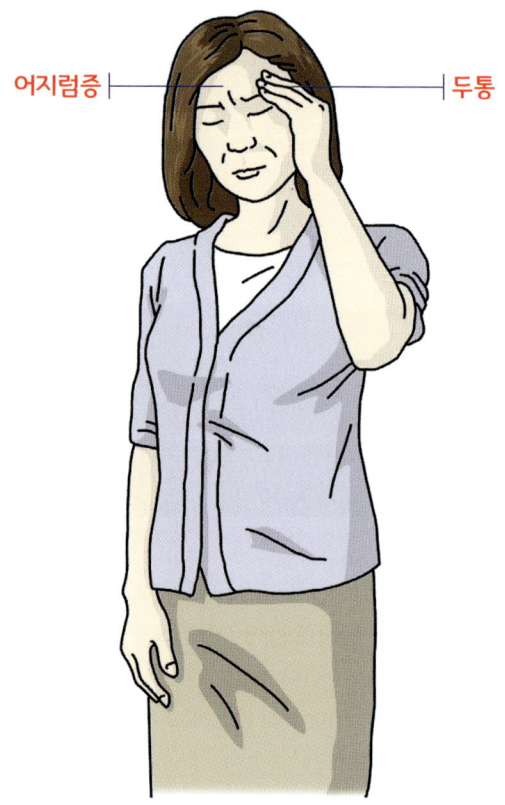

어지럼증 — 두통

기억력 감퇴

소화불량

반하백출천마탕의 구성

반하(법제) 6g, 진피 6g, 맥아(덖은 것) 6g, 백출 4g, 신곡 4g, 창출 2g, 인삼 2g, 황기 2g, 천마 2g, 복령 2g, 택사 2g, 건강 1.2g, 황백(술에 담근 것) 0.8g

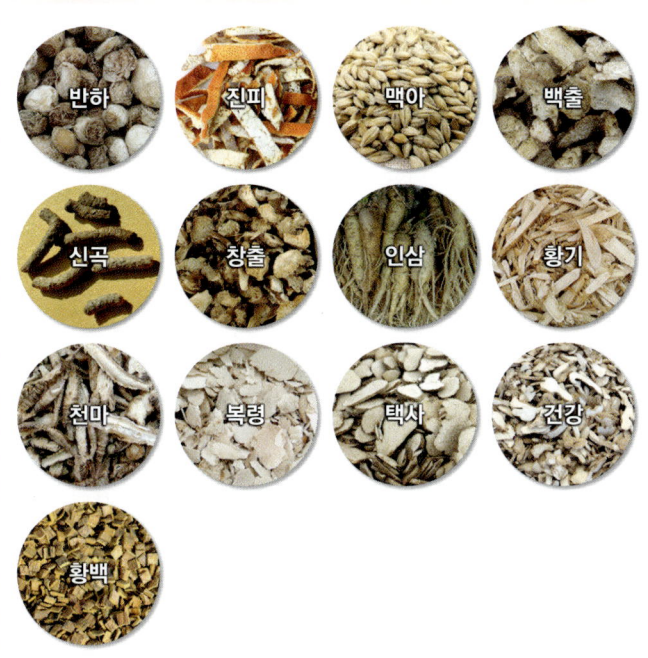

용법 각 약재 중량의 두 배가 하루 분량이다. 여기에 물 1.5L 이상을 붓고 중불로 1~2시간 달인다. 이것을 나눠서 하루 3번 공복에 복용한다.

효능 담을 제거하고 소화를 도와 두통과 어지럼증을 치료한다.

주치 두통, 어지럼증, 기억력 감퇴, 소화불량

반하백출천마탕 복용사례

 박순심 女 70세

어지럼증이 사라졌어요!

5개월 전에 생긴 증상인데 너무 힘들어서 한약을 짓게 되었습니다.

- ▶ 어지럼증이 있는데 어떤 때는 쓰러질 것 같다.
- ▶ 신경을 쓰면 더 어지럽다.
- ▶ 자고 나면 좀 덜하고 활동하면 심하다.
- ▶ 소화불량이 있고, 특히 아침에 속이 불편하다.
- ▶ 불면증이 있어 수면제를 복용했었다.
- ▶ 수면제를 끊은 후로 어지럼증이 생겼다.
- ▶ 대변은 묽고 하루에 3번 본다.

반하백출천마탕 5일분을 복용했는데, 약을 복용한 뒤로 어지럼증이 많이 좋아졌어요. 이전보다 소화가 잘되는 것 같고 잠도 그런대로 잡니다. 그래서 반하백출천마탕을 계속 복용하고 있습니다.

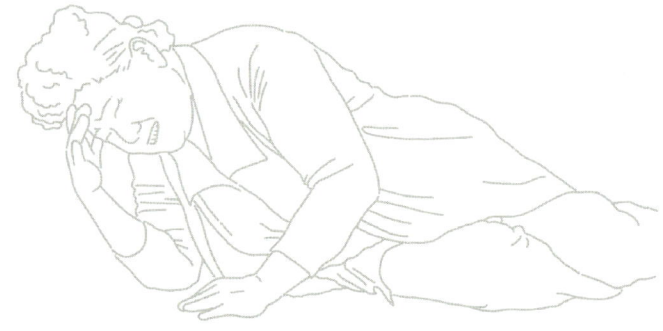

김미화
女 58세

25년 된 두통이 치료되다니!

저는 젊어서부터 두통을 달고 살았어요. 10년 전부터는 두통이 없는 날이 없을 정도로 심해졌습니다.

- 10일 전부터는 두통이 심해져 머리 전체가 무겁고 띵하다.
- 하루 종일 은근한 통증이 있다.
- 40대부터 손목과 무릎, 허리가 아프다.
- 1년에 서너 번 정도 몹시 어지럽고 동시에 속이 울렁거린다.
- 40대부터 얼굴과 손발이 붓는다.
- 손발과 아랫배가 차다.
- 소화력은 보통이지만 잘 체한다.

반하백출천마탕 10일분을 복용했는데, 약을 절반쯤 복용한 뒤부터 두통이 좋아지기 시작하여 모두 복용할 무렵에는 완전히 없어졌습니다. 이후로 지금까지 머리가 아프지 않아요. 25년 된 두통이 치료되었다니 너무 좋습니다.

토사자를 활용한 처방

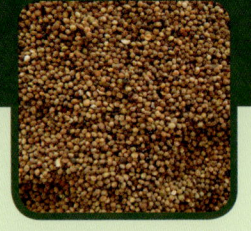

식물 이름 메꽃과의 한해살이 기생식물 새삼 또는 실새삼
약용 부위 씨앗
약초 이름 토사자(菟絲子)
맛과 성질 맛은 달면서 맵고, 성질은 약간 따뜻하다.

토사자는 체력을 길러주고 뼈를 잘 붙게 하며, 근육과 생식기능을 강화하는 효능이 좋은 약초입니다. 허리와 무릎이 약해졌을 때도 사용하며, 골절이나 골다공증이 있을 때 복용하면 아주 효과가 좋습니다.

자생지 및 생태

실새삼은 농촌 들녘이나 제방의 풀밭, 도심의 하천 둑에서 주로 볼 수 있고, 쑥이나 환삼덩굴 등 여러 식물에 기생하며 살아

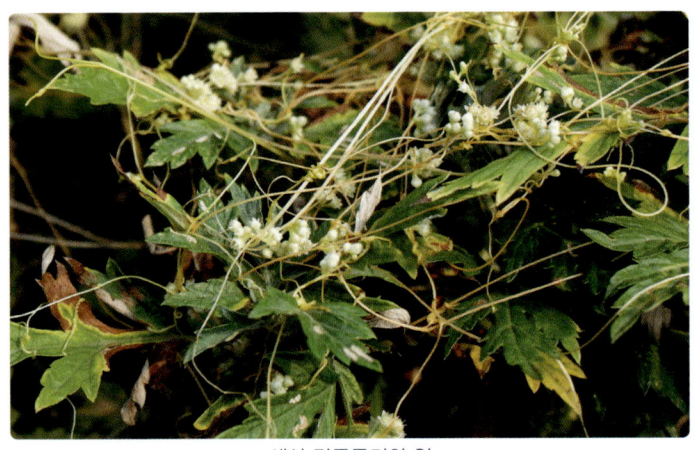

새삼 덩굴줄기와 잎

간다. 이름에서 알 수 있듯이 노란색 줄기가 실처럼 가늘다. 반면 새삼은 숲 가장자리에서 주로 볼 수 있고 칡이나 버드나무, 찔레나무 등 비교적 키가 큰 나무를 타고 올라간다. 새삼의 줄기는 실새삼과 달리 철사처럼 굵다. 새삼과 실새삼은 씨앗에서 발아할 때 떡잎이나 뿌리를 만들지 않고 줄기만 길게 내어 숙주를 찾는다. 숙주를 찾으면 기생근을 내리고 숙주에서 영양분을 흡수하면서 살아가는데, 더구나 광합성을 하는 잎이 없어서 (실)새삼은 완전기생식물에 속한다.

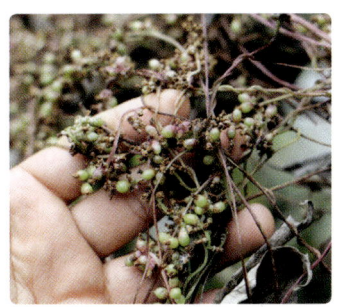

새삼 열매

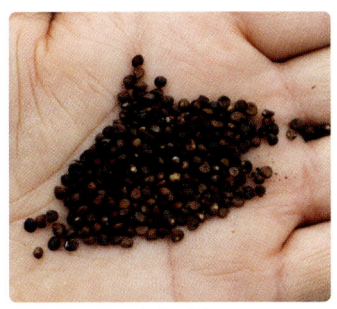

새삼 씨앗

서양에서 새삼을 마귀 창자, 마귀 머리털, 마귀 곱슬머리 등으로 부르는 이유가 여기에 있다.

토사자의 효능

- ▶ 정력(기초체력)을 강화한다.
- ▶ 남녀의 불임증을 치료한다.
- ▶ 골절 및 골다공증을 치료한다.
- ▶ 요통 및 무릎 관절염을 치료한다.
- ▶ 노안(老眼)을 개선한다.

채취 및 건조

씨앗을 사용하는 약초는 가을이 되어 씨앗이 완전히 성숙했을 때 채취한다. 너무 일찍 채취하면 약의 기운(氣運)이 씨앗으로 온전히 전달되지 않기 때문이다. 새삼의 씨앗은 10월쯤 되어야 성숙하므로 이 시기에 맞춰 채취한다. 줄기와 함께 잘라 햇볕에 말린 다음 씨앗을 털고 체로 불순물을 제거한 뒤 사용한다.

토사자의 참고사항

- 토사자의 1회 복용량은 건조된 것으로 6~12g이다.
- 불순물을 제거하고 술에 2~3일간 재웠다가 쪄서 말린 후에 약으로 사용한다. 급한 경우에는 술로 볶은 뒤 가루 내어 사용한다. 이렇게 하면 토사자의 껍질이 잘 벗겨진다.
- 이처럼 토사자는 껍질을 벗긴 후에 사용해야 하며, 술로 가공하는 것이 보통이다. 그리고 토사자는 탕약에는 넣지 않고 가루나 환으로 먹어야 한다.
- 토사자는 설사를 멎게 하는 효능이 있다. 보통 영양분이 많은 약초를 복용하면 설사가 생길 수 있는데, 토사자는 그렇지 않다. 따라서 장이 약한 사람이 복용해도 좋다.
- 토사자를 곱게 가루 내어 쌀을 섞어서 떡을 만들면 맛이 좋고 근육과 뼈를 튼튼하게 하는 데도 도움이 된다.
- 새삼의 새순은 피부를 곱게 하는 효능이 있다. 《동의보감》에는 '새삼의 새순에서 즙을 내어 얼굴에 바르면 기미와 주근깨, 여드름이 없어진다.'라는 말이 나온다.
- 새삼의 줄기는 근육통과 관절통, 반신불수에 효과가 있다.
- 새삼의 줄기를 채취해서 샐러드에 넣으면 맛이 아주 좋다. 또한 국거리나 나물로 이용해도 된다.

토사자와 함께 사용하면 좋은 **약초**

숙지황 熟地黃

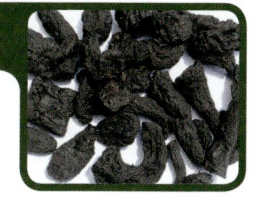

토사자와 숙지황을 함께 사용하면 약해진 몸을 튼튼하게 하는 효능이 강해진다. 숙지황은 **말린 지황의 뿌리를 찌고 말리는 과정을 여러 번 거쳐서 만든 약**인데, 한의학에서는 보정익수(補精益髓)의 효능이 있다고 말한다. 정(精)은 인체의 조직을 만들고 호르몬을 생성하는 데 필요한 요소(要素)이고, 수(髓)는 골수를 의미한다. 따라서 부족해진 정수를 보충해야 할 정도로 몸이 허약해졌을 때 숙지황을 사용한다. 토사자 또한 정(精)을 보충하는 효능이 좋기 때문에 숙지황과 토사자를 함께 사용하면 정수(精髓)를 보충하는 효능이 강해진다.

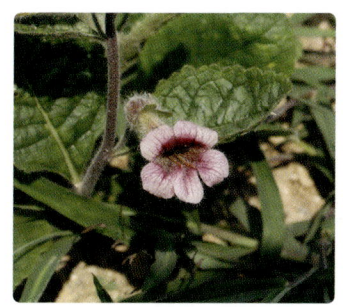

지황 꽃

이럴 때 토사자와 숙지황을 함께 사용해요

- 만성적으로 허리가 아플 때
- 만성적으로 무릎이 아플 때
- 정력이 약해졌을 때
- 소변을 자주 볼 때
- 뼈가 부러진 이후 잘 붙지 않을 때
- 골다공증이 심한 경우

토사자와 **숙지황**이 포함된 **처방**

쌍보환 雙補丸

"쌍보환은 약해진 조직을 튼튼하게 해주는 처방"

- 발기부전
- 퇴행성 관절염
- 허리 통증
- 전립선질환
- 오줌소태
- 야뇨증

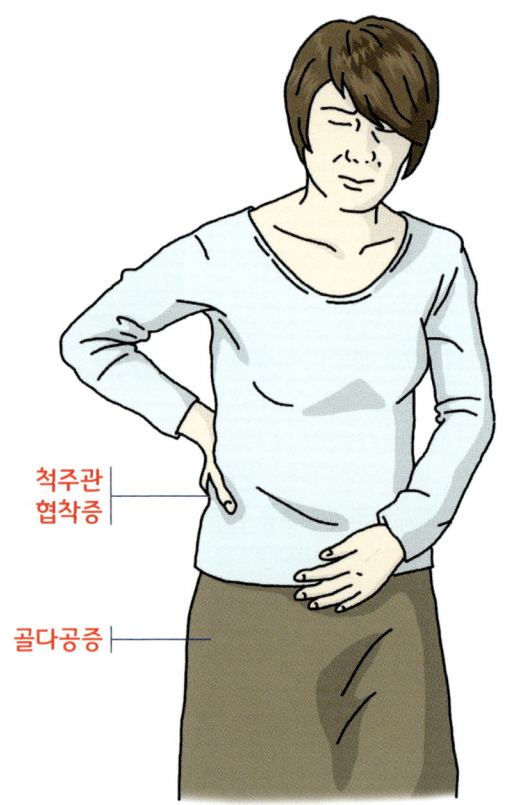

척주관 협착증

골다공증

쌍보환의 구성

토사자 80g, 숙지황 80g

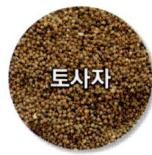
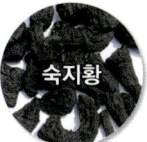

용법 토사자와 숙지황을 가루 낸 다음 오자대(梧子大) 크기의 환을 만들어 70알씩 복용한다.

효능 기혈(氣血)을 균등하게 보(補)하여 건조하지도 않고 열(熱)도 나지 않도록 한다.

주치 허리 통증, 오줌소태, 야뇨증, 양기부족, 골다공증

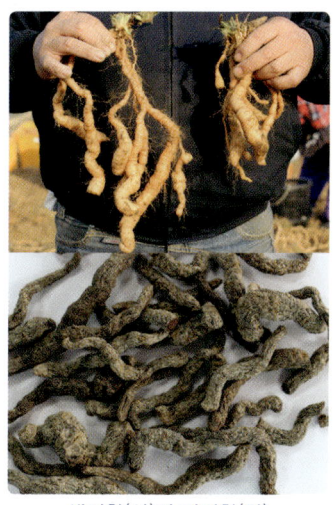
생지황(상)과 건지황(하)

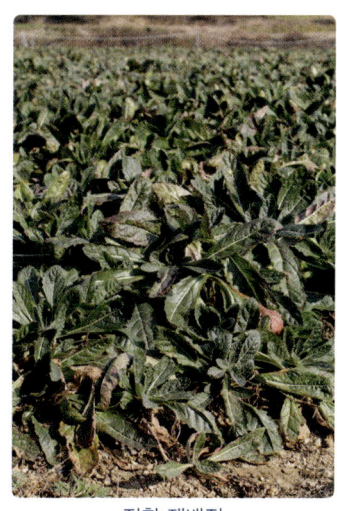
지황 재배지

쌍보환 복용사례

 전성배 男 37세 **눈이 맑아지는 것 같아요!**
평소 건강한 편인데 최근 과로한 뒤로 피로가 풀리지 않아요.

- ▶ 만성피로가 있다.
- ▶ 오후가 되면 눈이 침침하고 뻑뻑한 느낌이 있다.
- ▶ 식욕과 소화력은 좋은 편이다.
- ▶ 가끔 허리가 아플 때가 있지만 심하지는 않다.

쌍보환을 처방받아서 5일간 복용했는데, 복용 이후 그날부터 몸이 개운하고 눈이 조금 맑아지는 느낌이 있었어요. 특히 뻑뻑하다는 느낌이 없어졌어요. 4일 후에 느낀 점은 왼쪽 복숭아뼈 부분이 아기 살처럼 부드러워졌다는 것인데, 참 신기합니다.

전정민
女 40세

허리 통증이 사라졌어요!

장시간 앉아서 일을 하는 직업이라 살이 찌고 허리가 좋지 않아요.

- 심하지는 않지만 허리가 묵직하게 아프다.
- 걷거나 움직이면 괜찮은데 앉아 있으면 통증이 온다.
- 무릎도 좋지 않아서 가끔 관절에서 소리가 난다.
- 식욕과 소화력은 좋은 편인데 살찌는 것 때문에 소식을 한다.

한 달 정도 쌍보환을 꾸준히 복용한 결과 전체적으로 컨디션이 좋아지고 묵직하게 아프던 허리 통증이 사라졌어요. 좋은 보약이라 생각되어 계속 복용할 예정입니다.

찾아보기

ㄱ

가래 26, 32
간기능 저하 189, 208
간 해독 39
감국 211
감기 52
감초 271
갑상샘종 86
갓 27
갱년기증상 79, 169, 199, 352
건강 157, 371
건망증 169
검은깨 134
검은콩 77
경옥고 340
계피 160, 275
고지혈증 46, 62, 142, 182, 304
고혈압 36, 62, 86, 89, 92, 142, 182
골다공증 79, 82, 142, 392
공진단 228
과로 후 무기력증 224

과민대장증후군 156
관절염 72
관절통 82, 129
구강건조증 256
구기자 204, 303
구선왕도고 360
궤양성대장염 112
귀비탕 320
근력저하 76
근육경련 272
근육통 276
글루코시놀레이트 18
금수전 208
기관지염 29, 52
기국지황환 212
기력저하 264
기장 30
기침 26, 32
김 84
까치콩 170
깻잎 190

ㄴ

냉이 34
노인 보약 360
노인의 식욕부진 288
노화 방지 216
녹내장 36
녹용 227
눈 피로감 212

ㄷ

다시마 87
담낭염 109
담석증 42, 109
당귀 220, 343
당귀보혈탕 224
당근 137
당뇨병 46, 122, 182, 304
대방풍탕 240
대상포진 112
대추 194
대하증 172
대화중음 308
더위 먹음 264
도토리 100
독활 243
독활기생탕 244
두충 236
두충잎 180
두통 384
둥굴레 114

딸꾹질 186

ㅁ

마 74
마른기침 116, 256
마비감 129
마이크로바이옴 19
만성기관지염 328
만성기침 96, 176
만성변비 296
만성설사 76
만성 소화불량 99, 166, 296, 312
만성장염 99
만성피로 39, 42, 139, 166, 208, 340, 376
매실 97
맥문동 252
면역력 저하 340
모과 67
무 24
무기력증 280, 376
무릎 통증 119, 176, 179, 240
무잎 184
묽은 대변 372
미나리 37
미역 140
민들레 104

ㅂ

반하 311, 327, 383

반하백출천마탕 384
발기부전 162, 179
방광염 89, 92, 106, 126, 152
배추 47
백자인 57
백작약 268, 351
백출 284, 367
백출고 288
백합 197
번갈 49
번열 109
변비 56, 62, 119
별꽃 150
병후 설사 292
병후 식욕부진 288
병후 조리약 360
보리 44
보중익기탕 376
복랭 159, 372
복령 124, 319
복통 159
부추 177
불면증 59, 126, 169, 196, 199, 320
불안증 192
비화음 368
빈혈 122, 136, 196, 232, 344

ㅅ

사과 40
사물탕 232
사삼 255
사삼맥문동탕 256
산사 300
산사천마환 304
산수유 247, 335
산약 291, 359
산조인 316
산후 무기력증 224
삼령백출산 292
삼출건비탕 296
생맥산 264
생혈윤부음 260
선천적인 허약 228
설사 99, 102, 129, 159, 166, 172, 202
성기능 저하 248
소요산 352
소자 324
소자강기탕 328
소화불량 26, 46, 49, 186, 189, 192, 202, 308
쇠비름 110
수세미오이 70
수수 200
숙지황 279, 332, 391
순무 187
술 207
숨참 328, 344
시금치 120
시력 감퇴 212

시력저하 139
시호 348
식욕부진 82
식이섬유 18
신경성 소화불량 52
신경쇠약 59, 196
신경이 예민한 사람의 보약 320
신장염 132
신체허약 82
십전대보탕 280
쌍보환 392
쌍화탕 276

ㅇ

안구건조증 139
안구충혈 36
약이 16
양기부족 162, 179
어깨 통증 66
어지럼증 384
억울감 352
여름철 설사 69
역류성 식도염 156
연령고본단 248
연자육 356
오미자 94, 263
오십견 66
요도염 89, 92, 126, 152
요로결석 132
요실금 96

우슬 239
우울증 192
월경불순 232
월경불통 149
월경통 146, 149
위암 수술 후유증 368
유채 147
육미지황환 336
율무 127
이소플라본 18
이정환 216
이중탕 372
인삼 339, 364
인후염 106

ㅈ

작약감초탕 272
잣 117
장염 69, 172
잦은 설사 292
저작 21
전립선질환 56
정원음 344
정전가미이진탕 312
좁쌀 80
종기 152
좌골신경통 66, 69, 72
쥐 나는 증상 272, 276
지실 295, 307
진피 287

질경이 54

ㅊ

차즈기 50
척주관협착증 66, 69, 244, 392
천궁 231
천마 380
천문동 259
천식 29, 176
천초 154
체기 308
체력저하 32, 139, 166, 248, 280, 336
추위 타는 증상 162
치매 예방 39, 136
치자 107
치질 102

ㅋ

카로티노이드 17
크론병 112

ㅌ

토사자 388
톳 90
통밀 167

ㅍ

파이토케미컬 16
팥 130

편도염 106
플라보노이드 18
피로감 216, 228
피부 가려움증 260
피부건조증 116, 260
피부염 112, 152
피부질환 312

ㅎ

항암치료 후유증 368
해동피 64
햄프시드 60
허리 통증 119, 176, 179, 240, 244, 336
허번 109
현미 164
협심증 146
호두 174
홍화 144
황기 223, 375
황정 215